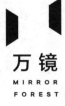

万镜
MIRROR
FOREST

迎着光的方向

HOW CAN I HELP ?

Week in My Life as a Psychiatrist

我能帮上
什么忙？

一位资深精神科医生
的现场医疗记录

[加]**戴维·戈德布卢姆**

[加]**皮尔·布莱登** 著

廖伟翔 译　　**赖孟泉** 审定

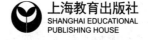

上海教育出版社
SHANGHAI EDUCATIONAL
PUBLISHING HOUSE

图书在版编目（CIP）数据

我能帮上什么忙？：一位资深精神科医生的现场医疗
记录/(加)戴维·戈德布卢姆，(加)皮尔·布莱登著；廖伟
翔译. —上海：上海教育出版社，2024.3
（万镜·现象）
ISBN 978-7-5720-2512-9

Ⅰ.①我… Ⅱ.①戴…②皮…③廖… Ⅲ.①精神病－诊
疗 Ⅳ.①R749

中国国家版本馆CIP数据核字(2024)第046927号

上海市版权局著作权合同登记号：图字09-2019-770号

责任编辑　林凡凡
装帧设计　凌　瑛

Wo neng Bangshang Shenme Mang? Yiwei Zishen Jingshenke Yisheng de Xianchang Yiliao Jilu
我能帮上什么忙？——一位资深精神科医生的现场医疗记录
[加] 戴维·戈德布卢姆　[加] 皮尔·布莱登　著
廖伟翔　译　赖孟泉　审定

出版发行　**上海教育出版社有限公司**
官　　网　www.seph.com.cn
地　　址　上海市闵行区号景路159弄C座
邮　　编　201101
印　　刷　上海昌鑫龙印务有限公司
开　　本　890×1240　1/32　印张 11.5
字　　数　268 千字
版　　次　2024年4月第1版
印　　次　2024年4月第1次印刷
书　　号　ISBN 978-7-5720-2512-9/R·0014
定　　价　68.00 元

如发现质量问题，读者可向本社调换　电话：021-64373213

献给
所有精神疾病病友及其家人

目　录

引言 "他们"就是"我们"

约莫三十年前,在我工作刚起步的精神科住院病房,有位病人朝我走来,笃定的姿态仿佛已经认识了我一辈子。他的身形高瘦、胡子没刮,穿着磨破的牛仔裤和淡蓝色病号服,头发长而纠结,显然已经有好一阵子没洗澡了。我展现出精神科医生最佳的架势——不具威胁性、温暖但不过于热络,而且态度坚定——准备好告诉他,我并非他的医生,我们从未见过面,我的同事白金汉医生将会照顾他。

我还没讲出介绍词,他就开口了。

"戴维·戈德布卢姆!我听说你去念医学院了。能在这里看到你真好。你还记得我吗?"

这个男人低沉而缓慢的声音带有渥太华河谷地区的语调,确实有几分熟悉。但我想不起来他是谁,或是曾经在哪里见过他。

"我是安德鲁。安德鲁·巴尔科斯。大学时我们一起打过壁球。"

他的声音、身形和笑容旋即汇集成一幅幻影,那是个二十来岁、身材健壮、曾在大学时期的多场赛事中赢过我的球员身影。我们曾是一群年轻人,在继续深造或正式工作之前互有往来、一起运动。当时我们自信满满,凭借着受过良好教育、拥有青春健康的本钱,认为一定可以达成自己的人生目标。我跟他不算特别熟,但现在回想起来,他当时退学了——原因不明——结果是我少了一位球友。

通常我遇到老同学时,我们会讨论工作、家庭和旅行。但是安德鲁却跟我说,前晚他从急诊室被收治住院,还补充说,他已经和精神疾病缠斗多年,这次并非他第一次住院。

我说了那种情况下应该说的话,诸如白金汉是个好医生,医院有哪些可用的治疗条件……但我的脑袋已经超载了。我心里实在难以接受,眼前这位衣衫不整,看来像比我老了十五岁的瘦弱男子,就是十年前和我竞逐球赛的勇猛年轻人。

从谈话中明确得知,无论安德鲁罹患什么样的精神疾病,都彻底改变了他的生活。他被家人疏远,而且没有结婚。退学后,他打过几份零工,但是几年之中他开始出现多疑妄想和幻觉,尽管间断地通过药物与谈话治疗寻求帮助,但是症状持续纠缠着他。目前安德鲁住在距离医院好几个街区的出租屋,靠着政府的补助维生。他仅有的人际关系只有合租的房客,以及最近一次住院后被指派给他的社工。

我跟安德鲁说,我对他生病感到难过,希望他的治疗顺利。我想不出来还能说些什么。我没说出口的是,我很抱歉,十年前我无法理解他经历了怎样的挣扎,对他的痛苦也浑然不觉。当时我对精神疾病一无所知。

安德鲁说,知道我在这家医院担任精神科医生后,他愿意去信任白金汉医生和他的治疗建议。前几次住院,他总是很难信任医生。我当时并未发表意见,但后来想,为什么这十多年以来我跟他的首次重逢,对他会产生这样的影响?我知道他持续住院,直到白金汉认为他已经可以出院,而且他也接受了用药和转介门诊治疗的安排。

回顾这件事，我猜想是安德鲁将我当成朋友，而不仅是一个精神科医生，这使得他能信任我，并对"精神科医生"抱持着不同想法，包括白金汉医生。我也相信，另一个原因是我在他发病之前就认识了他。当时我和他并不算熟，只是那种背景和目标相似、一起享受运动的小伙子。我们曾经拥有不相上下的潜力，他明白，对我而言，他不只是一位精神病人。我想，我和安德鲁认识的方式并不局限于他的疾病，而这样的认知，是否也扩展到他与他的医生、护士和社工的关系，使他得以信任他们？

安德鲁在两周后出院，自从那天起，我再也没听过或见过他。但我临床生涯初始的这个短暂相遇，持续提醒着我，"他们"就是"我们"。

* * *

我在 1982 年投身精神科的生涯，是和安德鲁一起打壁球五年之后的事，当时我对这个选择所代表的意义抱持着天真的态度，我不知道我正踏入一门受到误解最深——而且最不受信任——的医学专科。我出身医生世家，而且受到担任精神科医生的岳父的启发，以为每个人看待精神医学的方式都和我一样：它是一门医学专科，能提供最复杂的诊断、最深刻的医患关系，以及最光彩夺目的科学新解。当时我年纪尚轻又经验不足，有这种想法可说是情理之中。

数十年来，我对精神医学的热情不曾稍减，尽管我的观点和理解已然不同：精神医学对我而言，仍然是智识上最具挑战、最兼容并蓄且最多样化的医学专科。精神医学的态度最开放，能考虑不同的致病理论，并且能将生物、心理、文化及社会因素融为一体，做出解释。我对我带教的住院医师说，无论是科学、社会科学或人文学科，他们先前受过的所有教育，都将与他们在精神科的工作产生关联。而且，我鼓励他们大量阅读，如此才能跟得上精神医学的脚步，因为这个领域的知识一直在扩展，智识范式也不断在演进。

更主观地说，我的性格充满好奇而且无药可救的外向，我醉心于精神医学赋予我的机会，让我每天工作时都能遇到不同的人，听他们说故事，试图帮助他们。我热爱这份工作的多样性：能在不同情境下为患有各种精神疾病的患者看诊、教学，与不同专科的同事共事、参与研究，并就精神疾病及治疗的主题进行演说。我的个性实在静不下来，也很容易感到无趣，无法每天重复做相同的事。

但是三十年后，我以为的大家都对精神医学拥有热情的天真想法早已不复存在。现在的我能认清随着大众对精神医学及精神科医生的观感而产生的强大影响力，这些力量逐渐累积，最终汇聚为一个充满不信任的环境，质疑我们帮助精神疾患者的能力。

当然，某些对公众信任造成的伤害，是来自精神科医生这个行业本身。精神医学的发展史上包括了各种流行的狂热、治疗的死胡同、违背和滥用伦理的作为……持续塑造了负面的形象；如果不愿承认这点，无疑是不诚实的。此外，这些负面观感也在影视文化的推波助澜下，使得精神病患和精神科医生的角色遭受嘲弄或丑化。现代精神医学与制药产业之间的紧密关系（有人形容为"与恶魔的交易"），同样无可否认地对诚信的观感造成伤害，而我们治疗的可信度，正是立基于这些诚信之上。

1950 年代以前，对焦虑、抑郁、精神病症和躁狂的治疗都尚未发展出有效的药物，我认识的精神科医生中，没有人想回到那个年代，就好比没有人会怀念抗生素还没有发明的年代。可是目前的药物虽好，却仍然不够好。我们需要找出药物发展和临床评估的新途径，使试验结果的正当性不被利益冲突所折损。同时，我们需要加强非药物介入措施的治疗效果——当然是心理治疗，但也包括居住、就业、收入补助和社会参与等方面的介入。

社会对于精神医学的矛盾心理，部分出自这门专科在历史和法律上被赋予的权利，包括违反患者的个人意志，将患者留置医院，或是对特定的个案施予强制治疗。然而，这些权利与公众的恐惧或不信任，其间的关系并非一道简单的方程式，因为在多数加拿大领地内，包括我所身处的安大略省，所有医生——不只精神科医生——都有上述权利，至少在特定期间和谨慎评估且符合法律规定的情境下是如此。特别令我关注的一点是，家庭医生、产科医生或外科医生能将患者留置医院七十二小时进行精神科的评估，以判定该患者有无能力为治疗做决定，而不会引发公众辩论或抗议活动，但是精神科医生对病人实施同样的权利时，却会引来许多批评。

我认为，剥夺人的基本公民权会引发相关的哲学思考，但叠加于这种思考之上的，却是对精神疾病的恐惧，而这种恐惧时常使得剥夺基本公民权具备了正当的理由。就个人完整性和身份认同而言，再没有比精神疾病更能威胁到这些感受的事物了。如果你的腿断了，你依然是你自己。但是如果你的脑袋坏了，你还是你自己吗？

精神科医生在这方面似乎怎么做怎么错。有些批评者认为，精神科医生太少使用留置病患的权利，使得那些处于急性期的患者无法获得治疗，直到疾病将他们推往灾难的边缘，甚至到了无法收拾的地步。有些评论者则认为，精神科医生只不过是社会控制的代理人，把那些不服从和异于常人的生活方式，当成需要强迫介入的疾病来治疗。

多数社会长久以来都有隔离、回避及加害于精神疾病患者的传统。虽然过去一个世纪以来，这种情况大幅改善，但现今流行文化中，讽刺精神疾病患者的情况仍然是可以被接受的，而换作其他形态的失能，这些讽刺方式早已是政治不正确的做法。

就算在健康照护工作者的社群之中，我也遭遇过太多专业人士带着怀疑或轻视的眼光看待精神病患及精神健康领域的同人（虽然对后者的批判程度较轻微）。令人难过的是，有报告指出，健康照护专业人士，甚至某些精神健康照护者，多少也对精神疾病患者抱持着偏见和负面的观感。[1]

许多力量破坏了社会大众对精神医学的信任，其中最广泛，而且可能是最强大的力量，源于主流媒体传播关于精神疾病和精神病患的错误信息、迷思、偏见和污名（更别提治疗他们的人了）。你可以轻易联想到许多负面描绘精神病患或精神科医生的影视作品（例如定义了数个世代观感的电影《飞越疯人院》），但要从记忆库里搜出一部从正面着墨的影视作品，却颇为困难。而且，就算是正面描绘的影视作品，也有值得商榷之处。此外，为了引发观众的同情心，病患的症状时常被浪漫化了，影响力被减到最轻。至于那些相对受到肯定的心理专业照护者，他们时常是不用药物的心理治疗者，而非一直逼人吞药的邪恶精神科医生；倘若他们是精神科医生，他们对患者展现的关心，也多半跨越了长久建立起来的专业界限。

近年来神经科学的研究在脑部影像学和遗传学上大有进展，大众传媒不断强调那些令人目眩神迷的部分。这其实是一把双刃剑，虽然反映出科学发现带来的兴奋，但代价却是媒体无法聚焦于更平凡的介入措施，诸如住房、就业、社交网络，以及适当的临床照护。然而，相较于神经科学日新月异的发展，上述措施其实更能对精神病患的生活品质和前途带来重大而迅速的改善。

　　有好几股力量试图污名化精神病患及照顾他们的专业人士，强调精神疾病并非真正的疾病，因此，精神医学也不算是一门真正的医学。这种论述所造成的危险在于，许多因病而苦的人会害怕到不敢去看精神科，也不敢尝试治疗。这些病人的症状可能是出现自杀意念，脑中有声音警告他们被追踪或监视；害怕反复发作的心悸与喘不过气代表了心脏病发而非惊恐发作；比起症状，他们更害怕吃药、接受心理治疗或考虑住院治疗。等这些病人被转介给精神科医生时，他们可能早就求助过其他医生或健康照护者，而且被告知他们的难题超出了现代医学的能力范围。或者，这些病人身边的亲友可能会以同样不信任的口吻告诉他们，精神科医生只是一直教人吞药，你们应该要多交朋友、上教堂、去跑步、做志愿者——提供除了看精神科医生之外的各种建议。

　　本书的终极目标就是要击退这种恐惧，让病患及家属安心，理解在他们需要寻求治疗的时候，将可以由受过丰富训练及督导的医生看诊；这些医生的职责是使病患身心得到照顾，而且他们会秉持专业，留意个人的论断，不会将（可能出于无心的）偏见加诸病患身上。当代精神科医生对自身专业的理解，不仅包含了过往精神医学史上的虐待案例，也必须清楚那些对精神医学研究造成损害、至今仍存在于体系中的利益冲突。同时，他们也了解以热切寻求对病患更好的治疗为号召的诸多作为具有绝对的风险，而身为精神科医生，不能无视这些风险。

　　这本书并非意图粉饰或简化现代精神医学，这个领域的确需要处理困难而且有时吓人的疾病，同时面对许多质疑。本书试图为精神疾病及精神科医生在帮助病患时所遭遇的问题提供诚实、有据且最终是个人的解释，并且刻画出精神医学这门专科的成就与强项。这么一来，我们希望有机会使那些潜在的病患、病患亲友，以及转介他们进行治疗的专业者，了解到精神科医生是一种怎样的工作，如何养成、如何治疗、如何处理那些属于医生工作一环的悲剧及恐惧，并且能理解所有用以支持诊断与治疗的科学证据的本质。

我何其幸运能邀请皮尔·布莱登医生与我共著本书。我们在二十年前认识，当时她是精神科第二年的住院医师，我则是精神科主治医生，在她训练期间担任督导。在我们一起写作的过程中，皮尔和我一次次反省各种信任的核心议题，包括医患之间、精神医学与社会之间、研究者与研究对象之间，以及我们与读者之间。我们都同意，如果要与读者建立起信任的关系，承认我们对精神医学的偏见和论断是至关重要的，因为传统形象中全知全能却永远保持客观的精神科医生，并不能妥善尽到这一行的职责，也因此，传统倾向于将他们描绘成冷漠傲慢，甚至有点没人性的形象。

正如你即将在书里看到的，我在工作与生活中一点也不客观。我有时麻木、傲慢、缺乏耐心，是个无药可救的表演者，也常常讲些无趣的笑话。一如你即将看到的，我的专业志趣与行事作风，绝大部分受到家庭的影响。但是我希望，当时那个（至少对我的亲友而言）无法预料的生涯抉择所带来的结果，使我得以成为一个更好的人、更好的医生，以及更好的老师。这个选择不仅符合我天生好奇外向的性格，也让我能够更加了解苦于精神疾病的个人及家庭经验，并且帮助我更加了解自己。这个抉择也让我能够怀抱谦虚的态度，在专业中坦承能力之极限，以及作为医学专科之一的精神医学所能成就之极限。

撰写本书的过程中，我的生活中所发生的事，改变了我对精神医学及其他医学领域的想法，也改变了我自己。在诸多讨论后，皮尔和我决定把这些事件纳入本书中，以凸显精神科医生与患者的生命交会之处。精神科医生的自我反省，使我们得以保持诚实，并帮助我们与病患建立信任的关系。我认为，如果希望患者能够主动寻求并接受医生的帮助，相较于医患关系的其他面向，信任感才是最重要的。

为了使读者了解我们这一行，皮尔和我将带领你到现代精神医学的最前线——我工作的精神科医院，也是加拿大最大的精神科医院。我们会到急诊室、急症监护病房、住院病房、电痉挛疗法治疗室，以及门诊处。我们会介绍每天与我一起工作的护士、社工、第一线工作人员、精神科住院医师（合格医生得接受额外五年的训练，方能成为精神科专科医生）及行政人员，这家医院每年为三万名以上的病患提供照护。

书中不讳言精神医学领域过去令人不齿的作为，也会介绍许多精神医学界英雄的故事，这些人以努力不懈、充满创意且符合伦理的方式，推动了精神医学的研究，进行人道且富有想象力的治疗革新，更改善了病患的生活品质。他们的故事成为精神医学界传承的标志。我们将以下两者并列：精神医学领域最令人兴奋的神经科学发现，以及不那么新潮却更具实用价值的创新作为，包括远程精神医学、住房计划，以及实证心理治疗。

最重要的是，你即将见到我的患者。本书出现的案例，有些是获得病患本人同意的真人实事，有些则是以我多年经验为背景所创造出来的虚构故事。这些人现身于我工作的医院，而我的职责是要说服他们接受帮助，即使他们似乎不可能完全接受。

为什么一个听到声音说自己受到激进宗教团体监视的中年男子，要向一个陌生人（尽管他是医生）吐露自己的疯狂？为何一位陷入产后抑郁深渊的母亲，虽然担忧吃药会影响哺乳，还同意每天吞下药丸？为何一位与成瘾搏斗的医生，在可能失去执照的情况下，愿意信任精神科医生，坦承病情？是什么让一位受到家人性侵的十五岁原住民少女，愿意对医生透露她无法跟父母开口的事？为什么这些人会来求助？答案是什么？这些人都在受苦，而正确的精神科照护能够提供理解、信任、支持，及希望。

在我执业的三十年岁月中，我曾经多次想起那一次见到安德鲁的事。精神医学仍然无法回答这个最根本的问题：为什么我们的人生会走上截然不同的道路？我得到一份热爱的工作，拥有支持我的家庭，以及让我得以顺利生活的身心健康；而我大学的壁球搭档，却因为精神疾病而被夺走这一切。

身为精神科医生，我们有能力也有义务去解释我们这一行在做什么、对精神疾病的理解，以及我们的治疗。同时，我们也必须不吝于承认这门专业在过往所发生的虐待及当前的错误；将热情与希望分享给病患、病患的亲友、公共政策制定者、潜在的赞助者，以及大众媒体。唯有通过履行这些义务，才能化恐惧与怀疑为信任，并鼓励受精神疾病之苦的人来寻求我们的帮助。

这本书便是我们在这个过程中所做的努力。

欢迎认识我的一周生活，与我一起走向这门最受人误解的医学专科第一线。

01 家庭医学

星期日

母亲揉了揉眼睛。"我想不通，为什么这几天我看东西总是觉得怪怪的。我一直看到有东西动来动去，就像电风扇在转，但那里什么都没有。南希，你觉得呢？我应该去检查眼睛吗？"

午餐后，我和妻子南希正在多伦多家中的起居室与父母闲聊。这个周末，我父母从哈利法克斯来访，参加我们长子的法学院毕业典礼。南希是眼科医生，令人意外地，她停顿了好一阵子才回答。

"露丝，我有一些想法，"她终于说，"你想听听吗？"

这是属于那种生命速度突然慢下来的时刻——比如，你确定你的车即将撞上前方的车辆，或者接到孩子学校突然来的电话。我们——南希、我父亲、我，分别是眼科医生、儿科医生及精神科医生——等着我母亲开口。一般来说，比起所处的环境，通常我更专注于环境中的人，但此刻我注意到六月的骄阳穿透窗户，照亮了空气中扬起的尘埃，仿佛棉花糖一般。六个月前，我那个头娇小却充满活力的母亲被诊断出罹患肺癌，并且接受治疗——我们原本以为成功了。在瞥向我父亲之前，她正望着自己的手，纹丝不动地坐在沙发上。

"我听听看你的想法。"我母亲回应道。

我的医生妻子瞬间意识到,我母亲视力恶化最可能的原因是肺癌已经转移到脑部。南希谨慎地遣词用字,一如过往接受的训练。对于告知病情,所有医生都有不同程度的训练或临床经验:当病情不佳,仍在等待确诊报告时,不要过早告知病患任何结果;如非必要,切莫剥夺病人的希望。因此,南希只谈到了各种可能性,包括脑转移、排除特定诊断,以及怎么做会更周全。如此一来,这名病患——在温暖的六月午后,正好是我的母亲——才有时间调适,并且接受那些先前似乎无法理解的事。

　　坏消息——正是医生工作的这个面向,将我们与其他人划分开来。当然,护士、救护员及警察等相关从业人员不在此列。在医生的世界中,日常出现坏消息的概率很大:我们看到七岁儿童罹患致命的白血病,带着两名幼儿的母亲在车祸中丧生,以及在家庭聚餐后抱怨消化不良的爷爷死于心脏病发。这使得我们很难在私人生活中保持一种平衡的观点。

　　我们之中有些人必须努力提醒自己,并非每次头痛都起因于脑瘤或中风,也不是每个孩子发高烧都是脑膜炎所造成。而另外一些人能将日子过下去,则是因为抱持着不太在意的态度,认为自己是不朽之身。不过,这种适应不良的因应策略,难免导致过量的风险行为。就像在我这一代的医生中,每个人多半都会记得有那么一两位知名教授,他们在看诊或手术间不停地抽烟,尽管数十年来无情的证据显示,香烟的危害不仅使人缩减寿命,还可能让人度过痛苦的余生。

　　我比较像是第二种人,一心认定自己和家人都很健康,除非有无可否认的证据迫使我承认患病的事实。至今,我的经验多半能支持我的这种看法。我的双亲活得比多数人长久,年近九十仍然健在,这让我们三兄妹产生一种自己还年轻,只是刚步入中年的错觉，尽管我们都已经五六十岁了。我父亲是一名乐观的儿科医生；我母亲性格强韧，一生都献身志愿者事业。当我们小时候得了常见的儿童疾病，我父亲永远展现出一种对疾病的正向否定态度；而我那从未接受过正式医学教育的母亲，则把一切形式的疾病看作性格的缺陷。

由戈德布卢姆家族四代医生所写成的人生指导手册中，疾病是人生的一部分；为自己或所爱之人可能生病而提早担忧或深陷烦恼之中，不仅浪费时间，也可能因此无法领略人生的意义。

*　*　*

稍后的周日傍晚，处理完能让人转移注意力的事情之后——包括南希写信给我母亲的家庭医生，说明她的担忧及下一步的治疗建议，改签航班让我父母提早回家，开车送他们去机场——终于只剩下我和妻子独处。

南希问我："你还好吗？"

"还可以。事情都安排好了。在扫描结果出来之前，没什么事情可做了。"

南希没有质疑这个肤浅的回答。这就是拥有一个从小相识，而且还相处了四十年的伴侣的好处。她知道什么时候要追问，什么时候可以任我含糊带过，至少暂时不去戳破现状。

"是啊，我们会好好照顾她的。"

我紧拥着南希，想起生命中无数次遇到挫折，都是南希推着我往前，教我慢慢厘清那些一开始摸不着头绪的情感。身为一名精神科医生，我这样说似乎很奇怪，但是多年来，我的患者、家人与同事都对我说，我不是那种"典型的"精神科医生。

有句老话说，没有什么事比父母行将就木更让人有机会思索自己的死亡。但今天傍晚，我无意任由思绪湮没我自己或母亲。当我整理着次日的行李，突然意识到自己已经好一阵子没有想起我在 1980 年所做的决定，那就是选择精神科作为我投入终身的医学领域（以及我继承家业的方式）。

我的大家庭中只有少数几位是精神科医生，其中引人注目又深具影响力的例子是我的岳父纳特·爱泼斯坦（Nate Epstein），而就戈德布卢姆家族而言，四代以来倒是出了许多儿科医生。我从小就活泼外向，喜欢表演，而且说起话来滔滔不绝，这些特质使得所有认识我的人莫不对我的决定备感惊讶。这些日子以来，只有当殷殷期盼的医学生或精神科住院医师面临他们的生涯抉择，并询问我当初为什么决定踏入这行时，我才会想起自己最初的选择。今晚，无须南希提醒，我也知道追忆往昔可以有效地转移注意力，让我不用思考未来一周即将接到的消息。

＊　＊　＊

精神医学无疑是一个特殊的行业。当其他科医生问起病患那些鲜有人关注的问题：你的肠子动得怎么样？你的饮酒习惯如何？以及深入你体内那些旁人无从进入的孔洞……精神科医生的指令甚至更不寻常：我们想知道你的情绪状况，你在想些什么？那些担忧及占据你心里的事情是什么？你的人际关系如何？你在学校或工作时是什么样子？你祖母会不会为了躲避电子监控在帽子的内侧铺上锡箔纸？

在我们的训练中，有一部分是例行性地对警察、罪犯和游民进行会谈。在半夜值班时，我们得花好几个小时让病人冷静下来，因为他们坚称受到跨国阴谋迫害，或是认为科学家、外星人或其他组织在他们脑中植入了扬声器。而在白天，我们要治疗那些抑郁的生意人、惊恐的大学生，或是物质滥用的医界同人。

就作为一名精神科医生，这个身份相当有碍社交，至少在刚开始与人接触时。在社交场合宣称自己是精神科医生，往往引来一阵沉默，因为众人在思考如何回应。有人会说"哦，天啊，你正在分析我吗"，并且迅速回想他们刚才说了什么；有人则把握机会，坦露某些非常私密的信息，希望获得你的专业意见。

就连有些患者，一开始也因为我们的职业而却步。很少有人希望（或相信）自己或自己的孩子需要看精神科医生。他们愿意看家庭医生、产科医生，甚至是切除发炎阑尾或解决动脉阻塞的外科医生，但绝非精神科医生。有些患者在踏进诊室那一刻，脸上的表情就像被转介给牙周病医生做牙龈手术那样。有些患者担心不经意说出的事会害他们被"抓去关"，或者被迫接受使人性情大变的治疗。也有人第一次进入诊室就泣不成声，因为他们已经等待得太久，无法好好述说那些私密的苦恼。

就连我们的医界同人也常常表现得小心谨慎。那些考虑以精神科为专业的医学生通常会对非精神科的老师隐瞒他们的意向，因为那可能会让老师留下负面的印象。"你为什么不做点真正有用的事？""你不想念真正的医学吗？""你真的想花时间听可怜人讲话吗？"

在我担任住院医师时期，某个急诊值班的漫漫长夜后，我在医院餐厅吃早餐时遇见一个朋友，她也是住院医师。她惊呼："真不敢相信你选了精神科，我就没办法，我觉得那太令人沮丧了。"当时她正在肿瘤科接受训练。

开始执业后，情况并未好转。当院内同事不得不请你来协助评估住院病患时，往往不会事先知会病人，以至于当你一出现在病床边，患者及家属都吓坏了："他是不是认为我疯了，这一切都只是我的想象?"病患或医生同人对精神科医生最大的赞美,便是"你看起来不像一个精神科医生"之类的。

　　一般人对精神科医生的刻板印象可说其来有自,比起精神病患者所遭受的待遇,那是一种更为严重的污名。历史上,精神病患被隔绝于其他的病患,安置于城镇边缘的收容所或是盖得像监狱的阴暗精神病院。而一般医院会设立专门的精神科病房,已经是较为近代("二战"之后)的事了。在电视和电影发明之前,作家勃朗特于1847年出版大受好评的作品《简·爱》,书中将罗切斯特的妻子描写成一个暴力而且会纵火的疯子,一直被禁锢于阁楼里。而负责照顾她的格蕾丝·普尔,无论是行为怪异或修养欠佳,这些特质都像极了她所照顾的精神不稳定的病人。作家狄更斯于1861年出版的《远大前程》同样大获好评,书中描绘着古怪而疯狂的郝薇香小姐,以及深受影响的养女艾丝黛拉。这两本名著并未提升读者对精神病患及其照顾者的同理心。

　　到了20世纪,菲茨杰拉德在1934年出版半自传小说《夜未央》,描写精神分析师戴弗与他的精神分裂症患者结婚,而后因为酗酒,几乎毁了人生。近期的例子如《飞越疯人院》《弗兰西斯》《移魂女郎》等电影,则延续一贯的主题,诉说照顾者与病患具有相似且令人不快的精神疾病特质。在英语世界里,《飞越疯人院》中拉契特护士长的形象深入人心,代表了伪装成照顾者,实际上是以折磨精神病患为乐的施虐者。

　　这样的描绘确实有一部分是基于史实。精神医学的过往历史中有太多恐怖的故事,包括19世纪末的收容所中,挤满了肮脏而未受照护的病患;1930年代至1950年代英美的精神外科手术狂潮,以及"二战"后精神分析社群所支持的某些残酷又不科学的观念,例如所谓"造成精神分裂症的母亲"(schizophrenogenic mother)。就这点来说,精神医学与其他医学领域一样,都出现过曾经受到热烈支持,却在日后遭到淘汰的恐怖治疗方式。

精神科医生与其病患有某些共通点的例子的确时有所闻。比起其他专科,精神科医生本人或家人更容易罹患精神疾病,这并不令人惊讶。就像有些从小患有糖尿病,需要打胰岛素,或是家人罹患了糖尿病的人,日后因此选择成为一名内分泌科医生,这样的原因不难理解。这些医生为了增加对疾病的了解而投身该领域,以寻求更好的治疗方法,背后的动力既是为己,也是为人。当然,也有不少医生是在父母或手足死于癌症后,才选择成为一名肿瘤科医生。

教育研究者将有志于精神科的医学生特质描写为:具有内省能力,能掌握抽象概念,喜欢复杂事物,而且比同人更能忍受模棱两可的状态。他们的态度比较不专断,心胸开放,对社会福利感兴趣,对美学价值有所偏好。相较于其他专科医生,精神科医生大学主修艺术与人文学科的比例更高。[1]

从更广泛的面向来说,精神科医生所面对的是社会大众对他们的工作一无所知。一般人心目中的精神科医生通常是已到中年的专业人士——并非"真的"医生——坐在布置得像起居室的诊室,和故事有趣却深受困扰的人漫谈着充满智慧的话语。这样的刻板印象或许颇吸引人,可惜我们绝大多数的工作并非如此。

在如今这个年代,大多数人并不确知哪些人是精神科医生,哪些人不是。多数的精神科医生都不是心理治疗师,在北美洲以外的地区,数量更是少之又少。一般大众很难分辨不同类型的精神健康专业工作者,因为这些人或多或少都投身于所谓的"谈话治疗"。心理咨询师通常拥有硕博士学位,接受包括治疗技术、(健康、痛苦或疾病状态下的)心智研究的训练,具备测量心理状态与功能的专业知识。社工也在大学接受训练，但更聚焦于精神健康及功能的社会文化因素，他们必须学习解读家庭、系统及人际关系之动力的技能，才能介入帮助病患。至于其他种类的治疗师，可能还必须接受大学以外的训练，专注于特定种类的治疗，例如艺术治疗、音乐治疗、游戏治疗、舞蹈治疗等。

精神分析是史上最广为人知的谈话治疗，也是西格蒙德·弗洛伊德（Sigmund Freud）及其门徒的智识结晶。而精神分析师，亦即精神分析的执业者，如今大多被屏除于主流精神医学之外。当代精神分析存在于医院与大学之外的机构与研究中心，并且由各个领域的专业人士与学者执行，其中也包括医学领域，这些专家学者熟习精神分析的起源、理论与技巧，本身也接受精神分析。

包括精神科医生、社工、心理咨询师、分析师，以及其他种类的心理治疗师，每一种类型的精神健康专业工作者，皆带有各自历史文化的色彩，以及必须捍卫的专业知识。他们彼此之间的关系也随着不同国家或时代而有所转变，有时是执业时为了患者而产生的直接竞争关系，有时是在医院或社区内达成的密切合作关系。

精神医学是唯一隶属于医学范畴，而且执业者全部都是医生的精神健康领域。精神科医生可能因此挣扎于双重身份：一方面是受过传统医学训练的医生，另一方面则是精神健康工作者，认同精神疾病的多重致病因子，并与不同学术与哲学观点的同人一起工作。有些人认为，这丰富了精神医学的内涵，为精神医学带来了整合心灵、身体及社会观点的多元途径；当然，也有人亟须证明自己是一个"真正的医生"，倾向于通过药物治疗或着眼于神经科学的进展，以显示精神医学与其他精神健康领域的不同。你应该看得出来，我属于前者阵营。

选择精神科这条路，曾经令我挣扎不已。不光因为我的性格比较适合在儿科或外科发展，也因为它们看起来相对朝气蓬勃（至少在医学专业是如此），而且临床上采取的做法通常就能搞定问题。例如，抗生素出现之后，西方世界的多数儿童都能顺利长大成人；而移除、替换或重塑造成疾病与痛苦的身体部位，也使得外科医生大多能在短时间内感到满意。

相较于这些专科能够靠采取行动解决问题，我发现精神科医生常挂在嘴边的典型问句是："告诉我，你对这件事有什么感觉？"不仅是陈腔滥调，而且也不特别有帮助。通常不用我问，患者便能在有意或无意间告诉我他们的感受。此外，我的性格实事求是，热衷于解决问题。我的出身背景良好（不管是在经济方面，还是遗传方面），这点往往与那些病情最严重的患者经验大不相同，疾病使他们被排挤到社会的边缘。而且，我当初选择精神科的心态实在有些愚蠢：我满怀年少的自恋，自以为是，喜欢听到自己的声音，而且自信能以某种方式创造精神医学的历史，因为我的血亲和姻亲们在儿科与精神科世界都有所成就。

但打从一开始，精神医学所具备的某些特质，就让我能够发挥擅长的一面。我天生的好奇性格与对人的喜爱，使我深受病患们不寻常的故事所吸引，而且，我有机会花上更长的时间与病患对话，这是其他步调快的医学专科所无法提供的。在精神科，我们必须花时间与病人会谈，以确认诊断与治疗。对话过程中，我了解到多数的患者并非软弱或懒惰，而是受害于基因与环境所导致的坏运气。这样的厄运，可能会以强烈的家族精神病史或失去工作、人际关系甚至居所等方式呈现。我的病人教我认识了韧性与失败，这是我一向顺遂的人生中所得不到的体验。

精神医学以独特的方式融合了神经科学、社会人类学、心理学及哲学，我喜爱这种智识上的折中主义。理解药物的交互作用，与理解人类的互动同等重要。更有甚者，三十年前的精神医学，比起其他的医学领域，具有更广泛且深层的科学发展潜力，这也满足了我求新好奇的性格。为了理解病患的经验，我不得不进行更开阔的思考。

回过头看，我决定踏入精神科的时间点可说非常幸运，如果早个十年，我可能不会选择精神科。1970年代，弗洛伊德的精神分析仍是北美精神医学的主流，由三四十年代躲避纳粹的中欧犹太难民所引进。有趣的是，除了法国与拉丁美洲部分地区，其主导地位从未延伸至世界其他地区。

"二战"后的英国，精神科治疗主要仍由医院内的医生提供，或是由人数日增的家庭医生提供。澳大利亚或其他欧洲国家也并未像北美那样历经一段精神分析师（无论有无医学背景）人数暴增的年代。但在四十年前的北美，精神分析与精神医学开始画上等号。在那样的背景下，我必须对患者的内在精神世界进行深刻的讨论，并花费大量的时间分析他们被压抑的情感（据信这会在梦境中隐微地表现出来）及每次跟我的互动，这过程简直是超乎想象地冗长又乏味。

* * *

我与岳父纳特进行过许多关于精神医学的讨论，那对我的影响非常深远，也因为有机会看着他投入精神科医生的工作，我才踏入他这一行。词曲作家斯蒂芬·桑德海姆（Stephen Sondheim）曾说，他在青少年时期受到密友奥斯卡·汉默斯坦二世（Oscar Hammerstein II）的影响，才开始学习作词的技艺；他还说，如果汉默斯坦是个水管工，他也会追随他当个水管工。对我来说，纳特就是有这种影响力，鼓励我走上与他相同的职业道路。

纳特和我的母亲都成长于布雷顿角岛的新沃特福德，那是一个人口数仅九千的煤矿小镇。他的父亲本尼和我外祖母罗丝都在镇上唯一的一条商店街普鲁默大道上开店，两家店铺比邻而居，所以纳特和我母亲从小就是一起长大的朋友。纳特的妻子芭芭拉同样来自布雷顿角岛，也与我母亲一家相熟。结果，在我和南希的婚礼上，双方家庭三代以内的多数亲戚早就彼此认识了。

　　纳特在新沃特福德的街头学到直率有力的说话风格，相当符合他直来直往的性格，此外，他也重视家庭价值，坚守原则。纳特在精神分析全盛时期的 1950 年代接受医学训练，虽然在 60 年代晚期放弃了精神分析的执业，投入探讨家庭功能与家庭治疗的学术研究，但仍不时显露出先前受训的痕迹。他乐于投入与病患的对话，也喜欢讨论想法与行为背后无意识的驱力。我妻子南希还记得，她十来岁时，有一次坐在晚餐桌前，告诉大家她做了一个关于一把枪的梦，结果纳特向她解释什么是"阳具象征"，让她困窘极了。

　　我小时候无法理解纳特的工作。纳特的父亲是一位来自波兰的移民商人，最初也无法理解他儿子。但没过多久，他父亲就对纳特的专业成就感到骄傲不已，并对这一行下了绝佳的定义："精神科医生，就是甚至连你自己都不知道自己在说谎的时候，就知道你什么时候说谎的人。"

　　十八岁时，我初次体验到纳特的专业技能。当时我还在念大学，有一阵子突然发现自己情绪低落，而且易怒。我求助于哥哥艾伦，艾伦当时是麦克马斯特大学的医学生，而纳特是该校精神医学系的创系主任。艾伦建议我和纳特谈谈，所以我打了电话过去。纳特爽朗地答应："好啊，过来吧。"令我大感惊讶的是，在碰面的一小时内，纳特已经挖掘出我内心的想法：我认为室友对我不好，令我愤怒。这种从未经历过的负面情绪让我极度不舒服，而我一直认为那都是我的问题。

如今，我已不太记得当时会谈的细节，但那种心头刺被拔出来的舒缓感受，至今令我印象深刻。那个下午的经验开阔了我的眼界，让我看到隐藏内心感受所产生的压抑后果，以及精神科医生所具备的能力，他们能在短时间内提供帮助，化解情绪与信念的结。八年后，我申请成为一名精神科住院医师，确定了往后的职业方向。

纳特的另一个特质是他有挡不住的男子气概，这让二十出头的我觉得精神医学很吸引人。纳特的行事作风强悍率直、无惧冲突，他以用生动的脏话表达情绪而恶名昭彰。认同他的人会觉得他很有趣，但偶尔他的作风也会吓到某些较为拘谨的同事。他对于任何不切实际、无法立即见效或者无法被患者理解的精神科介入措施感到不耐烦。他在家庭治疗的研究上，主张以简单明了、不卖弄术语的方式去面对家庭困扰及失能。[2]五十多年后，他所开创的"麦克马斯特家庭治疗模式"仍运用于世界各地的研究与临床照护。

我认为，纳特在精神医学方面的成就对我传递的信息是，倘若这个没礼貌、没耐心、充满活力的男人都能打造出成功的职业生涯，那么，我希望自己也能有这样的成就。

* * *

我在 1980 年代受训时，蒙特利尔——就如同北美洲的其他地区——的精神医学界正经历一股无法抵挡的潮流，转型为一门由科学发现所形塑的现代医学专科。进入这一行的医生，不再把自已设想为在低调私人诊室工作的文质彬彬的精神分析师，更非穿着白大褂、带着沉重钥匙在城镇边缘疯人院看顾精神病患的医生。

我们扬弃了精神分析晦涩的传统路线及精神病院的隔离手段，而与医界同人在共享的医疗环境中合作。我们拥有共同的目标：从当代神经科学中寻找治疗方法，以期减轻精神病患的心理痛楚与难以融入社会的行为。我们希望找到治愈的良药，但短期内也能使用现有的药物——虽然效果仅限于减轻症状，而且不幸的是还有明显的副作用。我们肯定精神分析模式所推崇的治疗关系，但新形态的谈话治疗也很吸引我们，它费时较短、聚焦于问题、比较便宜，也有科学研究支持其效力。

近代精神分析的发展史，以及刚毕业、即将接受精神医学训练的我，这两者间的对比，反映出精神医学所特有的"智识上的二元论"。精神医学史学者爱德华·肖特（Edward Shorter）提到，精神医学摆荡于两种观点之间，有人坚守医学与实验室的阵地，有人则视之为一种人类处境的哲学，甚至是灵性的探索。肖特在《精神医学史》中说，打从一开始，"精神医学便处于对精神疾病两种观点之间的拉扯。第一种观点强调神经科学，对脑内化学、脑解剖学及药物充满兴趣，并将精神疾病的根源看作大脑皮质的生物学问题。第二种观点侧重患者生命的心理社会面向，将症状归因于社会问题，或是对过往的个人压力适应不良"[3]。

对于我这种身处 1982 年蒙特利尔的精神科住院医师而言，精神医学从孤立的精神分析大本营转型至医学阵营，是一股像工业革命般无法抵挡也无法扭转的趋势。虽然不久后我就发现，这个进展远比表面上来得更具挑战性。相较于百忧解①或呈现脑功能

① 即 Prozac，药品名，药物学名氟西汀（Fluoxetine）。——编者注

的正电子发射断层扫描的发明,弗洛伊德及其后继者对人类心灵的理论性探索,简直有如 19 世纪老旧图书馆中所散发的霉味。

幸运的是,在我担任住院医师期间,精神医学显然在往肯定神经科学的方向发展,这与我的理念不谋而合:我偏好实用而且能够测量的医学。1986 年,美国精神医学界备受尊敬的领袖莱昂·艾森伯格(Leon Eisenberg)在《英国精神医学期刊》发表了《精神医学中的有脑无心与有心无脑》一文[4]。他反对数个世纪以来将精神医学划分为敌对阵营的历史分野(生物实证主义派与心理社会理论派),断言两者必有交集,而且两种观点都属必要,如此才能理解并帮助罹患精神疾病之人。

艾森伯格吹响的战斗号角显然来自医学阵营,这无疑鼓舞了我及其他新入行的伙伴。在 1980 年代中期,当我完成精神医学住院医师的训练并开启临床生涯,我的立场毫无疑问地认定,精神医学属于医学的一部分,不仅不可或缺,而且还能带来助益。直到后来我才认识到,我对精神医学表面上的进展所抱持的信念是多么天真。

1980 年,《精神障碍诊断与统计手册》著名的第三版(简称 *DSM-III*)出版后,说明了北美精神医学界终于摒弃了精神分析。该书对精神疾病的病因采取开放取向,转而聚焦于症状及症候,以获得可靠的诊断——我所谓"可靠的诊断"是指,但凡观察到相同症状及症候的两位精神科医生,就应该得出相同的诊断。我仿佛读经般熟读该手册,因为它分类仔细,把说不通的事物讲出个道理来。

我相信 *DSM-III* 的前提是,可靠的诊断能带来正确有效的治疗,使症状得以缓解。这种年轻而过度简化的思维蒙蔽了我,让我忽略了诊断与治疗过程中复杂的个体差异。例如,虽然有两个人都被诊断出精神分裂症,但他们会通过不同人格特质与成长背景呈现出不同的经验;而这两个人在考虑治疗选项时,所依据的并非他们症状的相似处,而是他们与主治医生的关系。

从过去到现在,精神科医生都没有办法靠着实验室检验、血液筛查或脑部影像,确切诊断出精神疾病。我们依赖患者所经历的症状及症候乃至其相似处,以及症状是否重复出现来做诊断。相较之下,我们治疗的能力在于把这些可重复且通用的疾病分类准则,放进个体叙事的脉络中加以解释——这些叙事包含了病人的基因、表观遗传学与经验,以及其对脑部结构与功能造成的影响。

随着经验累积,我们学到,当我们试图理解患者的经验、信念、支持系统及认同感,便能针对普遍的症状(如睡眠困扰、情绪沮丧或幻觉等)提供量身打造、符合患者个人需求的精神科治疗,至少从临床医生的角度看来是如此——而这便是科学与艺术在精神医学领域的交会之处。事实上,在所有的医学领域都是如此。

当我踏入精神医学界,这个领域的工作内容和环境正朝着吸引我的方向转变。1980年代,北美的精神医学已经回归医院,包括综合医院与精神科专科医院(在世界其他地区,多数的精神科医生从未离开医院)。那种精神科医生窝在孤立的诊室,褪色地毯和昂贵的躺椅让人联想起弗洛伊德与精神困扰者之间隐秘的谈话,这种情况已经越来越少见。

事实上,诊室里那种与世隔绝、会客室般的氛围,对我来说毫无吸引力。我从小就喜欢医院,放学后总是往医院跑,在我父亲的办公室闲晃。在我还是一个医学生时,我跟着纳特在精神科急症病房查房,那里磨损的地板、机构化的色调,在显示讲求实用的目标。这正是急症病房的作用——安置病情最严重的病人,而此处也是精神医学最有机会能造成改变的地方。

如今，当年轻人问起我关于职业生涯的建议，我会给他们三个标准来评估：你喜欢它；它喜欢你；你认为你会做得很好。在我决心踏入精神科时，这三点都适用，至今依然如此：我乐于工作。我依然期待见到新的病人，学习新的事物。我依然期许自己在一周的工作中，能够帮助一位因精神疾病而痛苦及失能的患者（超过一位当然更好）。但我并未预料，也无法预料的是，这个抉择如何改变了我。

＊　　＊　　＊

　　星期日晚上就寝前，我扫视着黑莓手机的日历，确认这周的工作内容。我转头对身旁的南希说："这星期会非常忙碌。我必须确保有时间留给妈。我不想假装没事，我真的需要知道发生了什么事。如果她的癌症转移的话，我的意思是，她已经算是非常长寿、富足又健康了。人总有一死，要说这是意想不到的事，未免也太荒谬了。"

　　南希说："我们会撑过去的。"

02 听取诊断

星期一上午

早上八点，在一场激烈的壁球赛后，我把车开进工作地点的地下停车场。这是一栋建造于 1960 年代、中等高度的丑陋建筑，这座混凝土碉堡是多伦多最大的精神科专科医院"成瘾与精神健康中心"(Centre for Addiction and Mental Health，简称 CAMH) 设于市区的三大院区之一，CAMH 则在 1998 年由四个机构整合而成。

这家医院的三个院区，分别反映了多伦多民众对 CAMH 态度的历史变迁。城市西侧是最大的院区，1850 年省立疯人院在此设立时，这个地方还是郊区。这座精神病院是 19 世纪跨国风气的代表；许多精神病院建筑在城市外缘，表面上是为了让患者能在乡村获得宁静与休养。英国 1845 年的《失常法》(Lunacy Act) 明确规定，精神病院应设置于开阔的乡间，但与城市保持靠近的距离。[1]同一时期，19 世纪新西兰专门建造的小型精神病院，则设立于主城区外围及更偏远的地区[2]；而在澳大利亚，1870 年建造的阿德莱德公园疗养院位于环绕市中心的公园绿地外侧，提供"现代化"的选择，以纾解位于主要街道上阿德莱德疯人院过度拥挤的情况。[3]

自古以来，对陌生或不寻常的事物保持距离就是一种无可避免的人性。我们在动物界的近亲也有同样的特质。尽管人类社会已经进步许多，但许多显然患有精神疾病的人仍承受着污名与孤立。本院的西院区原先位于开阔的乡间，如今却成为多伦多正快速绅士化[①]的区域之一。该院区很多地方都在施工，计划打造一个最先进的城市精神科专科医院，作为融合建筑、城市规划、景观美化、设计及精神健康的最佳方案。

我工作的中央院区所在地点没那么时髦，它位于多伦多大学以西，另一侧紧邻旧犹太移民区"肯辛顿市场"。多年来，加拿大的新移民一波接一波住进这里。这个院区于1966年启用时名为"克拉克精神医学研究所"，就像本市西侧省立疯人院诞生于20世纪的手足，用意是让大学中的科学家与学者能够和精神科医生及病患互相交流，推动科学的进展。

这个院区在医疗技术层面虽然有重要的进展，例如设立了全球最大的精神科脑部影像中心（聚焦于正电子发射断层扫描，这是一种能观察脑部功能而不仅是静态结构的造影方法），以及国际知名的分子遗传学实验室，但仍无法为精神科临床诊断的生物学基础带来重大的转变，也就是说，没有实验室检查能确诊"你得了某种精神疾病"，也无法改善精神科治疗的结果。

＊　＊　＊

我的诊室位于建筑物八楼的角落，两面有窗，从窗户望出去，可将城市延伸至湖边的景色尽收眼底。诊室很安静，离医院病人

---

① 绅士化（gentrification）是城市发展的现象之一，指一个旧社区原本聚集了低收入住户，重建后，因为地价及租金上升，而吸引了较高收入者的迁入，取代了原有的低收入住户。——译者注

活动的主要区域还有段距离，角落放了一张给我坐的高背椅、一张为病人准备的舒适座椅，这是为门诊患者看诊的地方。另外还有一张大圆桌、几张椅子，方便我和家属或委员一起讨论。

我的助理西蒙娜还没到诊室。我很高兴在今天开始前，能有一个小时的时间安静地看完病历和电邮。这些例行公事让我可以不用去想我母亲的事。我与西蒙娜共事愉快，尊重彼此的节奏。上周五她回去之前，把今天需要的文件放在一个标有"星期一"的档案夹里了。今早有个新的病人要评估，我没见过她，她的家庭医生最近才把她转到我们医院的门诊。

我和我的住院医师今早的工作，是回答病患和她的家庭医生咨询我们的问题。大部分都是诊断，也就是患者为什么会出现不寻常的感觉或行为。有时候，如果家庭医生已经做出诊断，那么接下来就是关于治疗的问题。例如，为什么家庭医生所采用的广受推荐的治疗起不了作用？还可以尝试什么做法？有时，这些治疗的问题也会回到诊断本身，例如治疗无效是因为诊断错误，所采用的治疗并不适当。

我很享受诊断的过程，也认为这对照顾病患非常重要。在精神科，我们主要依赖倾听及观察病患做出诊断，虽然来自照顾者、家属及朋友的额外信息可能也非常关键。这种谨慎的诊断过程可以追溯到从前的行医方式。当时医生并没有如今这般精密的诊断影像及实验室检查，只能依靠五感来看诊。《福尔摩斯探案集》的作者柯南·道尔也是一位医生，他运用临床上的专业技术来塑造主角如诊断般高超的观察力。另一个例子是电视剧《豪斯医生》的主角豪斯医生，他敏锐的观察及巨细无遗的病史询问，使他能做出精确的鉴别诊断。

无论过去或现在，患者的精神症状有时确实有生理上的原因，后续的医学检验能够帮助确诊，尽管如此，在一开始诊断时，仍然必须借由医生的病史询问及观察，才能决定判断的方向。早在我进入精神科之前，我在医学院念书时所受的训练就是身体检查或实验室检验，主要是用来确认医生不够有把握的诊断，而那是在仔细询问病史之后才会进行的措施。

这些为了做出诊断而在门诊进行的评估，大概是我的工作内容中最符合大众对精神科医生执业的想象。在许多人过时的观念中，精神科医生多半待在诊所，而非医院；他们独立工作，而非团队合作，与病人保持一对一的关系，每周约诊一到数次，会谈中不时询问一些尖锐或拐弯抹角的问题，直捣病人困境的核心。

实际上，我的工作内容跟大众以为的很不一样。就算是门诊约诊，也只是一次性的会谈，只有在患者及其家庭医生的要求下，才会有间隔很久的追踪复诊，以求检视治疗的成效，或是因为疗效不佳而选择其他方案。就算是某些我已经追踪了数年的患者，也没有"每周二下午四点"这样的复诊规律。如果患者处于危险之中或是疾病复发，我会根据实际需求来看诊，但如果他们过得很好，复诊时间就会不规则，间隔时间也会拉长。我担任住院医师以来，从未对患者进行过每周固定、无止境的心理治疗。

虽然多数精神科医生都有某些类型的门诊服务，但我们的工作内容多以医院为主，不管是治疗急诊病患或是收治住院病患，这个环境跟我们在受训时是一样的。医院是我们能见到最严重精神病患的地方。

进行诊断评估时，我的提问尽可能浅显易懂，聚焦于患者目前的健康状况和他们对治疗的反应。我会询问患者那些生活中最基本、最动物性的面向是否受到影响，例如活力、食欲、睡眠和性欲，也会询问一些能够反映出复杂人性的问题，如快乐、兴趣、心情、专注力、记忆,以及动机。

我翻阅西蒙娜留给我的文件,找到今早这位病患的转诊单。会诊的要求是在五周前由一位无须事先约诊的诊所医生所提出,这份转诊单的内容很简单,没什么帮助——"请评估并给予治疗"——反映出这位医生若非当天很忙,就是对处理有精神科问题的病患感到焦虑,希望尽快把患者转出去。幸运的是,多数转诊单都会载明初步的诊断,说明患者已经尝试过哪些治疗。如今,医院的转诊单有固定的格式,提出转诊的医生在患者转出前,必须回答几个重要的临床问题。今早的这份转诊单,大部分的问题都只是简略地填上"不适用",除了患者的年龄、性别及联系方式,几乎没有额外的信息。

从某些方面来说,我喜欢"生客",他们没有太多使我可能产生偏见的信息。但现实问题是,我至少还有两个人的意见必须考量,一是患者,一是提出转诊的医生,我得试着同时满足他们的需求,而且他们的需求可能不太一样。有时家庭医生希望厘清与确认诊断,有时则需要进一步的治疗建议。另外,家庭医生可能希望精神科医生接手情况复杂的患者。有些患者来看诊时心不甘情不愿,排斥或担心自己获得精神科的诊断,但也有些患者必须催促他们的家庭医生提出转诊。还有一方面的现实考量,则来自患者的家属,他们往往有被责怪或忽视的感觉。我的折中做法是告诉患者:"我看过你的医生所提供的信息,那对我很有帮助,但如果你能自己告诉我这些事,将更有意义。"

门诊是教学医院的一部分,所以今早七十五分钟的诊断评估,目的是厘清患者的诊断,而且将由精神科资深住院医师(处于最后一年专科训练的合格医生)执行。我会待在诊室观察,必要时才会开口帮助。等到住院医师说"我想问的差不多了,我们看看戈德布卢姆医生有没有其他问题",我才能结束给自己下的封口令。如果是我自己进行评估,会花上比较短的时间,大约一个小时,但住院医师需要更长的时间练习,因为他们还在学习完整版的会谈。随着临床经验的累积,他们日后就能进行快速版的会谈。

有几个上午,根据住院医师的需求,我会亲自进行诊断评估,让住院医师在旁观察。这么做简单许多,部分原因是,对我而言,这是比较不那么被动的经验,也能提供学生们少有的观察机会,看精神科医生如何工作,而非听他怎么谈论工作。

我时常觉得奇怪,外科医学生在训练初期会花很多时间观摩主治医生开刀,但多数精神科医生的临床工作却进行得比较隐秘。20世纪精神科的执业模式与19世纪精神病院的做法相反,前者的根源来自精神分析治疗中那种与世隔绝的两人关系,在不受外界窥探、有如告解的情境下,一层层拨开病人无意识的想法。

精神分析中,苏格拉底式的问答方式能使患者愿意自我揭露,虽然精神分析师将这个过程的本身视为一种治疗。当今精神科的评估则使用某些同样的技巧——通过追根究底的提问,患者有机会深入思考,找出能够表达内心状态的词语——这些技巧能够指认出患者的问题所在,并且评估患者投入治疗的意愿,这便是大众所熟悉的"看精神科医生"的印象——在安静的诊室,探索患者的内心世界。相对之下,外科医生基本上是在"手术剧场"[①]工作,周遭当然不乏真正的观众。

* * *

西蒙娜办公桌的另一头,有人敲了敲诊室的门。我开门见到

---

① 手术剧场(operating theater)如今指的是手术室,而在过去是让观众或学生能观摩外科医生动手术的地方。——译者注

一位宽肩、高大健壮的年轻男子，穿着宽松的长裤与开襟衬衫。乔希·莱特纳是与我共事的资深住院医师，此时正值他受训的第五年，也是最后一年，完成后就可以挂牌成为精神科医生。我们不是很熟，但他观察过许多次我的会谈，而且在四年前参加过我所主持的"临床会谈入门"专题课程。

乔希的态度从容而自信，这项特质可能能够安抚病患，也可能使病患不安，这取决于患者对精神科医生的期望。他工作认真积极，企图熟悉和展现执行诊断评估所必要的临床技能。我欣赏这种有抱负的人。乔希的神经科学背景令人印象深刻，他还发表了几篇基础科学研究的论文。他很用功，似乎背下了所有精神疾病的诊断准则（患者所描述的，和/或被观察到的特定异常经验及行为），而且大量阅读与临床个案相关的论文。我觉得他的特质像极了我年轻时的样子，或许是真的像，也或许只是我想象中自己以前的样子。

当乔希的住院医师训练进入尾声，我觉得他待在我这儿只是为了符合规定，我不确定在这个阶段还有什么东西能教给他。他对于临床工作很有把握，这让人不安，也许是三十年前的我有过类似的经验，那时我把早期版本的《精神障碍诊断与统计手册》视为真理，而非当下专家们所产生的共识。

《精神障碍诊断与统计手册》由美国精神医学会出版，书里列出所有业已建立的精神障碍诊断准则。后来我体会到，随着时间累积起来的看诊经验是无可取代的，一方面既能支持对理论与实务的信心，另一方面也会破坏这份信心。相较于那些在结束训练时感觉自己正踏在不确定的悬崖边、急欲获得建议的学生，我更担心那些对自己毫无怀疑的学生。

通常病人到达前，我和住院医师会提早几分钟碰面，看看转诊资料。但今天几乎没什么细节可以了解。当我提议要检视关于患者的其他细节，乔希说他想把今早的评估当成一次模拟考，因为他即将要考专科执照了，这表示他将无法获得任何关于患者的进一步信息，而且要在五十分钟内完成会谈。当然在某些情况下，若临床上有其必要，我们会随机应变，延长会谈的时间。

在带病人进入诊室之前，我们的习惯是一起到走廊上向病人自我介绍。对我而言，诊断观察的过程在这一刻就开始了。初次见面的几秒内，我会观察病人的外表及与人互动的模式。在我们"医学侦探"的眼中，包括外表、穿着、仪容、脸部表情、移动的速度、与人互动的风格……每件事物都值得留意，前提是不要过早下论断。每个人在第一次见到别人时，都会对对方产生一些先入为主的印象，我知道患者也以同样的方式打量我，也会把第一印象加入原本对我的设想中（或许还会加上从网上搜寻到的信息）。我希望乔希在走廊与病人碰面时，第一时间打开他的探测器，进行类似的观察。

在长长的走廊上，我们的病人是一位三十岁出头的女性，她手握黑莓手机坐着，但并未盯着手机。她有一头金发，但穿着打扮——黑色紧身裤、灰色的宽松上衣、磨损的黑色短靴——使她显得有些黯淡；她看起来疲惫而苍白，有一双黑眼圈。她正在用纸巾轻拭眼睛，当我叫她时，她吓了一跳。

"早安，卢多维克小姐。我希望我的发音是对的。"

她点点头，努力挤出微笑，但笑容看起来很勉强，并非发自内心。

"叫我阿妮娅就好。"

"我是戴维·戈德布卢姆医生。这位是乔希·莱特纳医生，他是正在接受最后一年训练的住院医师，今天和我一起工作。请进。"我们领着她进入诊室。

我想起我在精神科的第一个老师乔尔·帕里斯(Joel Paris)，他后来成为麦吉尔大学的精神科主任。在我第一年的住院医师训练中，乔尔会闯进我正以住院医师身份执行评估的门诊，观察个十分钟，然后离开。在之后的病例讨论中，我往往懊恼地发现，在这十分钟的沉默观察中，乔尔得到的信息比我花上一个小时和病人谈话得到的还多。因为我花太多心思考虑接下来要问什么，而无法仔细聆听与观察。

阿妮娅在乔希的示意下入座。乔希开始用正式但匆忙的语气说明会谈的程序。此时阿妮娅的眼中充满泪水。

"我不知道我为什么会哭。"阿妮娅说道。

乔希没有迟疑，继续背诵着保密规定和例外条款、后续将告知家庭医生的内容，以及这次会谈预计进行的时间。这个场景就像电视上警察对着罪犯机械化地宣读米伦达警告："你有权保持沉默……"

我在笔记本上奋笔疾书，我记下的并非患者的临床信息，而是建议乔希改善会谈的技巧，并投以更多关注在患者的经验上。乔希所遗漏的并非问题，而是忽略了那些语言和非语言的线索——病人的停顿，以及移开的目光。每当乔希使用不得体或不清楚的措辞，我都会如实地记录下来，让他事后可以检讨这些措辞。

我的第一条笔记，是一件我特别在意的事。我听到乔希警告阿妮娅："现在我必须问你一些问题，我会问每个人同样的问题，尽管这些问题可能不适合用在你身上。"听到学生在询问病人之前就先贬低自己的问题，我实在恼怒。

关于人们在精神科初诊刚开始时会希望听到什么，已经有研究归纳出一些概念，这提供了我们实用的信息，因为第一印象的影响非常深远。近期有一份研究，涉及三种自我介绍的方式。第一种是精神科医生进行简短的自我介绍，只告知病人他的名字、职位，以及家庭医生转诊的说明；第二种是精神科医生说明上述信息，并且告诉患者这次会面预计持续多长的时间，以及能提供哪些帮助；第三种是精神科医生提供上述信息，并道歉表示自己因私人因素而迟到，而且不忘说明细节（如亲人生病、钥匙不见了之类的）。这份研究将这些介绍方式制成影片播给病人观看，并且询问他们的意见：你认为影片中每位医生都是好医生吗？你认为每位医生都值得信赖吗？你想让这位医生担任你的精神科医生吗？这是很精准的单一因素检验法，基于第一印象，看看病人能与医生建立多少程度的合作关系。结果很明确：病人只想知道接下来会发生什么事，以及需要进行多久的时间。[4]

我通常在会谈开始前和病人小聊一下，让他们有机会安定下来，也借此提醒他们，我们的会面除了医疗上的原因，我们彼此之间也是第一次见面。今天，我们的患者阿妮娅·卢多维克，她有个斯拉夫文的名字，虽说收集"身份资料"属于诊断评估会谈刚开始的部分，但乔希显然并未对这名字所暗示的族群背景展现出特别的兴趣。这给我的印象是，他错失了发挥好奇心的机会，也失去了通过谈论一些没那么让人难以承受的话题来破冰的可能，所以只能直接切入重点，了解病患来咨询精神科的原因。同时，他也失去了机会，让病人通过教导医生某些事，来创造一种平等的关系。无论是询问病人工作或财务细节，还是询问宠物或小孩的名字，谈话刚开始的短暂片刻能帮助我们完成这场评估需要达成的部分目标："我想清楚了解你是个什么样的人。"

阿妮娅三十一岁，单身，任职于多伦多一家公司的人力资源部门长达十年之久，工作颇为顺利。她独居在一间公寓，没有小孩，正在与大她十一岁的男人交往。她随即提到这段感情出了问题。

乔希并未就刚才谈到的内容进一步细问，而是问阿妮娅为什么前来就诊。

"这是一个无止境的循环……事情好像不断在重复。"阿妮娅回道。

在病历记录的正式用语上，这便是"主诉"。在阿妮娅所说的内容中，事实上她已经主动完成了精神科医生的部分工作——归纳出个人经验的模式，无论是症状的模式，或是人际互动的模式。

乔希选择不去探究她所提到的模式，而是回应她的眼泪和显而易见的悲伤，并询问她的心情怎么样。

"我觉得抑郁。"她说。

"抑郁"这种情绪似乎非常普遍，可以说是精神科诊断中"唾手可得"的一项。每五位女性中就有一位在某个阶段会有明显的抑郁体验。每个医生（尤其是精神科医生）都有为数不少的患者挣扎于司空见惯且可供识别的行为和经验模式（包括生理与心理层面），能够定义为抑郁症。一个在精神科轮训过的医学生，没应付过几位苦于抑郁症的患者，几乎是不可能的事。

"对你而言，沮丧跟抑郁有什么不一样？"乔希问道。他正重复着听我问过许多次的问题。根据我的经验，抑郁症患者可以立刻辨别出个中的差异，他们常把抑郁描述为麻木、对好事或坏事没有反应，而且不像沮丧，抑郁似乎没有特定的原因，就算外在环境获得改善也不会消解。对抑郁患者来说，家人往往是敏锐的观察者，也是侧面信息的重要来源，尤其是患者对自身的症状浑然不觉或避重就轻时。家庭成员很可能会注意到家人的情绪反应低落或退缩，然而，若要让患者自己描述情绪的变化，就如同要一个人描述大脑的自动处理程序（例如开车）那般困难。

阿妮娅描述着去年秋末淹没她的那阵抑郁。

"秋天对我而言，向来很难熬……我不知道为什么。"

我提醒自己要记得和她谈谈季节性情感疾患。对许多人来说，或许因为日照的变化，秋天是容易发病的时期（这与常见的看法不同，许多人认为圣诞节才是抑郁症患者感觉最糟的时候）。

"刚开始是不想起床，不想吃饭，但我强迫自己做这些事。有些日子我会一直睡，好像在冬眠，一次睡上十二个小时。有时我却得花好几个钟头才能入睡。"

乔希打断她，并且询问她一连串关于抑郁症典型症状的问题。阿妮娅回应道，她承认自己活力减退，不再有动力去做那些从前自然而然就会做的工作与休闲，也很难专心阅读。她常常一走进房间就忘了要做什么，而且一反常态地对简单的判断不知所措。她开始找借口避开朋友，让电话转入语音信箱，不理会短信和电子邮件。当她变得退缩，思绪也越来越封闭，不停围绕着自己曾经犯下的错误，以及她如何辜负了自己与别人之类的事情打转。

乔希谨慎而直接地询问了有关自杀的事。

"你是否曾经感觉很糟，以至于想过要自杀？"

我写下笔记要告诉乔希，我喜欢他问自杀的方式。有些时候，住院医师会难以问到重点。对医生而言，和病患交谈，最让人不自在的两个主题就是性和死亡，这情况一点也不奇怪，结果是，出现了上千种打擦边球的问法。我听过无数学生发展出的各种漫谈形式："你有没有曾经，你知道的，曾经想过，呃，要结束一切？"就好像他们非常害怕得到这种回应："噢，你知道吗医生，在你提到自杀之前，我从来没想过这种事。但是这么做好像真的能解决我所有的问题。"

根据我的经验，当你坦率问出"你是否曾经想过要自杀"，常见的反应是感激兼松了一口气的感觉（患者觉得医生理解这个问题，而不必隐瞒这种痛苦的不堪）。而且，这种坦率的提问比诱导性的提问好，像是"你没有想过要自杀，是吗"这类的问法，医生想从这种问句中得到的答案昭然若揭。

阿妮娅说，虽然她偶尔会觉得死了更好，但从未真的考虑过要自杀："我的内疚已经够糟糕了。我觉得自己是家人的负担。我妈妈的姐姐，也就是我的阿姨克里斯蒂娜，在我十五岁时死于药物过量。我知道那件事让我的父母多么崩溃。我不想让他们再经历一次那种打击。"

"那自伤呢？"乔希问道。听到病历记录的专有名词出现在问题里，我内心暗叫不妙。对那些自我伤害的人来说，自伤之前通常不会有"我觉得我即将伤害自己"的想法。自伤行为包括用火烧烫或拿刀割自己皮肤，目的并非致命，而是分散注意力，以逃避无法忍受的情绪或感受。近期的研究显示，现代生活中出现越来越多的"自伤者"，也有越来越多人意识到这件事，尤其是青少年女性这个群体。[5]割伤自己的人通常不会提到痛楚，反而更常描述舒缓与分散注意力的感觉，或者他们看到血，才觉得身处现实之中。

"什么意思？"我认为阿妮娅的疑惑很正常。乔希举了一些具体的事例跟她说明。阿妮娅别过头去，说她十八九岁到二十出头那几年，当她觉得就快被压垮或是极度孤单，的确有割自己手腕和大腿内侧的习惯，后来她开始担心无法解释这些伤疤。她补充说，近几年来，同样的感觉更可能让她暴饮暴食，虽然这回并未如此。

乔希得到有关她饮食行为的线索，并且迅速筛选她是否有体重波动、强烈的身体形象关注，以及通过催吐或滥用泻药来清理肠胃等情况。阿妮娅全数否认，乔希在说服自己阿妮娅没有全面性的进食障碍后，将话题继续推进。

一般而言，住院医师都会尽责地探究患者的自杀意念，然而，一旦谈到患者的性欲和性功能，他们往往就变得很不自在。我听过许多怪异的问法："所以，怎么样……那回事……你知道的，我是指，关于床上的那件事……你和你的伴侣如何？"若患者单身或者年纪较长，住院医师更不可能去询问性方面的事（当我问他们是否听过自慰，他们常因自己的疏漏而脸红）。要让住院医师克服对病患性事三缄其口的态度，必须给他们明确的指导，教他们如何以坦白且不带批判的方式提问。由于许多抗抑郁药和抗精神病药物在性方面都会造成副作用，这是一个用来了解某些人为何不愿服药的重要线索。乔希完全没有问到她的性欲或性经验，反而问阿妮娅，类似的情绪低落情况她发作过多少次。

"我觉得几乎每年都会发作，持续好几个月。最惨的那次，我甚至无法工作。"

乔希问道："是突然出现的吗？或者你有注意到什么模式？"

阿妮娅停顿了一下。"我觉得有点不好意思，怕你觉得太琐碎。我发现，我经常在跟男友吵架之后就变得情绪低落，但话说回来，我心情低落时也很容易胡思乱想，所以实在很难说……"

就阿妮娅抑郁症的原因而言，她说的可能是真的，也可能不是，但她向我们透露的内容，确实让我们知道她如何建构起自我世界的秩序。每个人都会为毫无道理的事寻求一个解释，包括原因不明、突然出现的抑郁症。然而，靠着回忆过去的事情找原因无济于事，还不如追踪往后的发展情况，例如一阵莫名的腹痛可能让我们回想起今天吃了什么，并且思考五小时前吃了两片意式腊肠比萨是否明智。虽然阿妮娅将她的抑郁症联系到亲密关系，我仍然希望乔希探索其他的联系，但乔希反而聚焦在她抑郁症首次发病的时候。从另一方面来说，他关注到这点是好的。我上星期跟他说过："无论何时，当你面对抑郁症患者，你必须了解首次发作的情况，以及最严重那次发作的情况。"

阿妮娅回想："我第一次有这种感觉是在二十三岁。在那之前的一个月，我去堕胎了，但我实在不认为这之间有关联。至少我敢肯定还有其他原因。"

她解释，二十七岁时，她第二次堕胎，当时并未出现任何抑郁症状。我提醒自己，会谈结束后要向乔希强调，比起把某个单一且反复出现的事件当作触发点，实际的故事脉络往往更加复杂。虽然寻找单一答案来解释原因是很诱人的做法，不过，经验告诉我，抑郁症通常是在生理和心理压力皆到位的情况下才会浮现，但也可能顺着不为人知的内在节奏突然出现。

接着，乔希恰如其分地询问她是否曾历经相反的情绪状态，他试图判断阿妮娅是否有过躁狂症。这里的危险在于，紧接在抑郁之后的情绪，就算只是感到愉快，也会被误解为双相情感障碍的证据，这类诊断越来越普遍，诊断标准也放得更宽。患有典型的双相情感障碍（或称躁郁症）的患者，他们感受到的情感强度远比愉快来得更高，他们会历经一阵欣快感，就像嗑药那样亢奋，而且时常交杂着短暂的暴躁易怒，这让他们身陷麻烦。而且，躁狂的表现千变万化，包括冲动，超出能力的挥霍消费，对自己的能力有极度自大的想法，完全不需要睡眠或每晚只睡一两个小时，隔天仍然全速运转，以及乐意和陌生人攀谈，一讲就停不下来。

阿妮娅没有这些状况，她还补充："我希望我有。"

我心想，不，你的确没有，我看过太多躁狂发作给病人带来的惨剧。同时我也理解，为何有些身处抑郁黑洞中的人会渴望这种光芒。

"你认为自己是个容易担心的人吗？"乔希问道。当住院医师筛查患者是否有广泛性焦虑症、惊恐障碍及强迫症的时候，这似乎是个标准问题。我鲜少见到对这个问题持否定意见的病患，况且，要是对任何事都漠不关心，那才更令人担心。

阿妮娅把她的担心形容成感情中的拔河比赛。她极度渴望亲密关系，担心男友突然离她而去，但当男友在身边时，她又觉得窒息。这屡屡导致火山爆发式的冲突和分手。这的确是一种担心，但并非乔希想筛查出来的那种诊断意义上的担心。

乔希看了一下时间。会谈已经进行了二十五分钟，如果整个过程是要模拟他精神科的专科考试，那么他必须在剩下的二十五分钟内完成这场会谈。我也记录了时间，以确保乔希分配足够的时间去了解眼前这个人，而非只着眼于症状。我们偶尔会偷偷对房间里那些刻意摆设的时钟瞥个几眼，阿妮娅似乎浑然不觉，又或许她已经注意到了。

五十分钟是一段约定俗成的时间，但这个长度已成为一节精神分析治疗时间的标准，因为这让精神分析师能在下个整点的患者进门前，有一点时间做笔记，或者打个电话。这在1950年代甚至被奉为某本畅销书的书名——《五十分钟的小时》（*The Fifty-Minute Hour*）。[6] 如今这段时间成为安大略省计费标准的一环，并且是住院医师评估测验的标准时间（实际上，安大略省计费标准中一次咨询的时间是四十六分钟）。

对其他专科医生而言，要在一名患者身上花费五十分钟的情况极为罕见（除非该名患者在熟睡状态中接受复杂的手术），但就算在精神医学界，这种时间架构也逐渐受到挑战，尤其在美国，因为保险可赔付的精神科就诊可能只是为了开处方药所做的简短检查。最新版的《精神障碍诊断与统计手册》还附上一本小指南，教导医生如何在三十分钟内做出完整的诊断评估。[7]

阿妮娅就算没留意到乔希在看时间,也一定注意到乔希一边会谈一边做笔记。我曾经劝阻我的住院医师,请他们在临床会谈时不要进行速记,这有很多原因:这样做减少了眼神接触;书写和谈话构成两种不同的认知作业,会干扰积极倾听的能力;哪些内容记,哪些内容不记,决定了什么才是重要的事,这会使患者感到好奇又不安。我约略写了一些笔记给乔希——"少写一点"——实在讽刺。

"我不喝酒,现在也不嗑药了。我在青少年时期经常喝得烂醉,大约十年前,我在狂欢派对上吃过几次摇头丸。"阿妮娅回应乔希关于物质使用的筛查问题。乔希听到之后显然松了一口气,可能这个说法让他认为这个个案不那么复杂,或者他因此能对这名患者比较不带偏见。同理,除了对青霉素过敏及堕过两次胎,她的病史是"干净"的。

乔希学到,只要患者是女性,无论她们是否有小孩,都要问她们总共怀孕几次。他仍会因为许多女性说自己曾经堕胎而感到惊讶,这些堕胎有时会带来创伤,有时则完全没有不良的影响。而一旦状况是流产和死胎,患者则多半会表现出崩溃的情绪。令人意外的是,女性生育和情感生活的面向时常遭到忽视。至关重要的是,不要假定这些事会造成什么影响——但同样重要的是,要能问出这些问题。

乔希清单中的下一项是"家族精神病史",用来调查阿妮娅的亲戚中有谁可能罹患过精神疾病。阿妮娅说,她母亲和外祖母都因抑郁症而接受治疗。乔希记下之后继续提问,却忽略其中隐含的宝贵信息,也就是她们疾病的性质,以及是什么原因使她们的病情好转(如果有的话)。至于阿妮娅的父亲,十年前因为一次严重感染过世。他当时比现在的我还年轻,这让我再度感受到自己即将衰老的事实，也降低了我刚才对乔希投射的些许认同感。

这是阿妮娅第一次看精神科医生，她以前从未接受过类似的评估，也没有接受过精神科药物的治疗。然而，阿妮娅进行过为期一年的心理治疗，但被问到当时治疗的目标或焦点是什么，她似乎不知道该怎么回答。阿妮娅自认能够对治疗师开诚布公，她的治疗师也是很好的倾听者，但是她似乎没有对治疗抱持什么期待。我感觉偏见正在快速累积；比起拥有一位好的倾听者，阿妮娅应该抱持着更多期待才是，她应该要能说出心理治疗对她有什么帮助。但或许只有我这样认为吧，只有我需要看到实际的结果。

会谈时间只剩十分钟，乔希将话题引导到病历上"个人史"的部分。通常这部分收集的信息包括患者母亲怀孕及生产过程，以及患者的行为发展里程碑（几岁能走路、说话等）。到了这个阶段，会谈可能会快速进展，并且越发地有条理，也可能精简快速地带过重大事件。果然，乔希加快了速度，大致询问了关于阿妮娅父母的事——他们的性格及亲子关系，她童年的情感表现与友谊，她的学业及课外活动，最后则是她成年后的工作与恋爱经验。

以这种方式询问个人史，试图把患者过去三十年的人生在十分钟内做个总结，是一件荒谬的事。没有人愿意相信，属于一个人的复杂性可以在这么短的时间内精简地归纳出来。我教导过乔希，这部分的会谈并非依序浏览某人一生中经历过的重要时刻，而是要寻找特定的主题，也就是阿妮娅已然注意到的：在人际关系与工作中重复出现的行为模式与经验，以及从反映个人特质的行为中（意即恋爱、工作与娱乐）逐渐发展出来的身份认同。[8]

阿妮娅透露，她有过五位认真交往的男友，她的恋爱关系时常是冲突、分手，然后复合。乔希仔细询问细节，确认没有身体或性方面的虐待，但并未讨论到不同男友之间是否有重复出现的问题。

乔希的会谈顾及了安全的面向,但是深度有限。按惯例,乔希在会谈结束时给了我机会提问。乔希认为他的诊断清单已经完成,表面上看来确实没错。

我想多问一点关于阿妮娅目前生活中发生的事。"阿妮娅,我想谈谈某些你刚才提过的事。你最近和男友相处得如何?"

她立刻哭了起来,从桌边的纸巾盒中抽出许多张纸。

"我的男友沃尔特患有克罗恩病[一种炎症性肠病]。状况越来越糟,医生说他需要动好几次手术。沃尔特吓坏了,想赶在手术之前结婚。我不希望你们认为我是个坏人,但或许我真的是。我不认为我现在想跟他结婚。"

阿妮娅解释,一想到沃尔特未来病况的不确定性,以及抛弃罹病之人的罪恶感,她就感到矛盾。她觉得被困住了。

我掌握了她的用词。"你以前曾经感到被困住吗?"

阿妮娅说,她退过两位前男友的婚约,因为那给她一种幽闭恐惧症的感觉。在她的青少年时期,她的父亲因为一场工地意外而丧失了工作能力,身为独生女的她扛起了照顾的重担。经历数年痛苦的生活,父亲在她二十一岁时死于脊髓感染。

"我恨透了一放学就得回家帮忙,不像我的朋友们都可以去打球或去玩。每天我一回到家,我爸就交代我各种杂事,或要我帮他去买啤酒。我从来没跟别人说过,但他的过世对我来说实在是一种解脱。你看,我就说我是个坏人。"

令我恼火的是,乔希此刻正在奋笔疾书,放弃了身为会谈者的角色。我要给他的意见是,他并未感受到病患明显的痛苦,而我决定先暂缓谈这一点。"阿妮娅,即使你很爱你的父亲,因为要照顾人而心生怨怼也是正常的事。而且你那时还很年轻,虽然感觉被困住,但你为父亲做了该做的事,这表示你不是一个坏人。"

几分钟前,阿妮娅的人际关系对我还是一个未知的领域,如今一幅地图开始浮现。我们逐渐聚焦于会谈开始时她形容为某些反复出现的模式。我请她到外面等候,好商讨她的治疗方案。

当阿妮娅带上门离开,我问乔希:"所以你认为发生了什么事?"

"重度抑郁症复发,中度发作,无精神病特征;她也有边缘型人格特质。"乔希回应,并以症状作为支持的证据。

乔希的答案直接来自第五版《精神障碍诊断与统计手册》,我当住院医师时用的是第三版,第五版是三十三年后发行的版本。一系列的《精神障碍诊断与统计手册》(及其欧洲版的表亲,世界卫生组织的《国际疾病分类》[ICD])体现了精神医学界试图为精神疾患分类的努力。《精神障碍诊断与统计手册》将持续修订更新,直到人们能辨认出特定精神疾病的生物标记为止。

这两种分类系统,皆将精神疾病的概念视为患者心理经验或行为与功能的崩解,而这种崩解成为主观痛苦及(或)客观损伤的根源。重要的是,精神疾病的定义排除了人们预料之内或者文化中普遍认同的对失落或压力源的反应,也就是说,因为爱人去世而觉得沮丧是正常的,因为失业而感到压力也是正常的。

同样地,偏离社会"常轨"的行为,并不必然代表就是精神疾患。使用"疾患"(disorder)而非"疾病"(disease)一词,是因为精神科患者没有客观上可以测量的病理特征;而在历史上,疾病的状态都是以病理特征来定义的。但"疾患"更接近于生病(illness)的状态,医学人类学家将之定义为主观的不适经验。人们说器官(包括大脑)会得病,但是,人才会主观地感到不适。我们常听人说"我觉得病了"或"我感到不适",但没有人会说"我感到有疾患"。

在过去两千年来,精神医学有过多种不同的分类系统,依其在现象学(对事物在经验中所呈现的样貌进行之研究;在精神医学里指的是我们如何体验精神疾患)上的相对重要程度、因果关系及疾病的自然病程而定。但没有一种分类系统像《精神障碍诊断与统计手册》这般饱受争议。该手册的第五版在 2013 年 5 月充满争议地出版了。[9] 我参加了在旧金山的发布会,同时目睹抗议游行及购买的人潮,仿佛该手册是摇滚演唱会的门票。

《精神障碍诊断与统计手册》的起源是 19 世纪末的美国,当时医学界尝试从人口普查的数据中收集精神疾病的统计数据。1917 年,美国医学心理学协会(后称为"美国精神医学会之统计委员会")与美国国家精神卫生委员会从精神病院住院患者的诊断中获得到更精确的信息。因为这样的取样来源,后续的诊断分类无可避免地聚焦于严重的精神或神经疾病。"二战"后,人们企图把从战场归来的军人身上所见的问题纳入手册。因此,1952 年出版的第一版《精神障碍诊断与统计手册》大幅受到精神分析背景的作者群影响,加入了心理和社会事件如何影响人格形成与发展的诊断。

《精神障碍诊断与统计手册》问世以来,一直饱受争议,被攻击的原因包括缺乏"真正的"科学基础、依赖精神医学专家的意见(与可能的偏见),而且容易受到社会及文化规范的影响。

最常被引用且恶名昭彰的例子,是它把同性恋列为一种疾病,直到 1974 年在同性恋权益团体及精神科专业成员的强大压力下,才将之移除。记载着该项变革缘由的声明中,反映出当时社会对同性恋观点的争议,也承认许多同性恋者并未达到精神疾病的普遍标准,也就是主观的痛苦与功能的损害。与此同时,该声明对临床医疗的反思是:"当代的治疗方式,使大多数希望能够改变性倾向的同性恋者得以如愿。同时,因为对性的感受而苦恼或感到冲突却无意或无法改变的同性恋者,他们的性倾向将能获得帮助,接受他们原本的样子，并摆脱对自我的厌恶。"[10]从那之后，我们已经向前走了很长的一段路。

《精神障碍诊断与统计手册》仍然笼罩于阴影下，遭人指控为僵化的见解。例如来自女性主义者的批评，谴责称作"自我挫败或受虐型人格障碍"的诊断分类，主要指涉的对象是女性；而更近期的争论是，称作"性别认同障碍"的诊断分类，病理化且歧视了跨性别者。"自我挫败型人格障碍"已从《精神障碍诊断与统计手册》第四版中移除，而"性别认同障碍"已在第五版改为"性别不安"，并未提及"障碍"二字了。

《精神障碍诊断与统计手册》第五版可说遭遇前所未有的敌意，精神科医生之间壁垒分明：第四版工作小组的主席公开批评其继任者是药厂的走狗，企图把精神疾病的范围扩张到日常行为的范畴[11]，而英国心理学协会则在一份公开声明中以此为例，批判精神医学界对疾病之生物医学模式的狭隘观点。[12]不令人意外的是，国际媒体抓到机会大做文章，报道精神健康专业人员之间不同阵线的分歧。

尽管我曾经亲眼见证《精神障碍诊断与统计手册》第五版的出版，并且检阅其内文，但跟前一版相比，它改变和增加的幅度仍然使我感到一阵冲击。这并非范式的转换，而是每个版本（除了第五版之外）都囊括了一长串比前一版还要长的诊断清单，这反映了整体疾病分类的进程。我们仍然无法依据原因或生物标记来分类疾病，而必须依赖症状的模式进行分类。对我而言，超乎《精神障碍诊断与统计手册》第五版科学层面限制之外的，是它的出版反映出人们对精神疾病总体的恐惧，也是对精神医学将正常人类行为的变异定义为病态的恐惧，这造成一种可能：无论疾病或治疗（或两者皆然），都将侵蚀个人的身份认同感。

以诊断作为理解病患的手段，其限制不只存在于《精神障碍诊断与统计手册》，当然也不只存在于精神医学。20世纪初最卓越的医生威廉·奥斯勒（William Osler）曾对医学生写下警句："好的医生治疗疾病；杰出的医生治疗病人。"

在1980年代早期我的住院医师生涯中，我们必须向赫尔曼·范普拉格（Herman van Praag）医生报告经手的个案，这位来自荷兰的客座教授当时是爱因斯坦医学院的精神科主任，也是生物精神医学领域的重要研究者。某次，一位住院医师报告了一名复杂的个案，那是一个治疗效果不佳的男性抑郁症患者。就在住院医师概述了他的症状及所有尝试过的治疗之后，范普拉格只是问道："你能告诉我，关于他身为一个人的事吗？"那位住院医师顿时羞愧得哑口无言，这一幕成了我永难忘怀的教训。

因此，在所有会谈中，我都试图找出这个患者擅长什么，以及他的热情所在。患者的兴趣与特长能为我们提供一幅肖像，超乎那些困扰他们的症状；而我认为，在会谈中，如果患者能感受到他们被看待的方式不只是他们的症状，一定会觉得被尊重，毕竟会谈的最终目的是要剖析他们的心情、思绪及行为。

我问乔希对患者的建议是什么。乔希认为阿妮娅需要专注于心理治疗，重点是反复出现的关系模式，而且如果阿妮娅允许，他会跟她的治疗师谈一谈。乔希想知道阿妮娅是否适合接受辩证行为的团体治疗，这是一种相对新且经过证实有效的技巧，用以帮助患有边缘型人格障碍的人。乔希也认为，抗抑郁药可能对阿妮娅有好处。

"抑郁"是人类词库中那些临床意义遭到稀释的词之一。我们使用这个字眼，让我们在描述如悲伤、失望、失落，甚至绝望等正常人类情感时，听起来更世故些。人们会说他们感到"非常抑郁"，因为最喜欢的球队最近输球了。只是，有这种感觉并非一种精神疾病，也不需要精神科的治疗。

所以，当你出现抑郁的感觉，在怎样的情况下才会被认定为"重度抑郁症复发，中度发作，无精神病特征"？那就是必须达到一组症状的基本要求，包括：情绪、兴趣、喜悦、食欲、体重、睡眠、能量、专注力及记忆力等出现损害；觉得自己毫无价值；出现轻生的念头（前述症状持续两周以上，造成明显的痛苦或角色功能的困难）。虽说这个用语的内涵正在不断改变，但是"抑郁"一词已被人们意识到，并且描述了长达数千年之久。

对于那些被正式诊断出抑郁症的病患，医生会聚焦于谈话治疗、生活方式的介入（如体能活动及改善睡眠和作息）及/或药物的使用，依严重程度而定。医生也可能建议其他做法，针对诸如创伤的历史、焦虑或物质滥用等问题提出治疗方案。

虽然有证据证明，三分之一未经治疗的郁期在一年内就会自行好转[13]，但极少有人会建议这些苦于抑郁或因此而衰弱的病人不用治疗，只须等待疾病自行好转。尤其是伴随着未受治疗的抑郁还会产生下述风险：酒瘾与药物滥用、慢性精神疾病的恶化、就业困难、家庭问题，当然还有自杀。此外，百分之五十至七十经历过一次重度抑郁症发作的患者，未来发作的可能更大[14]，而且时间持续得越久，也越可能更加"突如其来"。[15]这种不利的症状进程带来的信息是，重度抑郁症初次发作的治疗应该聚焦于预防、早期辨认，以及未来发作的治疗。

至于"人格障碍"的标签，这种诊断有时被宽松地用来形容引人反感的人。人们觉得说"他有人格障碍"，比说"他是个混蛋"或"无论怎样都是他的错"来得更容易被接受。但人格障碍的病症确实存在，在《精神障碍诊断与统计手册》中的定义如下：

一种内在经验与行为的持久模式，显著偏离个人所处文化的期待，表现于下列两种（或更多）面向：

认知（如：对自己、他人或事件的察觉与解读）

情感（如：范围、强度、易变度和情感反应的合宜度）

人际功能

冲动控制

这种持久模式是无弹性且遍及广泛的个人及社会状况；这种持久模式引发临床上显著的苦恼，或社交、职业或其他重要领域的功能减损；此模式是稳定且持久的，其发作最早可追溯到青春期或成年期早期。这种持久模式无法以另一种精神疾病的表现或结果做更好的解释。这种持久模式无法归因于某物质（如滥用的毒品，或药物）的生理效应或另一身体病况（如：头部外伤）。[16]

这代表什么意思？首先，这是一种长期的功能与感觉模式，而非一次性的疾病发作。其次，这是关于人们如何看待自己与他人，看待情绪的"易变度"或波动；自己习惯与他人互动的方式如何导致困难，以及如何让冲动淹没自己，并且惹来麻烦。

边缘型人格障碍只是十种主要的人格障碍的分类之一，而且是吸引大众关注的那一种，特征为情绪不稳定、人际关系不稳定、冲动与自我毁灭的行为，以及不稳定的自我意识。虽然还不确定，但阿妮娅对关系冲突引发情绪低潮的描述，包括早年冲动的行为、高风险的用药、数度割腕、总觉漫无目标，以及认为不该活着……这些确实显示出，她的治疗应该针对边缘型人格障碍的面向去努力。

近年来，一种为边缘型人格障碍患者提出的疗法称为"辩证行为疗法"，分别由其创造者，也就是美国心理学家玛莎·莱恩汉博士（Marsha Linehan）及其他心理治疗的研究者证实，这种疗法对患者有效，而且容易被接受。

辩证行为疗法应用了东方的冥想技巧，近来西方国家以"正念"的概念将之重新诠释，并以此帮助病患处理情绪与对他人的反应，过程中的痛苦与变动程度较低。这么做的核心目标，是要帮助病患找到自伤或自杀冲动之外的策略来应对痛苦。辩证行为疗法包含技巧团体、个人治疗，以及对身处危机的患者提供工作时间以外的电话支持。对治疗者来说，这种治疗次数频繁而且费用昂贵，但的确可以减少患者前往急诊与住院治疗的机会，从而更合理化在治疗前期投入的费用。[17] 莱恩汉博士的生涯，以及她诚实谈到自己边缘型人格障碍的病史，使得辩证行为疗法展现出她个人的面向，也展现出成功的潜力。

关于阿妮娅的抑郁症，乔希的治疗建议是恰当的。但我提醒乔希，一旦把阿妮娅诊断为边缘型人格障碍，便改变了阿妮娅的生命轨迹，也明确地对她的病程做出推断。进一步来说，这样的诊断会一直跟着阿妮娅，伴随着她的病历好几年，也可能引发健康专业人士的负面反应，因为这个诊断代表了高度抗拒介入，而且患者会被视为困难病患，因为他们时常出现自杀的意念，甚至反复陷入危机。最后，抑郁症引发人们的防御心态与人际互动最糟糕的部分：人在抑郁时会变得可怕、易怒、负面，也更退缩。

我提醒乔希，阿妮娅提到秋天时更容易抑郁，所以她的症状也许可以放在季节性情感疾患的脉络下思考，该疾病有典型的症状与周期。若能谨慎判定为这类诊断，可能意味着每天三十分钟高强度的光照，可以有效治疗她的抑郁。

我建议乔希，值得安排谈话的对象也不只是阿妮娅，还有其他认识她超过五十分钟的人，包括她的家人、家庭医生及治疗师。当我派给乔希更多的工作，他似乎显得有些挫折，但我希望他能在受训期间拓展思考的面向。比起其他专科，精神科与沟通有更大的相关性，然而我们时常不擅此道，这点往往隐藏在保密条款或隐晦言语的外表下。

依据这次的会谈、个案报告及诊疗计划，乔希的专科考试可能会轻松过关。他思虑周全，也筛选了可能的诊断，并且能留意到病人的安危。几周后，当他接受考试，即将评估的是他是否够好，而非杰出与否。但是乔希充满雄心壮志，我也是。我希望他比够好还要好。

不久，阿妮娅回到诊室，由乔希给予她反馈意见。乔希对阿妮娅说，她有"重度抑郁症"的症状。这是《精神障碍诊断与统计手册》的用语，我思考着这样的用语是否适合阿妮娅。乔希说明抗抑郁药对她可能有益，念出几个她或许已经认识的药物名称，并解释这些药物效果都不错，但没有一种是可以立即见效的——要等四到六周才会有反应。乔希继续说，使用这些药物可能出现恶心、头痛、睡眠障碍及性功能障碍等副作用。

我尴尬地听着乔希说明一连串与治疗方案有关的副作用，以及较慢发挥的药效。乔希的说明虽然本着据实以告的精神，却少了一点正面的信息。他没有告诉阿妮娅，这些药物能够非常大程度地帮助她，使她感觉好一些。而且，就算是对抗抑郁药的正面反应，也会因病患而异。很多人在头几天就可以感到有些进步，然而实际的效果却要等到几周之后才会出现——这传达出相当不同的信息。试想，链球菌性咽喉炎需要十天青霉素的疗程，但咽喉炎的病人在停止咳嗽之后，真正把药吃完的人有多少？况且，这些患者预计服用四到六周的药物，其间的症状可能不仅没有明显的改善，还可能出现令人不快的副作用。

跟病人传达信息时，我总会强调我认为怎么做可以帮助他们，而非列出一堆选项让病人选择，像在餐厅点餐那样。身为精神科医生，我们应该提供专业的知识与经验，而非选项。这并非为了逃避对病患解释选项的责任，而是我认为，如果不提供治疗建议，便等于没有尽到专业的责任。而这些建议的最终判断标准应该是：如果这是你的兄弟姊妹（假设你喜欢他们），你会怎么做？而如果你提供了某些不同的建议，那就应该要问为什么。

乔希匆匆带过关于边缘型人格特质的解释。他显然不想跟阿妮娅表明她有人格障碍，这显示出一般人对这类患者常有的偏见。这种偏见忽略了一件事：至少对某些人而言，这个解释能让说不通且一团混乱的事变得有迹可循，也会让患者感觉好过一些。乔希希望和阿妮娅的治疗师讨论治疗的方向，也提到医院提供的辩证行为团体治疗还有一些名额。这种疗法融合了东西方的心理治疗，经证实能够帮助她这类病患。

乔希尽量不用术语，用白话跟阿妮娅解释他的诊断，却没能清楚说明关于病情的关键要素：为什么他认为她有这个问题？这种问题有多普遍？好转的机会有多少？治疗会带来什么改变？[18]

由于阿妮娅有家族病史，其实可以借机跟她谈谈基因对抑郁症的影响，以联结她父亲过世的经验和她目前在亲密关系中遭遇的问题；也可以告诉她，抑郁症很常见，绝大部分都可以治疗并改善。同时也让阿妮娅知道，虽然可能产生副作用，但服用抗抑郁药还是有效的，而她的医生也会仔细监控那些副作用。如此一来，我们就能有效传达出一个信息：她有康复的希望，而且同时满足了患者自己的期待。

尽管如此，阿妮娅还是因为乔希的说明而舒缓不少，她感激乔希愿意去理解她的困难。阿妮娅承认她先前在网络上搜寻了某些症状，她想知道"边缘型人格障碍"的描述是否符合自己的情况。阿妮娅同意乔希和她的治疗师沟通，并与她的家庭医生追踪我们的用药建议。

阿妮娅离开后，乔希和我仔细回顾了这场会谈。他对没有深挖阿妮娅的情感史而错过一些可能有所启发的信息表示懊恼，但他也认为，专科考试的要求在于确认并排除其他的诊断——情感障碍与焦虑症、精神病及人格障碍——同时至少要筛选出较少见的疾病，并且确保患者的安全。

乔希是对的，在诊断时，安全与效益之间，应该优先考量安全，只是这种做法比较无趣，也比较贫乏。并非达成其中一种就可以成为一个好的精神科医生，你必须两者兼顾。多数时候，精神科诊断能在五十分钟内顺利完成，而如果病患有明显的精神病性症状，甚至在一分钟内就可以诊断出来。我记得在诊室见过一名病患，他的心思完全被脑中尖叫的声音所占据，甚至无法回答我的问题。

但有时，医生的确需要更多的时间与信息来源，也偶尔会有无法做出诊断的时刻，虽然随着精神科诊断的范围扩大，我们越来越难在一场诊断评估中不给出某些正式的说法，尽管它不见得代表疾病或障碍。确实，第五版《精神障碍诊断与统计手册》指涉的情况，从遭受虐待到经济困难，都被称作"可能是临床关注焦点的其他情况"。在美国，这个类别代表你不需要有精神疾病就可以跟精神健康专业人士会谈，并由保险公司支付费用。但在其他专科，这种情况被认为需要再度给予保证，跟人们说他们没有生病，而精神科也该如此。

在我提供给住院医师的论文中，有一篇早期的文章是我父亲写的，标题为《会谈：最复杂的诊断技术》。[19]他从儿科医生的观点描述一般儿科医生的责任，是要治疗忧心的家长对健康儿童的担忧。文中提及，对患者与家属而言，他们需要从医生那里获得的帮助，首要的就是缓解焦虑。而医生借由投入时间、提供解释及希望来做到这点。我相信这在单一一次诊断评估中也是可行的，意味着会谈不只是做出诊断，同时也是治疗的一环。阿妮娅离开诊室时，她已经对那些使她痛苦的症状有了一些理解，也有了寻求缓解与希望的方向，让她得以摆脱过往的迷茫与无助。

尽管这四十年来，精神疾病的脑科学领域涌现出大量的研究，但是精神医学仍然仅能使用临床症候（signs）与症状（symptoms）来建立诊断。就这点而言，精神医学仍与临床医学的核心诊断原则保持联结：辨认模式。这是我们这一行的秘密，靠着我们的技术，能使所有类型的医生都负起专业诊断的重大责任。我们依赖症状重复出现的性质（例如向下扩散至左手臂的胸痛，可能代表了心脏病发）引领我们度过不确定的困境，使症状能够说得通，并提出前后连贯的解释模型（尽管时间可能证明它是错的），以及某些意义、缓解与希望。如果每个医生对患者故事的反应都是"噢，我以前从没见过这个"，那一定非常可怕。

到了一天的尾声，在诊室的乔希或许觉得自信心受到打击，但如果他从未经历那样的自我质疑，那么自负与懒惰将会埋没一名医生对病患展现出最可贵的好奇与关心。

另一方面，丰富的经验会导致过早下判断，甚至产生厌烦。我花了七年的时间研究进食障碍（厌食症与暴食症），试图找出内分泌系统、代谢系统，甚至血小板中可能的生物学异常等原因，并评估心理学及生物学治疗的效果。为了培养临床上的熟练度并且招募研究对象，我曾在会诊时看过五百名以上患有这类疾病的女性。

而当我觉得已经能够胜任评估工作时，我开始担心自己做诊断时会落入先入为主或抄近路的陷阱——更糟的是，我总是觉得这些我以前都听过了。

所以，我通过开设一般精神科住院病房，收治精神病患者、情感障碍患者及其他需要紧急住院的患者，务求获得多样化的临床执业经验。我需要接触各种新鲜的事物，而我职业生涯的下个任务是在大学创立一般精神医学部门，这完全符合了我求新好奇的个性，以及对未来保持开放的态度。

在临床医学领域，除了精神科，仔细探询病人过往的病史仍然是一项有力的诊断方法，同时也能够使患者感到安心。对痛苦之人投注时间、询问与关怀，在阿瑟·米勒的剧作《推销员之死》中有栩栩如生的描述。当威利的妻子说："威利没挣过大钱，他的名字也从未见报，他并非前所未有的杰出人物。但他是一个人，碰上一件倒霉事，所以我得关心他。他不能像条老狗那样进坟墓。说到头来，我必须关心他这个人。"精神医学是关于理解、诊断及治疗的医学——但就像所有好的医疗照护，它也必须关心患者。

我从超过三十年的临床工作中学到一课，那就是精神科医生认为重要的事与病患们认为重要的事，并不相同。有些患者告诉我，在我们会面好多年之后，"当时你说的话，为我带来很大的改变"。但对他们有影响的作为，通常是一些我想不起来的事。况且，我说的话通常也不是什么震撼人心的启示。是患者那一刻的体验，以及精神科医生的临床与个人反应，融合为一种直觉、技巧及经验；我们都曾经历这样的遭遇，但医患双方同时领会这种体悟的时刻，可说少之又少。

乔希听着我的反馈，但从他脸上放空的神情来看，他可能把我的漫谈当成受挫的悲剧演员正在发表多愁善感的抱怨。我鼓励他阅读埃里克·坎德尔的著作《思想的年代：对话维也纳的艺术、思想与科学（1900 年至今）》[20]。埃里克是一名精神科医生兼神经科学家，也是诺贝尔奖的得主。但愿乔希能够理解在精神医学的领域中，深度与广度并非无法兼容，我也希望他能体会精神医学的乐趣，在于把生物学、心理学及社会文化整合于个人生命的脉络中。乔希匆匆记下了书名，整理好他的报告，离开时已经接近中午了。

03 处理，而非痊愈

星期一下午

　　对多数医生而言，在一整天忙碌的临床工作中，午餐时间是从看诊的空档偷来的。这段时间也常被拿来查看邮件或阅读期刊论文，因此，不少书页之间都夹杂着些许掉落的鸡肉沙拉三明治碎屑。对我来说，取得食物最快的方法，就是到医院一楼大门口旁的咖啡店去。一般医院宽阔的美食广场都会附设连锁餐厅和美味的咖啡店，但我们医院例外。我们医院咖啡店的形式是一个单调的柜台，提供少许的菜单选项，多半时候会准备一些汤品提供给客人，你只要点烤贝果就不太会出错。

　　等待餐食时，我瞥见有几个人坐在塑料贴面的桌子旁。在其他医院，这景象中会出现穿着病号服的病人，吊着有滚轮的静脉点滴，看起来很不舒服，而且脸色苍白。从挂绳上的证件、白大褂及多彩的护士制服，就能区分出哪些人才是医院的工作人员。我们医院的情况则不同，虽说疾病的污名偶尔存在，但是我们的工作人员没有制服——护士和医生都穿着"普通人"衣服，服装标准逐渐走向每天都是"休闲星期五"。每当有人问我怎么分辨医护人员和病患，我总说："很简单——病患会好起来。"

　　我注意到一位年约三十、身材粗壮的男子坐在窗边的桌子旁。

他手腕上系着医院手环，显然是一名住院病患。陪伴他的是一个年纪更大的男人，两人长得很像。那位病患头发剃得精光，身上有多处穿孔及刺青，他穿着破旧的格子衬衫，纽扣歪斜，拉扯着底下的 T 恤，还有松垮肮脏的运动裤及鞋带没绑的运动鞋。他同伴（我猜想是他父亲）则穿得一丝不苟，一头波浪状的灰发就好像高档欧洲表广告中看到的那种男人。我拿着汤和贝果走向电梯，看着那父亲轻轻把他儿子的一只手拉到自己的掌心，放在桌面上，然后将他儿子的另一只手掌覆盖上去。

我们有一间简陋的咖啡店，但没有设礼品部，没有地方让访客购买纪念品以表达对病患的支持，或是互相打气的希望。我们医院有超过五百张病床，病床使用率在百分之九十五以上。在这个年代，它可是一家大医院。但是就算是病床不到百张的社区综合小医院，也都有愉快的志愿者在门口经营礼品店。我们没有同样的访客人潮来支持礼品部的商业运作，这是个令人难过的事实；有研究表明，跟内外科病房相比，那些早日康复的贺卡跟花束在精神科病房可说少之又少。[1]这反映出羞耻与污名，以及罹患精神病这件事本身是如何混杂着孤立及缺乏支持。

当我回到楼上，西蒙娜正在讲电话。我向她挥挥手，从她桌上拿起邮件，走向通往诊室的内门。这是精神医学的早年遗风，我的诊室有一道进门处，患者由西蒙娜的办公室进来，而另一道门直通走廊，让患者离开。这种动线安排的用意，是让患者们可以不必见到彼此。相较于一般诊所拥挤的候诊室，人们对彼此咳嗽，接待员大声呼叫姓名……这种分离式出入口的安排也意味着，寻求精神科的帮助，比寻求其他健康照护要来得更加隐秘且羞耻。当你遇到朋友进入或离开精神病院，你会说什么？"嗨，你在这里做什么？一切还好吗？"当你在儿童医院大厅或在家庭医生的诊室与朋友相遇,这些是简单又寻常的问题,然而一旦碰上精神健康的情况,这些问题便隐含着既定的观点。所幸在保密原则的保护伞下,尴尬不安甚至是个人的失败感都能免于曝光。

西蒙娜把电话转为保留,抬起头和我打招呼,用那句熟悉的"最近怎么样啊"开头。

"有信件吗?有人找我吗?"

"在戈德布卢姆王国里没出什么大事。"她的回答让我可以放心地吃完午餐。

星期一下午是用来看约诊病患的时间,我可能在其他地方见过这些患者,也可能认识他们达数周或数年之久。但他们之中,没有人有固定且经常性的约诊。我的工作行程不允许我这么做,患者的行程也是。如果他们处于危机之中,我会更常见他们;但是如果他们状况不错,看诊间隔可能长达数月。这正是我每周能够为六到十位新病人做诊断评估,并且提供会诊或短期治疗的原因。

我的执业状态反映出我的观点。我认为像精神科这样的科别,有必要让更多人能够使用医疗服务。如果我的执业状态受到限制,在开放式的基础上,每周只能对相同的患者提供一次一小时的看诊(又或者,假如患者接受每周三到五次的精神分析),那我的患者只会局限在一小群人,而我对他们非常熟悉。这也许是大家对精神科医生的刻板印象,某些精神科医生——现在已是少数——的确仍以这样的状态工作,但现在大多数的精神科医生都在机构或社区环境里工作,而且,我们的看诊是进行会诊、短期治疗或不规则的长期追踪,这才是 21 世纪的精神医学模式,也符合我的性格偏好——受到多样性与新事物的吸引。

我坐在桌前浏览今天的安排,发现下午预约的患者都相当稳定，除了最后一位患者达里尔·奥泽，他最近刚出院。在他之前的五位病人，尽管一开始的困难使得他们寻求帮助，但是他们目前并未身陷危机。他们若非过得还不错，就是处于长期的障碍之中。有时候，只要达成一种稳定的态势，就已经是一种胜利。他们之中没有一位"痊愈"。对待如抑郁症、双相情感障碍及精神分裂症等重大精神疾病的患者，我们必须预设那些让他们困扰的症状可能会复发。我们工作的一部分，就是对早期症状提高警觉，并鼓励患者及家属能辨认出疾病复发的线索，并强化那些让患者维持健康的治疗、支持与活动。

至于其他患者，在多数日子里都必须面对残余的轻微症状。这些人全都需要我们的帮助，以管理扰人疾病对生活所造成的损害。

＊　　＊　　＊

我朝大厅走去，今天下午我的第一个患者本·扬坐在那儿快速翻着杂志，但显然没有真的在读。他穿着跟我上次看到他时一模一样皱巴巴的衣服：磨损的短夹克，下半身是一条因身形瘦削而显得空荡荡的长裤。我认为他还年轻，尽管他已经三十八岁了，或许因为我第一次见到他时，他才二十六岁，也或许我只是抗拒自己也已经老去的事实。另一个现实是，本的疾病冻结了他从年轻步入中年应有的形象，使他远离了社会的期许与成功的轨道。

本生长于一个成功且有声望的家庭，但他却踏上悲惨的人生旅程。他在完成大学学业后，原本以成为一名经济学家为志向，却在二十几岁患上妄想型精神分裂症。这种疾病男女比例差不多，百人之中约有一人罹病，男性的发作时间较早，时常落在青春期晚期或二十出头的年纪。本一开始的症状包括大量的偏执妄想，觉得自己受到政府监视，并遭受持续的折磨及死亡威胁。他的脑中有声音对他大笑、吼叫，告诫他不要外出。几次住院后，这些症状最吓人的部分在使用抗精神病药物后成功地消失，但同时，那个家人所认识的他——那位喜爱派对与家庭聚会的年轻人、狂热的轻艇运动员——再也回不来了。

请他进门时，我提醒自己，今天要跟他再次谈谈，把他从这里转给本院另一个专精且横跨多领域的门诊团队照顾。这个团队包含了精神科医生、护士、作业治疗师、社工、文娱治疗师，以及同伴支持工作者——这些同伴都是曾经历严重精神疾病的人，现在则致力于帮助病友。我们之前讨论过这件事，但本总说"我会考虑看看"。他不愿改变目前的生活，这让我们很难建立共识。我对他的治疗有热情，也相信这个团队的治疗模式是帮助他最好的选择，但他不配合。失去动机，可说是精神分裂症使人衰弱的面向之一，但除了他明确表示的拒绝之外，我知道我是少数他愿意谈话的对象之一。

他一走进诊室，就飘进一阵浓重的体味。我开始思考要怎么为了下个病人着想，让房间透透气。1960年代时精神病院的强化窗户无法开启（原因很明显），在这栋新式建筑里，为了试图营造家的氛围，也为了能吹吹风，窗户可以拉开几寸。本看起来有点不知所措，脸上没什么表情。

"最近怎么样？"我问。

"没什么事。"本面无表情。这种极简主义式的回答，反映出他的生活经验。尽管住在一个北美洲的大城市，他的世界却非常小。他活在人际互动的边缘。整天耗在图书馆与购物中心，让他得以与世隔绝，也不需要什么亲密的人际接触。他独居在一间小公寓，那是城里的废弃地带，而来自公共补助的生活费用多数被他拿去付了房租；他通常会在发放支票之前的月底前往食物银行。他现在很少跟父母说话了，我们有时会从诊室打电话给他父母，否则他们几乎不会听到本的消息。

“你还听得到那些谈论你的声音吗？”

“不，它们不见了。”

“走在街上呢？你觉得有不认识的人盯着你，或者正在谈论你吗？当你走过一群陌生人，有没有听到些什么关于你的事？”

“没有。但是有些日子，我就是不想出门。”

“为什么？”

“我不知道。”

当我们谈到他每天的例行公事，我试着寻找蛛丝马迹，看看他的旧症状是否有所改善，或者浮现出来。本每周有一天半的时间在社区中心工作，他不想增加工作时间，也不想认识其他人，虽然他承认“那些人还可以”。进展缓慢。要费好一番功夫才能让他投入。我的职责是使用药物，帮助他遏制精神病症。我让本每晚服用利培酮(Risperidone)，这是新一代的抗精神病药物，能够帮助他与人保持联结，并提供他来我诊室报到的机会(他似乎希望如此)。而且，我需要监测他是否产生副作用；抗精神病药物有时会产生帕金森病的症状，手脚僵硬或颤抖，或者无法静坐。长期使用也会有罹患某种动作障碍的风险，这又称为“迟发性运动障碍”，会导致面部抽搐与噘嘴的怪异表情。

大多时候本来就诊，我会为他做神经学的检查，只消几分钟就能把副作用筛查一轮。当利培酮和其他抗精神病新药在20世纪八九十年代引入时，我们曾希望这些药物比起前一代的药物能引发较少的副作用。但这种乐观的期待并未实现：新药的副作用只是与旧药不相同，而某些副作用对患者而言一样令人讨厌。更有帮助的转变，其实来自研究显示，旧药只要使用比以往低得多的剂量,就能产生同样的效果,副作用也因此少得多。

当我输入病程记录,我再次意识到并未跟他充分讨论将他转介给社区门诊的事。尽管我知道不同的照顾模式最能符合他的需求,但我若非不情愿这么做,就是超级健忘。我的不情愿可能有很多原因,包括感受到(而且不想断绝)他与我的联结,以及逃避自己对于他没有进步而产生的失败感。

在下个约诊开始前,我有十分钟的空档将病历输入电子病历系统。我对住院医师说,只要印象足够鲜明,就没有理由不将临床上的所见所闻记录下来,因为就算只是晚了几个小时,也可能遗忘重要的细节。我也吓唬住院医师:一旦拖延记录,就会失去在这家医院行医的权限,因为他们在病历室留下了成堆无人问津的未完成病历。

我在病历里简短总结了看诊的关键点,以 SOAP 形式书写。对任何医疗问题来说,这都是病历常见的格式,无论肺炎、癌症或是抑郁症。S 代表"主诉"(subjective),是患者的感知。O 代表"客观项目"(objective),是我观察到的事。A 则是"评估"(assessment),不止包含正式的精神科诊断,也包括患者目前正在处理什么问题,例如就业、亲密关系或是金钱等。P 指的是"计划"(plan),可以是药物、心理治疗或其他介入方式。

本的病历是这样的:

S:

没有关注或抱怨的事。他持续每周花一天半的时间去"进步园地"做档案整理工作,他说这样"不错"。他不想投入更多心力。其余时间都花在购物中心和图书馆,看杂志或展示橱窗。没有与朋友或家人联络。他否认出现任何妄想或幻觉。声称一天吃两餐，并说自己有规律地服药。否认有睡眠或食欲问题。

O：

身上有臭味，蓬头垢面，但准时看诊，而且配合回答问题。体重无明显变化。情感严重受限。显著的思考贫乏。没有妄想或幻觉的证据。没有自伤或伤人的倾向。了解诊断与治疗的理由。没有帕金森症状或迟发性运动障碍的证据。

A：

精神分裂症，残余型——情感及动机明显受损。

P：

持续睡前使用利培酮四毫克。

持续努力转移至个案管理团队。

四周后复诊。

固然这只是针对复杂疾病和过程的简短描述，但这种记录的目的并非写下详尽的叙事，而是针对该名患者与其他临床工作者沟通关键的信息，并在下次约诊时提醒病历作者上次发生的事。在必然简短的临床病历中，要为本那备受扭曲的生命历程讨回公道是不可能的，而我也有一些不想这么做，本接受的治疗以及我们之间的关系，这两者带来的好处都很有限，可能是因为我必须面对这样的限制，这两者中没有任何一项能使本重新投入他所身处的世界，使他回复到生病之前的模样。

* * *

我的下一位病人是乔安娜·达席尔瓦，一位主修文艺复兴文学的研究生,确诊为双相Ⅱ型情感障碍。我想她颇符合"文青"的定义,至少从我小儿子那边得到的穿着信息看来是如此:她身着稻草色绅士帽、黑框大眼镜、格子裙及黑色打底裤。她走进诊室时拿下白色耳机,并且关掉手机。她先前曾在约诊中因为有人打电话给她而感到困窘(我想这行为挺正常的)。至于其他的年轻病人来看诊时,不只手机开着,还会接电话,电话来了还会说:"嘿,听着,我在看医生。我等等打给你好吗?你什么时候方便?我接下来的一个小时都抽不开身……"这些话语仿佛在我耳边环绕。

乔安娜从未住院治疗,但她常在情绪不稳定的困境中挣扎。她最近的问题似乎是要完成博士论文,过去四年来她都忙于这件事。当她犯抑郁时,便无法在写作上有所进展,而论文没有进展,又回头强化了她的失败与无能感。当她处于情绪亢奋的状态,会觉得自己可以在一个月内完成论文,想象毕业典礼就在眼前,只有情绪回稳时,才能面对令人失望的现实,并给予自己的论文更准确的评价。这又是一个疾病阻碍人生道路的例子,疾病使她无法完成人生中重要的里程碑。

我与乔安娜初次见面是在她二十一岁时,她的家庭医生要我为她会诊咨询。会诊后,我将她转介给学校的学生健康服务,让她接受心理治疗与药物的帮助。在我初次诊断评估的六年之后,她看过三位精神科医生,最后回到我的诊室,问我是否愿意治疗她。我那时刚好有空档,也符合那难以定义的治疗关系的本质,而且我觉得时机已经成熟,我可以帮助她。自那时起我就定期为她看诊,进展顺利时,看诊间隔通常是数周一次到数个月一次。

乔安娜目前三十二岁,寻求过许多缓解方法,包括瑜伽、心理治疗及药物试验。她经历过药物治疗的副作用,包括恶心及性欲不振,即使药物治疗无效,她还是鼓起勇气继续尝试。很幸运,情绪稳定剂拉莫三嗪（Lamotrigine，常被用来控制癫痫的抗痉挛药物，精神科医生用以调控情绪波动）可以为她带来某种程度的平静，使她再次感受到自己。更重要的是，这药物对她没有副作用。

当乔安娜形容她所感受到的那种纯粹的快乐，她时而微笑，时而大笑。"这听来可能很蠢，但我感觉就像我自己，身心都是。我清楚意识到我起床的那一刻，这是很久以来我不曾有过的感觉。不过这很难解释，要我告诉你生病是什么样子，反而容易多了！"

我提醒乔安娜，当她觉得状况过得去时，也"获准"来找我看诊，这样不仅可以分享好消息让我知道，也能让我看看她所谓的"感觉很好"是什么样子，让我可以掌握她的基准点。同时，我必须提高警觉，确定她的好心情并非"太好"，否则就可能是轻躁狂的表现——那是一种较轻微的躁狂类型。我仔细探询她关于睡眠、能量以及思考速度的变化。

"别担心，戈德布卢姆医生。我的躁狂没有发作。我知道你为什么要问这些，但真的，我还 OK。"

在精神医学中，心境（mood）一词有特定的意义，代表主观的情绪状态，会持续一段固定的时间。[2] 精神科医生探查病患的心境，是通过患者的主观说法与医生对患者的情感表现（affect）或一系列情感表现的评估；而情感表现，则是指每一刻个人情绪经验的外在表现。虽然心境与情感表现两者在精神医学中，分别属于患者经验主观与客观的面向，也因为时间长短不同而有所区别，但我认为心境就像气候，心境的模式是以月为单位，以年为单位；而情感表现则像天气，这种个人内在状态的振荡是以日为单位，以分钟为单位。

虽然心境和情感表现有关，但也不尽然如此。举例来说，某人在描述所爱之人死亡时，却反复微笑，这可能是精神科医生所称

"不适切的情感表现"，而"迟钝的情感表现"则指，当某人形容某些具有情绪高低起伏的经验时，却表现出没什么变化的中性表情和言语。有"平稳的情感表现"的患者，则具有中等程度的情感状态表现，既非愉悦也非抑郁。我们很容易看出，为何批评者会把矛头指向这种应属客观的评估中所固有的主观成分；精神科医生本身对于适切情感表现的解读，可能在形容患者的情感表现时占了一定的角色。

"情绪平稳"也是"OK"的技术性说法，正如同乔安娜要处理论文的下个章节，那正是我在我病历的"评估"一栏写下的词语。

这些日子以来，我对乔安娜双相情感障碍的诊断作为一种临床上的标签，面临了遭到滥用的风险。在医学领域之外，"躁"这个词有时会被随意使用（或挖苦人），形容一种充满能量的状态，同理，"抑郁"也被用来形容正常的沮丧、失望及失落的感受。几年前，一位同人看我开心地忙于工作及教学，不禁开玩笑道："你忘了吃锂盐吗？"她试图病理化我的积极性格，同时也轻视了那些患病之人，这段记忆至今仍令我恼火。

在精神医学中，双相情感障碍的诊断标准逐渐变得宽松。这导致更多患有轻微疾病的人可能被专业人士诊断出患有双相情感障碍，或者这些人读过诊断标准之后，进行自我诊断，结果得到患病的结论。[3]典型的双相情感障碍在历史上称为"躁郁症"，甚至称为"躁郁疯狂"，这种症状约影响百分之一的人口，男女比例差不多。此类更严重的疾病也被称为"双相Ⅰ型情感障碍"，特征是持续且严重的躁狂及抑郁发作。这些患者可能失去现实感，并且出现精神病症，可能需要住院治疗。而且，其中某些人（在病程中至多有百分之十五的患者）还可能以自杀结束生命。

然而近几十年来，精神医学界辨别出另外一群人，他们经历了反复发作的抑郁，以及强度较低、较细微的情绪提升，或称为"轻躁狂"。这群人被标记为患有双相II型情感障碍，也就是乔安娜的诊断。情绪稳定的药物比抗抑郁药更有帮助。但当诊断的边界扩张，就有侵犯到人类经验正常变化形态的风险，这包括患有抑郁症的人在好不容易摆脱症状后，只要连续几天感到有一丁点过于开心，就可能被诊断为双相情感障碍。我用我父亲的话提醒自己，他把健康的人定义为"某个还没接受充分检查的人"。

如今，双相情感障碍几乎成为一种时尚，不少名人在媒体上公开自己的诊断，而诸如《乌云背后的幸福线》等电影的风行，则淡化了此病的严重程度。但是也有某些猛烈描写疾病经验的说法，不愿帮罹病的后果涂脂抹粉，如凯·雷德菲尔德·杰米森（Kay Redfield Jamison）对自身疾病的回忆录《躁郁之心》便是一个例子，而更令人难忘的是，作者本身就是国际知名的双相情感障碍研究者。[4]

＊　＊　＊

当我年岁渐长，我对老年患者的定义有了转变。在我迈向六十岁生日时，我认为那些八十几岁的病人才是老年人。我的下一位病患是年近八十的贝蒂·汤姆森，自从五十多年前她的第二个孩子出生后，她的抑郁症就反复地发作。她的两个儿子如今都已届中年，通常跟母亲一起来看诊，关于贝蒂的生活功能如何，他们给我提供了宝贵的信息。

贝蒂的发色值得关注。在编辑我的教科书《精神科临床技能》（*Psychiatric Clinical Skills*）时，我学到的某些临床巧思来自两位老年医学专科的医生同事。他们评估老年病患时[5]，描述到老年女性患抑郁症会出现"白发根征象"。据观察，估算白发根部的长度,可以计算出一位老年抑郁女性疏于照顾自己的时间有多久。以患者先前的外表为基准,每半寸白发代表一个月的抑郁期,这段时间,患者可能因抑郁而疏于照顾自己。

贝蒂今天的头发打理得不错。

我招呼贝蒂进入诊室,请她的儿子们先在外面等候,如果我需要进一步了解情况,再请他们进来。

"很好,谢谢你,那你过得如何?"她回应我的招呼,反映她出身上流社会优雅的应对技巧。我想起已故的祖母安妮·戈德布卢姆,她是一位有礼节的女性,在老年痴呆夺走她人生的细节后,仍展现出平日熟习的行为。她端庄的举止使她的缺陷不易被察觉,直到疾病晚期。我骤然理解,我的心绪飘移至我祖母身上,是因为我担心贝蒂可能正逐渐失智。

无论是源于优雅的应对,或缺乏对健忘的警觉,贝蒂都倾向于对自己的症状轻描淡写。这让我想起一幅最爱的《纽约客》漫画,一位护士招呼患者进医生诊室,说道:"珀金斯先生,医生现在可以看你了。请试着别让他心烦。"当贝蒂抑郁时,她似乎对自己的症状感到惊讶,仿佛她并不熟悉,也难以理解,尽管我和她儿子都能预料到这些症状。正因贝蒂对症状感到困惑,我担心除了情绪问题,她可能还有失智的症状——在老年人身上要区分这两种疾病非常具有挑战性。幸运的是,她有专精于老年精神医学与神经学的医生共同为她提供照护,帮助我们渡过诊断的难关。

好在贝蒂今天状况不错,她自我评估的"很好"也跟她儿子们所说的一致,她儿子显然很高兴她的状况有所改善。像贝蒂这把年纪的人,她的抑郁症往往容易被某些年轻的临床医生打发掉,诸如这类理由:"如果我这么老,我也会抑郁……如果我的朋友都去世了……如果我再也不工作了……"这种想法否定了老年人的苦难,也否定了抑郁症其实可以治疗。我见过许多这类的病患康复,并且再次享受他们的人生。

看诊过程中,我要贝蒂画出一个时钟,钟面上要有数字,并把指针画在十一点十分的位置。这是一种广受认可的对认知障碍的快速筛查。贝蒂缓慢但准确地完成,她边画边说,四十年前,她父亲把有刻字的百达翡丽手表留给两个孙子。按年龄而论,她处于患有失智风险的年纪,但目前为止,记忆受到影响属于她抑郁症的重要成分,而一旦她的心情提振起来,症状就缓解了。我仍然不明白,为何抑郁症发作时她一直无法辨认自己的抑郁。我推测这是一种对于过往苦难的宽恕和遗忘,或某种更细微的认知问题,以躲过标准的筛查。当贝蒂和她儿子离去时,我告诉自己,时间将会回答我的疑问。

贝蒂一如阿妮娅和乔安娜,都是人数可观的女性抑郁症患者,她们可能处在各种年纪。我见过的抑郁女性比男性更多。人们对这件事的反应常是:“当然。女性会为抑郁症寻求帮助,而且比起男性,她们更愿意谈论自己的感受。”身为男性,我知道这或许不假,但仍无法提供充分的解释。在社区(而非诊室)所进行的调查(代表人们并非前往求助),呈现出女性的抑郁症比例至少是男性的两倍。生物学、心理学及社会角色的相对贡献仍是研究的课题,但目前没有肯定的答案能解释这样的性别差异。

* * *

我准时到达斯蒂芬·阮的约诊。

我不喜欢等人,也不喜欢让别人等。这很没礼貌。在其他医科,人们前往事先约好的诊室,却得等上一个小时或更久才能见到医生是司空见惯的事;候诊室之所以叫“候”诊室,是有道理的。但在精神医学领域,时间显然是我们提供的商品,要保持准时容易得多。正如对某些喜欢为自己设定挑战的人(在一定时间内有效完成大量任务,例如开车时通过一连串绿灯,清除档案以保持最新状态,以及其他日常生活的小胜利)来说,时钟是优秀的统治者,也是反馈机制——"无论你对戈德布卢姆有什么看法,至少他很守时。"

"Bonjour, mon vieux[老兄你好]!"我用法文跟他打招呼,这是他在蒙特利尔成长受教育时所使用的语言。他的父母是逃到加拿大的越南难民。他没有跟着父母说巴黎式的法语,而是说魁北克法语,虽然他也能讲英语和越南语。他身材修长苗条,工作勤劳,有近视。

斯蒂芬是研究纳米技术的科学家,学术成就斐然,尽管断断续续发作的疾病使他突然产生妄想,以至于无法维持日常功能。在可能长达数周的发病期间,他走到哪儿都怀疑别人批评或贬低他的亚裔血统。在陌生人身边,他会听到他们正在谈论自己,即使在完全不可能的情况下,他也能找出证据。他生病时完全无法工作。

但他在健康状态时是个多产的著名学者,获得加拿大及美国机构等多方奖助。他在三间北美顶尖的实验室工作,而他的疾病跟着他在城市与国界之间移动。

这种罕见的疾病类型称作"妄想性障碍",这类疾病的唯一病征就是具有单一或多种妄想,而且患者通常在长期的工作与亲密关系上仍然能够维持功能。这种疾病是一个明显的例子,说明患者可以有精神病症——历经如妄想等非现实的症状——却没有精神分裂症。

事实上,苯丙胺(Amphetamine)滥用、脑肿瘤、合法或非法的类固醇使用以及许多身体状况,都可能导致精神病症。当患者出现妄想之类的症状,我们必须了解背后的脉络,找寻相关症状,并拟定诊断与治疗方案，这说明了诊断这类患者充满挑战的原因。

斯蒂芬的妄想是属于被害妄想，而如果有人坚信某些不相干的名人深爱着自己，那就可能是情爱妄想（erotomanic delusion）。虽然本和斯蒂芬两人皆有妄想，但他们的生命历程截然不同。本的精神分裂症包含了更多症状与阻碍，至于斯蒂芬，妄想是他唯一的症状。

"工作还好吗?"我问他。工作是斯蒂芬最重视的事，也是他精神健康的绝佳量表。他认真回答的样子，就像科学家在描述最新资料的分析。见到斯蒂芬之前，我对纳米技术一无所知，他对研究有一股痴迷的热情，他想让我更理解这门学问。我们初次见面时，我只约略知道他的工作跟原子或分子层次的事物有关。事实上，当他告诉我他是纳米科学家，我开玩笑道："你的身形对纳米科学家而言看起来还蛮大的。"他觉得那很好笑——实在幸运，因为我那些纳米科技相关的笑话存量瞬间就用完了。

斯蒂芬的疾病对抗精神病药物利培酮的反应良好。他跟本用的是同一种药，但斯蒂芬服用的剂量少多了，而且没什么副作用。我问了几个关于副作用的问题：肌肉僵硬或颤抖、坐立不安、体重增加、促发与维持勃起的能力，以及是否有射精方面的问题。他全数否认。然而，在我们会面之后，我会请他抽血检验，检查治疗可能引发的激素与血脂变化。

斯蒂芬知道自己病了。这层理解强化了配合治疗的意愿，而治疗配合度在精神医学及所有医学领域常常是一个挑战。对所有慢性的身心疾病而言，长期的治疗配合度在发达国家中平均约百分之五十，发展中国家的比例更低。[6]

为何就算治疗有效，人们仍然不愿配合？我想有以下原因。

第一，很矛盾，如果治疗有效、症状减轻，要持续治疗的个人诱因便消失了。许多患有链球菌性咽喉炎的人拿到十天疗程的青霉素处方，服药几天后，一旦咳嗽舒缓，便停止服用了——问题是，虽然症状消失，造成症状的感染可能仍然存在。第二（这点特别影响有精神疾病的患者），患者无法辨认自己生病了。这跟知道自己生病也明白不治疗的后果却仍然不愿治疗（如某些癌症晚期患者），是不同的情况。第三则是副作用。精神科的用药一如所有药物，有各种使人难受的副作用，例如显著的体重增加、躁动或镇静，以及先前描述过的动作障碍等。医生必须仔细监测药物的副作用，并帮助患者处理这些副作用。第四，不配合治疗的现实原因是药物的花费及取得困难。新一代药物可能非常昂贵，尽管它们时常不比前几代较便宜的药物更有效，但我们倾向认为新的就是好的，这也是药厂在营销上花了数百万美金所推广的信仰。对于没有保险赔付这些处方的患者，情况可能变成他们必须选择是要支付食宿等基本生活费，还是得到一整个月的药物。

有些病患对于没有继续服药感到不自在，担心如果坦诚以告，会被医生批评或受审。一般来说，要有效跟病人谈论治疗的配合度，我的开场白是："很多人都很难像时钟发条那样每天按时服药，多数人都会漏掉个几天。那么你呢？"然而，斯蒂芬是个非常有条理的人，他在手机上设置了提醒。

他跟西蒙娜预约了下次就诊时间，用声控科技把信息输入手机上的日程。既然他看来状况不错，也没什么药物副作用，除非有事发生，否则我预定三个月后再为他看诊。

"下次再见！"他一边开心地说着，一边往楼下的临床检验室走去准备抽血。他走过阿瑟·西尔弗的身边，阿瑟是我的下一名患者，眼睛正直直盯着报纸。

"稍等我一下。"我对阿瑟说，他总是提早到达。我知道我需要五分钟来完成临床病历，并且收个信，确认一下我母亲的消息。

杳无音信。我告诉自己，担心没有好处，但担忧仍然啃蚀着我的内心。

＊　　＊　　＊

阿瑟拖着有点勉强的步伐进入诊室，坐下时，他无声地点了点头。

"最蠢的事情总让我想起她。"

"这很正常，即使会让你感到惊讶。你为什么希望它结束？"

阿瑟是一位园艺师，正在处理结婚三十年妻子死亡的创伤，她十八个月前死于一场车祸。八年前，他因抑郁症向我求助，那是他妻子去世之前很久的事，而现在他的治疗从减缓抑郁症的症状，转为要适应锥心刺骨的失落。丧亲之痛本身并非一种精神疾病，也不是接受精神科治疗的原因，虽然许多苦于丧亲之痛的人无疑能从亲友的支持中获得帮助，其中有些人也可能需要专业治疗。阿瑟的妻子还健在时，我从未看过他挣扎于反复发作的抑郁症。当时的他需要规律的治疗，而如今他不太常来看诊——除非需要拿药，或是担心自己又复发了。

阿瑟反复的悲伤并非抑郁，但仍是一趟痛苦的旅程，甚至在他探索新关系的时候也是如此。他的朋友鼓励他出去约会，但在长达三十年的婚姻之后，他发现自己对于求爱仪式感到陌生，而且他的精神疾病也对约会造成了影响。一如许多单身患者，他担心哪次约会时，他生病的事曝光，结果就成了最后一次约会。阿瑟会找到出路，但他还是偶尔来看我，确保自己并非完全停止治疗。阿瑟不想搞得太神秘，也不想把人吓跑，但最终他想要的是一个伴侣，这个伴侣能接受精神疾病是属于他的一部分。我请阿瑟描述他怎么跟约会对象谈论他的病。这是个有用的角色扮演练习，因为他与疾病相处的这些年，很少说出这件事。阿瑟试了各种版本的说法，我要他想象这些说法会得到什么样的回应与结果，以帮他找出让他感到最自在的版本。

要区别丧亲之痛与抑郁，有时相当具挑战性，而最新版《精神障碍诊断与统计手册》饱受批评——在我看来是过分的批评——在更改诊断准则后，有可能把失去亲人的正常哀伤给病理化了。在前一个版本，也就是《精神障碍诊断与统计手册》第四版，要做出抑郁症的诊断，只有在此症状无法以伤恸反应做出更佳解释的时候，只有在所爱的人死亡，症状持续超过两个月以上的时候，或只有在"症状特征为显著的功能损害，病态地专注于无价值感、自杀意念，精神病性症状或精神运动性迟滞"[7]的时候。阿瑟并不符合上述条件，但他的悲伤时间远超过两个月，而且他心碎了。

《精神障碍诊断与统计手册》第五版去除了前一版的两个月悲伤时间的限制，但这段时间是让症状免于落入抑郁症诊断的范畴，结果造成了极大的隐忧，因为许多只是经历丧亲之痛的人，很可能会被诊断为有精神疾病，并给予非必要的用药处方。但《精神障碍诊断与统计手册》第五版比前一版有更多的文字说明，解释要区分悲伤与抑郁依靠的不是两个月时间，而得视其性质——悲伤煎熬的经验，与丧亲者对死者的想法有关，也和丧亲者体验正面情绪与幽默的能力相关，这些是抑郁症患者所无法做到的。第五版提到很重要的一点是，这种区别"必须根据个人病史及表达苦恼的文化常模作为判定"[8]。

在 21 世纪，这实在是对行医这回事的可怕反省，某些人居然必须正式声称诊断需要"运用临床判断"。我想，如果有一天，精神科的诊断不再需要做临床判断，我可能不会继续行医，因为届时照顾病患将会变成一种乏味的机械化过程，而非倚靠医患间的信任关系来确立诊断，并依据病患需求与偏好量身制订治疗计划。

我的临床判断是，阿瑟并非罹患抑郁症，无论根据第四版或第五版的定义来说。我的判断是依据他妻子过世前他抑郁的那段时光，以及他现在的整体功能。他仍会对悲伤感到讶异，但在抑郁症多次发作后，他那服用数年的抗抑郁药并非用来阻绝（也无法阻绝）深刻的失落感。阿瑟需要从我这里得到的，不是不同的药物或剂量建议，而是我们的治疗关系所能提供的抒发通道与理解。虽说抑郁症是他一开始来看诊的原因，但他目前面临了不同的问题，需要间歇性的帮助。这段时期，他的挑战在于重建没有妻子的人生，并邀请新的人际关系加入。考虑到长久以来他的自我批判及自我厌恶，引导他、使他明白他并非自己以为的那么"一塌糊涂"，应该能够提供某些帮助。

＊　＊　＊

下午的时间过得很快。这五位患者中，每一位看诊时间都差不多，他们都知道，当我问他们"你需要新的处方笺吗"是约诊进入尾声的意思。他们持续使用某些精神科用药，我在三级照护（tertiary-care）①的精神科医院看诊，这反映了我看诊的方针，以及患者疾病的严重程度。

但如果他们需要的治疗只是分发药物，那么他们只要把症状问卷传真给我，我大可将药物快递给他们。亲眼见到病人，我至少能为他们做三件事：在一定时间内，我们一起努力搞清楚病人处于他们生命和病程的哪个阶段；回顾病人的症状及治疗带来的影

---

① 三级医疗通常指最复杂的专科化医疗，看诊的对象是病情复杂的病患。——译者注

响（包括好处与副作用）；一起拟定下一步计划，帮助病人处理前述症状、危机及生活上的问题。看诊不是友善的闲聊，想到什么就聊什么，但也绝非机械式地在清单上打钩，检查有无特定症状及副作用。看诊能让医患双方投入治疗的过程，包括筛查问题、理解脉络、加强技巧与长处，并且增添希望。如果看诊顺利进行，整个过程会像一场"自然的"对话，但目的是诊断与治疗，而非社交。

* * *

在我输入阿瑟的病历时，通往西蒙娜办公室的门半掩着。我无法从门缝里看到谁在外面，但熟悉的声音传了过来："戈德布卢姆，你准备好看我了吗？要来点咖啡吗？"

我不需要看日程，就知道达里尔·奥泽已经来报到。我招手要他进诊室，他对这里非常熟悉。我帮达里尔看诊超过十年了，我还有认识更久的患者，但的确不多。我当他的医生，陪他度过最不稳定的住院时期和数年来的门诊，并且多次与他的家人开过家庭会议。他是我今天最担心的病人，因为过去两个月来他历经波折，包括两次住院——先是因抑郁症短暂入院，后来是躁狂发作，旋即陷入熟悉的抑郁泥沼。他的朋友帕特两个月前才因癌症去世，紧接着就是他的两次住院治疗。但多年来，达里尔的双相情感障碍有其内在规律，有时要寻找促发因子会毫无所获。这是我今天最后一个约诊了，不需要赶着结束。

达里尔是位五十多岁、外表整洁的男子，只比我年轻几岁，发际线后退，蓄着短须的脸上有麻子。今天他穿着一件夏威夷衫和卡其裤，某些日子他会戴上绅士帽，散发出一种多伦多街头"城市漫游者"的气息，但今天他顶上空空如也。

"嘿，戈德布卢姆，你有想我吗？"他边说边坐上病患专属的扶手椅。他的声音总是嘶哑,听起来像刚吼过几个小时,其实这反映出他烟不离手的习惯。

我喜欢达里尔,很喜欢他。他跟我一样有点艺人的调调。我们很享受跟对方相处,也同样喜欢独角喜剧,但我们仍受限于医患关系的礼节。一般来说,我必须在我看的病人身上找出某些我喜欢的特质,而除了极少数例外,我确实都很喜欢病人。不过,要喜欢某些病人,绝对比喜欢其他病人来得容易,就像达里尔。要喜欢达里尔非常容易——除了他躁狂严重时——他是个贴心、害羞但温暖的男人,拥有藏不住的幽默感。

但达里尔来看我不是为了取乐,而是他挣扎于严重的双相情感障碍,自从四十年前(他十七岁时)获此诊断,疾病便为他的人生带来可怕的破坏。疾病导致他无数次的住院治疗,让他的人生旅途遭遇障碍,使他无法成就梦想。身为一名精神科医生,我绝大部分的职责是要帮助病人,在疾病使他们的人生偏离轨道之后,再度回到原轨上。

精神疾病所造成的附带损害,比几乎所有其他医学领域都多,包括亲密关系、工作、财务,甚至住房。患有精神疾病的守法公民若身处精神疾病的发作危机中,会发现首先过来处理的人是警察。虽然我们无法治愈大多数的精神疾病,但我们确实有能力——及义务——帮助病患找回过好生活的必要基础,而这些生活层面的满足,绝对能降低疾病发作的频率与严重程度。因此,我与同行的许多时间,都花在转介病人给职业顾问、社工(住房及财务支持),以及社区团体(增进社会接触)。

今天我的主要目标是评估达里尔近两次的住院治疗(两次皆由我启动),以及住院期间的电痉挛疗法是否使他的情绪足够稳定,也需要评估四周前他一再催促下的出院决定是否恰当,或者为时尚早。次要目标则是帮他找工作,他非常渴望得到一份工作。

我先从次要目标开始。"上周五跟梅莉萨的见面如何? 她有给你什么建议吗?"

梅莉萨是一位作业治疗师,我让达里尔去找她,投入更多有生产力的活动,并能保有兼职的工作。我在病历中看过梅莉萨详细记载了达里尔的技能、兴趣、活动及障碍——包括自我怀疑。他们在下周安排复诊,而梅莉萨要将他转介给一位辅导精神病友就业的专员。

达里尔感激梅莉萨的帮助,但担心无法满足她的期待。达里尔果然是达里尔,他忍不住扬起眉毛评论:"她很漂亮,真好!"我默默同意。梅莉萨的确迷人,但我希望这能为达里尔提供额外的诱因,除了他显然需要的帮忙之外。无论什么情况,他都需要梅莉萨的热情支持,热情既是梅莉萨的专业,也是她的个人特质,更是我喜欢作业治疗师的原因。相较于其他精神健康工作者,作业治疗师比较少着眼于患者的限制,而专注于患者的潜力。

在一家超过三千名员工的大型医院工作,我很幸运地能轻松获得同人对病患的建议、第二意见,以及额外的治疗。在不同的时机,我会把病患转介给社工、护士、作业治疗师、心理咨询师、成瘾咨询师及其他精神科医生。与这些学有专精的人一起工作,让我不用在临床工作上孤军奋战,而能提供病患一系列的服务。

为了了解达里尔出院后是否得到了身边人的支持,我询问了关于他表哥斯坦的事。斯坦时常提供工作机会给达里尔,有时也会帮他付旅费。达里尔很感激他,却担心成为他的负担。斯坦为人热情,块头大,一身古铜肌肤,还顶着一头波浪状银发,他偶尔会跟达里尔一同来看诊,他的乐观与能量成为支持达里尔的重要力量。达里尔说,他上周在斯坦办公室做了两天文书工作,领到薪水后，还被请了一顿牛排晚餐。

这是好消息，但从达里尔的脸上看不出来。正常来说，饱餐一顿上好的牛排，口袋里还有些钱，这应该能够鼓舞他。但今天，他的抑郁笼罩了好消息，他把这些慷慨解读成他再也无法好起来、无法独立生活的征兆。

我朝着今天的主要目标前进，评估达里尔不稳定的情绪状态。对我来说，要探索达里尔的情绪症状及筛查危险情况，只需要花一点点时间，因为我们彼此相熟，已经发展出快速沟通的方式。

与梅莉萨的约诊，触发了达里尔某些痛苦的体悟。她要达里尔填写关于兴趣和技能的问卷，而他对于自己的科技能力跟不上世界的脚步感到挫折，他从未学过电脑——"我觉得自己就像《瑞普·凡·温克尔》①的主角。"某方面而言，他是对的。三十年以上病史的难治性双相情感障碍及数十次住院治疗，这些经历叠加起来实在沉重，扰乱了他成年之后的发展和进步。我们曾一起经历这些过程：他因为感到挫折而不愿意去上电脑课。年届五十还没有一份工作，也没有发展亲密关系，令他感到绝望。

"我要继续向前，我要完成一些事。"达里尔很坚持。我除了对这个一再出现的场景感到熟悉，也觉得必须有所行动——因此转介了新的作业治疗——以及，我也感到挫折，因为他拒绝了志愿者服务的建议。

我理解他所在意的事，也理解他对时间停滞的感受，一如爱尔兰作家贝克特在《等待戈多》中描写始终在等待的爱斯特拉冈和弗

---

① 《瑞普·凡·温克尔》(*Rip Van Winkle*)是19世纪美国小说家华盛顿·欧文(Washington Irving)所写的短篇小说，主角一觉醒来后发现时间已经过了二十年。——译者注

拉季米尔。当达里尔注册参加社区大学的助理厨师扩展培训计划，我们都抱持着很高的期待，该计划是为复原中的精神病友或物质使用疾患病友所设计的，我努力说服他注册，也亲自参访过这个计划。可以穿着白色制服在厨房相邻的环境中工作，似乎让达里尔颇开心，尽管有过几次病发住院，但九个月后他顺利毕业了。达里尔的老师是个很棒的鼓励者。

达里尔邀请我参加毕业典礼，我很感动，我跟他的家人一起在礼堂庆祝他拿到文凭。那一刻，我觉得自己就像他大家庭的一分子。然而，令人感到挫折的是，他无法把他的训练转换为固定的职业。现实环境并不像训练计划那么具有包容性。对许多严重精神病患而言，要维持就业状态非常困难，背后的理由很复杂：工作技能过时，雇主不够包容，以及偶尔的发病会导致就业中断。

现在，达里尔坐在离我仅仅几尺之遥的距离，尽管他试图抑制沮丧感，但那种感觉仍然充满了整个诊室。不过，他讲起话来前后连贯，也持续投入与我的对话，这是他抑郁最糟的时候无法做到的。与他讨论过情绪症状后，我得出结论，这次的出院决定是合理的。我们剩下的相处时间用来进行实际的讨论，包括他的生活品质。他认为自己可以为邻居与家人打零工，以及他公寓里需要的是一个真正的床垫，而非沙发床。

* * *

就症状、严重程度及时间而言，达里尔患有典型的双相情感障碍，而乔安娜所罹患的双相Ⅱ型情感障碍则与达里尔不同，没那么夸张。双相情感障碍是精神医学所谓三种主要的精神疾病之一（另两种为抑郁症与精神分裂症），会为病患带来最具潜在破坏力的经验。我把这些疾病想象成大自然的力量，像龙卷风或海啸般把患者往上抬升、旋转，直到他们落地或坠毁，摔成碎片。

典型双相情感障碍的症状在早于《精神障碍诊断与统计手册》千年前的文献中，就已经有人描述过。最早记载这种疾病的是一位希腊医生，也是希波克拉底的追随者卡帕多奇亚的阿莱泰乌斯（Aretaeus of Cappadocia），他以首位记载糖尿病的医生而为人所知。他在《论急性与慢性疾病的原因及症状》（*De Causis et Signis Morborum*）一书中这样描写病患："他们变得易怒、颓丧、失眠，这是从一次不安稳的睡眠之后产生的症状。他们怀着不合理的恐惧……轻易改变心意；变得卑贱、卑鄙、心胸狭隘，而或许在短时间内就转为单纯、奢侈、慷慨，这并非源于灵魂的美德，而来自疾病的易变性。"[9]

阿莱泰乌斯在书中补充："有些病患在抑郁后出现躁狂的脾气，所以躁狂就像不同种类的抑郁症。"同样的，他指出在其他情况下，一个原本愉悦而异常活跃的人"有抑郁倾向；在发作结束时变得瘫软、悲伤、沉默寡言，抱怨担心着未来，并且感到羞愧"。而这种循环一直持续下去，病患从抑郁反弹至"在大众面前炫耀头上的皇冠，仿佛他们从比赛中获胜归来；有时没日没夜地笑着跳舞"。

人在生病时，可能变得夸大，阿莱泰乌斯指出，躁狂患者时常处于愉悦的状态，"且有谵语，自以为通晓天文学、哲学……觉得自己很了不起，而且充满灵感"。最糟的时候，躁狂患者容易暴怒，可能严重到"有时会宰杀仆人"。

约莫两千年后的现代，我仍然感到惊讶，这些文字逐一辨认出躁狂的不同阶段。精神医学界注意到许多患者都有类似的经验：最初的能量爆发、躁动不安、异常健谈、征服感、自我膨胀，接着是不需要睡眠、易怒，并时常发展成精神病症和崩溃。

大约三十年前，我在一次讨论疾病的晨间直播电视节目中被问到，什么是精神崩溃（nervous breakdown）。我说："没有这种事——但它时常出现。"我的故作聪明可能会模糊了我的意图，我想传达的是，技术上来说，没有一种特定疾病被称为"精神崩溃"，但当人们有严重的精神疾病时，感觉肯定就像精神崩溃。神经系统的基础（神经元）并未正常运作，结果，我们思考、感知、感受及行为的方式就好像崩溃了一样。

患有双相情感障碍的人，情绪会在持续的高档与低档之间摆荡，幅度远超过正常的变化，使人暴露于严重甚至致命的风险中，接着疾病可能会破坏工作、学业、关系，甚至威胁到进食与睡眠等基本的生存功能。达里尔患的是双相Ⅰ型情感障碍，躁起来可以失去现实感，出现妄想、幻觉及危险行为，不像乔安娜的Ⅱ型，她的躁狂没那么明显，但仍可能因为激发了不寻常的行为，而使得患者身陷危险之中，例如与多人发生性行为、超出能力的花费、辞去稳定的工作而投入深信有赚头且令人兴奋的计划。乔安娜的诊断不包括怪异的非理性思想，以及显然超出合理规范的行为。以严重程度而言，两种类型双相情感障碍的抑郁看起来可能很像，虽然在我的经验中，若躁狂比较不明显，抑郁也会比较不明显。

如果你没有见过躁狂的患者，你很难理解情绪会如何严重地破坏一个人的生活，像达里尔这样的例子。然而，到达顶点的躁狂和多数人所谓"高昂"情绪是完全不同的，那是一种强烈且持久的情绪变化，患者会感到愉悦、躁动，或者兼而有之，但远超过多数人的正常经验。一般人不会在某个下午一时兴起就买下几台车或一栋房子，或沿着高速公路散步二十四个小时，只为了消耗体力。在躁狂的影响下，患者可能深信他们即将成为世上最伟大的歌手，或必须跟国内顶尖科学家分享对宇宙奥秘的顿悟。

但如同达里尔不时出现的情况,此疾病也可能与情绪易变和愤怒有关。对达里尔而言,躁动与不耐烦会导致与人冲突,或莫名其妙地触怒他人。我有一些病人在躁狂发作时,会威胁着要犯罪或攻击陌生人,而在他们情绪稳定下来之后,往往觉得懊悔难当。

躁狂伴随着汹涌的能量,这让患者可以好几天不睡觉,或一晚只睡几小时就挺了过来。他们可能会在社交或性行为方面做出鲁莽的举动。不只是性欲高涨,而是失去控制,破坏个人的社交生活、健康及安全。此外,由于嘴巴跟不上脑中狂奔的思绪,患者讲话会比平常更大声、更快速,旁人很难插得上嘴,而且他们脱口而出的话语反映出多疑妄想与自大的倾向。这些症状从易怒多疑到和精神分裂症无法区分的完全妄想,例如深信受到政府、宗教、种族或政治团体的迫害或监控。而这里所谓的自大想法,并非常见的那种觉得自己很重要的蠢蛋,而是认为自己最有才华、最有成就、最具吸引力,也最受人喜爱,还具有无穷的潜力。事实上,自大和多疑妄想可以合并观之。我有一位病人,他相信披头士的流行歌曲都是他写的,是披头士剽窃他的作品。

在疾病较轻微时,躁狂患者可说是派对上的活力来源,但派对结束之后,躁狂并不会停止。躁狂可以维持数周甚至数月之久,对患者及其亲友的生活造成严重的破坏。几乎所有历经躁狂的患者最终都会落入显著的临床抑郁——因此有了"双相"这个词。一定有某些人只有体验过躁狂发作,这在技术上仍然符合双相情感障碍,只是我从未亲眼见过。

* * *

我见识过达里尔生病的整个过程。

达里尔在十七岁时初次发病,当时的症状是抑郁。起初他在门诊以抗抑郁药治疗，病情很快得到改善，而且看似完全康复了。然而几个月内，我的同事对他进行评估，病历中写道：

> ［达里尔］指出，他的自信心大大增加了，重新确立三十岁前要成为百万富翁的目标。他难以入睡，清晨六点就浑身带劲地醒来……刚开始，他疯狂花钱，买了要价一千一百加元的衣服。四周后，他觉得自己已经取得生命中的成功。他卖起牛仔裤，宣称赚了八万八千加元。此外，他还有一台昂贵的轿车，短暂去了一趟佛罗里达旅行，声称自己在那里遇上抢劫。然而，达里尔的父母觉得这些说法都不正确，达里尔换新工作以来，根本没有赚超过一千三百加元。此外，达里尔唯一坦承的改变，是最近这几周来变得更加外向。数周前，他成功演出一场喜剧，宣称本周将有一场表演的试镜。

综观达里尔从先前的抑郁转为后续的躁狂，阿莱泰乌斯应该会断定达里尔有双相情感障碍。

接下来的二十年，达里尔在医院进进出出好几次，每次住院治疗的时间都长达数周或数月，也接连在几位精神科医生的门诊进行追踪。达里尔大多因为躁狂而入院，那为他带来许多麻烦，也使他与人产生冲突。发作时，他会褪去平素害羞的外表，有几次他甚至脱了自己的衣服。

某几次住院，他甚至需要待在急症监护病房，在这种牢不可破的病房中，病人会受到严密的观察。急症监护病房有很高的员工/病人比，我们之所以让他住进这里，通常是因为达里尔的情绪变化和干扰程度太强，使得他对周遭与他无关的事情反应过度（如噪声、颜色或某人跟他四目交接超过半秒钟），或者是他在较开放的病房因太过躁动或具破坏力而难以管理的时候。此外，达里尔的躁动程度又因为尼古丁戒断而加剧，最初医院只在院内限烟，后来全面禁烟。因为达里尔并非自愿留院，所以无法外出抽烟，这增加了他的躁动程度，而他最初正是因为躁动才被强制住院——真是进退两难的局面。

为了预防达里尔的双相情感障碍再次发作，他的医生一开始尝试传统用药：情绪稳定剂，其典型者是锂盐。锂盐是天然生成的盐类，来自高中生都熟知的元素周期表，锂盐作为药物治疗各种疾患已经有超过一百五十年的历史。

1948年，澳大利亚精神科医生约翰·凯德（John Cade）首度将锂盐用于治疗躁狂，但他提出的这项重要临床发现，原本是基于某个有缺陷的理论。他相信躁狂患者的尿液中有一种成分，能反映出患者有代谢方面的疾病，为此他进行了一系列的实验，把病患的尿液注射到天竺鼠腹中。接受病患尿液的天竺鼠比起接受健康尿液（控制组）的天竺鼠，死亡的时间要快得多。他怀疑尿中的尿酸可以解释天竺鼠的快速死亡，并试图通过添加锂盐来改变尿液的毒性。结果，这些天竺鼠变得比较安静。让人惊讶的是，这便是动物实验的终结！接着，凯德亲自服用锂盐，发现它是安全的，他用锂盐治疗了十位躁狂患者。比起当今新药发展所需耗费的多年时间，这个过程堪称神速，但他很幸运：锂盐的确有戏剧性的药效。[10]

很多人注意到锂盐的好处，但那已经是1960年代晚期的事了。从那时起，锂盐对许多双相情感障碍患者来说，就像天上掉下来的礼物；但也如同所有的治疗，锂盐并非对每个人都有效，而且也有副作用，尤其是甲状腺跟肾脏方面的副作用。对药厂而言，锂盐没什么赚头，因为你无法让某种盐类产品纳入专利的保护。所以，当药厂发现其他更有利润的锂盐替代药物时，便开始大力推销，导致锂盐的处方数量下降；尽管证据持续指出，相较于替代药物，锂盐在稳定情绪与减少自杀方面对双相情感障碍患者更有益处。[11]

锂盐对达里尔有效了一阵子之后就失效了。有一次他用药过量，需要洗肾才能康复。他也试过其他稳定情绪的药物。1970年代的神经科医生指出，对癫痫患者使用抗痉挛药物，会让患者的情绪出现意外的改善。此后这份临床观察发展成正式的临床试验，结果显示，卡马西平（Carbamazepine）、丙戊酸（Valproic acid）与拉莫三嗪等抗癫痫药物都有效果，这让情绪稳定药物的选择因此增加了。

这并不代表癫痫和情绪疾患是同一回事，反而表示在医学领域，药物分类的方式是依据它首先能对哪种病况产生效果而定。例如，多数人认为阿司匹林是头痛或其他疼痛发作时吃的药，因为我们知道它的作用是止痛，而那可是远远早于发现阿司匹林也能用来预防中风之前的事。

达里尔在使用抗精神病药物之前，已经用过一连串的情绪稳定药物，因为他的躁狂包括严重的躁动、易怒、妄想和自大的想法。举例而言，他认为自己被黑手党追杀，或者他的名声大到几乎无人不知无人不晓。当他的躁狂跨越现实与精神病的界限，就需要抗精神病药物的帮助。但是达里尔需要药物的另一个理由，是用来遏制他身上无穷无尽的能量，并且减少动不动就发怒导致和其他病患及职员起冲突的情形。他试过的药物从最早被发现的抗精神病药氯丙嗪（Chlorpromazine），到近期诸如奥氮平（Olanzapine）、利培酮，以及因为副作用可能致命而留给难治性精神病使用的氯氮平（Clozapine）。

对达里尔的抑郁症而言,抗抑郁药物仅能产生有限的反应,他试过的药包括 1950 年代发现的丙咪嗪(Imipramine)、反苯环丙胺(Tranylcypromine)等早期药物,到 1980 年代氟西汀(百忧解)上市后开发的那些更流行的抗抑郁药物。这些药物有时可以短暂地推达里尔一把,却从来无法真正撑住他。

在达里尔的病历深处,二十七年前有这么一段记录:"电痉挛疗法九次,治疗抑郁……成效不错。"几年后,达里尔因为抑郁症再度接受电痉挛疗法,并且获得改善。更早一些,有人在他病历的"家族精神病史"那栏记载着:他母亲的姨母患有双相情感障碍,曾以电痉挛疗法治疗。

达里尔的治疗并非仅限于生物领域,他还接受了包括智商、思考及情感面向的心理测验。著名的罗夏墨迹测验在当时并未启用,而如今几乎已成为历史文物了。那时用来探索达里尔无意识思考的,反而是 1930 年代开发的主题统觉测验。测验时,达里尔会看到一些经过标准化的图片,内容是人们互动的情形,他需要创造一个故事以解释这些图片,以此揭露出被试者较为突出的心理特质。对着一张孩童的照片,达里尔回应说:"难过。他觉得自己不好。他害怕[在其他人面前]给人留下什么印象。那就是我。如果你没办法把一件事做好,你就不会去做。你用幽默掩藏这一切……试图轻描淡写,就算最后出丑也没关系。"我从这段话中看见了我们两个人的身影。

心理咨询师建议达里尔接受精神动力取向的长期心理治疗,这种个人心理咨询的目的,在于检视管理情绪、思想和行为中所产生的无意识冲突,并从早期的生活经历和关系中寻找源头。

此疗法是心理咨询的招牌形象之一,达里尔的个案正好符合心理咨询师的专业技能。(我们为理解他人而做的努力,当然是由我们的偏见、训练，以及看待个人的专业观点形塑而成。若以工具来比喻，如果你只有一把锤子，那么所有的东西看起来都会像钉子。)精神动力取向的心理治疗，是我在1980年代早期担任精神科住院医师时学到的技巧。当时我认为这项工具的价值更多在于理解，而非改变。

没有太多证据指出它对治疗严重双相情感障碍有好处，但它的理论基础扩大解释了我如何理解达里尔与他人(包括我)之间的关系。举例来说，我和达里尔谈到他倾向于理想化他的男性友人与亲戚，包括我，却往往贬损他自己。我们也讨论到，这并非因为他的疾病而导致的心态，而是与他和他父亲关系不睦有关。

十四年前，我第一次见到达里尔，他当时四十一岁，二十年内已经因为精神疾病住院治疗了二十八次。当时他再次被强制住进本院的急症监护病房，而我是那里的精神科主治医生。达里尔被警察带到急诊室，一位急诊室医生为他填上"表格一"。

表格一是一份法律文件，有权让任何安大略的医生将病患留置于医院七十二小时，因为这些病患被认为可能有精神疾病，而且对自己或他人造成风险，留置目的是让他们接受完整的精神科评估。以加拿大的口语来说，这个过程称为"填表"(being formed)，在英国称为"强制入院"(being sectioned)，在美国称作"紧急治疗"(civilly committed)，在荷兰则称为"让政府处理"(being placed at disposal of the government)。无论名称是什么，当精神病患的症状对自己及/或他人造成立即性的风险，多数联合国的成员国都有某种法律框架，允许医生留置精神病患。

有趣的是，尽管强制住院的标准相似，精神病患的留置率在不同国家却有很大的差异，这归因于精神健康专业人员的伦理与态度、社会人口学的变数、公众对风险的认知，以及国家特定的法律框架。[12]

在第一次与达里尔见面之前，我先与急症监护病房的住院医师和医学生回顾了他的病历。他的病历长得吓人，但真正的会谈却短得吓人。达里尔在病房里踱步，等着跟我谈话。但当他明白我不会马上同意他离开医院抽烟、散步和用餐，他的愤怒与不耐烦表露无遗。他开始咒骂、大吼，重复我的问句，然后气冲冲离去。

我在病历中描写那次的会面："我与病患会面，并注意到他[在这家医院]很有名，二十年来的双相情感障碍让他住院超过二十八次，上次出院是两天前，不遵从医生的劝告自行出院。他最近使用加巴喷丁[Gabapentin，一种抗痉挛药物]治疗，因为各种情绪稳定药物跟抗精神病药物都效果不彰，或是有副作用。他今天被警察带来急诊室，据报他'在车阵中散步'。见到达里尔的躁动、失控和冲动，我认为他若出院，会有被车撞或被生气的路人揍一顿的危险。"

从他人及我自己的观察，我有足够的信息做出判断，在医院的治疗环境以外，达里尔的精神疾病使他有受伤的风险。我完成要让他继续强制住院的文书作业，帮他填好"表格三"。跟表格一仅有七十二小时的有效期限不同，表格三允许将病人留置在医院的时间可达两周。填写的医生也必须与填写表格一的医生是不同的人，等于自动加入了第二份临床意见。

此外，这份表格也与无法提出争论的表格一不同。安大略省法律规定，若病患提出异议，表格三必须接受法律的快速审查。当天稍晚，达里尔便运用他的法定权利来质疑我的见解。在他提出要求的几天内，医院便举行了一场听证会。主持听证的委员会由一名律师、一名外部精神科医生和一名社区成员组成。

达里尔的疾病若未获治疗，会对他自身与旁人造成风险，在听完我的证词后，达里尔倾身向我靠过来。他用一种信服的语气低声说："医生，如果我知道你这么担心我，我会留下来的。"他听到我表达了对他的关心，而或许那正是我们治疗关系的开端。尽管有某些愤怒与担忧的时刻，但那确实是一出喜剧的开场，为我们的关系增添了不少色彩。

在听证会的尾声，达里尔无法控制自己，他问一位女性成员，是否她家里也有一个和她一样漂亮的女儿；这无疑影响了委员会的决定。另一件也没帮到他的事情是，一位参加他听证会的阿姨，刚好跟代表达里尔一方的法律扶助律师从小一起长大。当律师试图证明达里尔应该被医院释放，宣称他的自由权比健康更值得保障时，达里尔的阿姨再也忍不住抗议了："默里，你怎么能说出这些话？"

无论如何，我的临床观点占了上风，而表格三在隔天公布的法律决议中获得支持。

这个不祥的音符展开了我们医患关系的乐章。达里尔在随后的几周恢复得不错，已经不再符合《精神卫生法》的规定。使用抗精神病药物，让他躁狂的愤怒冷静下来，自由权与健康权的天平如今稍微偏向前者，不过在他坚持离开医院时，他的病仍然没好。

人们尚未发展出血液检验或可靠的临床方法，来判定疾病何时会严重到让基本公民自由（居住、迁徙及选择的自由）应该被暂时停权，以恢复患者的健康与心理自主权，并保护患者自身与他人。这最终是个临床判断，并且有法律制衡的系统。如果说，"开"的开关很难定义，那么"关"也一样。什么时候某人才算复原得够好，好到能够完全恢复他的法律权利？在此关键字并非"好"，而是"够好"。许多心力交瘁的家庭和失望的临床工作者都见过获得充分改善、不再需要强制住院治疗的病患出院，但对这些病患而言，康复仍然是个模糊而遥远的目标。

虽然达里尔无视我全力说服他留在医院所做的努力，但他同意来看我的门诊。在我的建议和他家人的鼓励下，达里尔还宣布了一系列关于他接受照护的指示。这些是在病患身体状况良好并能做出知情决定时所提出的陈述，说明如果他失去了提供或撤回知情同意的能力，他会采取什么样的治疗。

"有能力"与"胜任"这两个词可以交互使用，以描述个人做出知情的决定，以接受或拒绝治疗。在美国和加拿大，这些指示常被称为"尤利西斯合约"，其典故是伊萨卡国王这个特洛伊战争的英雄把自己绑在船的桅杆上，并且告诉耳朵被塞住的水手们，无论他在航经塞壬岛时恳求或挣扎得多么厉害，都不要释放他。塞壬女妖素来以令人无法抗拒的歌声而臭名昭彰，她用歌声引诱不知情的水手，让他们死在岛上的岩岸。这是个让人印象深刻的比喻，形容躁狂诱使理性之人变得疯狂的能力。

数年来，我们的关系并非完全没有受到挑战。他的频繁住院，使得我们常常在医院里不期而遇，偶尔还会碰上我正陪同医院可能的捐助者参加医院导览。不止一次，我看到一个人影从远处越过停车场，朝我飞奔而来。当他靠得更近，我马上认出他是达里尔。他用嘶哑的嗓音大喊着："戈德布卢姆，我需要和你谈一谈。就是现在！"我试着解释我正在忙，他回说："哦，你现在非常重要，大人物先生。好吧，你猜怎么着，戈德布卢姆，你他妈的被炒鱿鱼了！"

一旦达里尔的躁狂过去，他无可避免地"再次雇用"了我。事后他总是对于自己躁狂发作的那些作为感到羞愧。他担心人们会认为躁狂时的达里尔——在爆发前可说迷人又风趣——才是真正的他，而因此感到惊慌或失望。其实达里尔根本无须担忧，正如我经常向他保证的：当他情绪稳定时，有一种天生的温暖和魅力，使他很讨人喜欢。

对达里尔而言，我们见面的频率反而比谈话时间或内容更为重要。他几乎每周都来看我，很少一个月才来一次。我花了一阵子才理解，他需要这些短暂约诊所产生的规律感。但他向我解释，"报到"对他来说是一种必要的保险措施，以避免发生他最害怕的事情——再次生病。"就算只有五分钟也好，我不在乎。"每次我试图拉长约诊的间隔，他都这样告诉我。固定安排能为他杂乱无章的日子提供一种规律。当然，他渴望联结的对象不只我，也包括西蒙娜，以及他在走廊或电梯口遇到、过去三十四年来所认识从清洁人员到临床工作者等各类职员。

＊　＊　＊

自从出院之后，今天是他第三次来看诊。没有躁狂的迹象，却有一股熟悉又明显的抑郁——不到让人瘫软的程度，但一样沉重。虽然我犹豫着要不要让他感到痛苦，但我知道必须问达里尔一些事。

"你怎么面对帕特过世这件事？"我指的是他的密友最近刚因癌症过世，导致了达里尔最近的几次住院。

回答我的问题时，他眼中充满泪水。"我觉得自己好没用。他是一个多么好的人。"

失业对达里尔而言总是挫折感的来源，但帕特接受安宁疗护的最后几周，失业让达里尔有时间能够陪伴他的朋友，坐在床边与他聊天，并且给予他安慰。他觉得自己很有用，也知道他正在做某些其他人无法做到的事。帕特过世后五天，他失去的不只是一个朋友，还有人生目标，他觉得回到了原点。他来到急诊室说："我要崩溃了……我受够了!"虽然他否认有自杀计划,但显然需要住院治疗的支持。

他花了一个月的时间住院,而且重新使用电痉挛疗法。近来两次入院的第一次住院中,电痉挛疗法似乎效果不错,但他一旦出院,疗效便瞬间消失了,他又得马上再次住院。在第二次住院的三周中,他很躁动,威胁着要攻击另一名病患,躁狂发作了。尽管如此,他同意继续使用电痉挛疗法,在三次疗程后,他的情绪明显改善了。接下来的计划,是要让他以门诊方式持续治疗。我写下笔记提醒自己,他下一次的电痉挛疗法约在本周三,也就是两天后的现在。

要离开诊室时,达里尔把一只手放在我的肩膀上。"这很难。"他静静地说道。

我知道帕特的离去对达里尔是个巨大的打击。尽管达里尔热情洋溢,但他也是个孤独的人,他非常看重那些在疾病起起伏伏的过程中,长期陪在他身边的小小朋友圈,帕特是他最亲密的朋友之一。达里尔疾病的严重程度导致他生命中有许多失落的部分,包括工作、婚姻、子女及经济安全,而帕特的逝去只是近期的一环。我看着他走出门外,他的身影似乎比平常来得更小,虽然他稍早对我说,他住院时吃得不错,体重也增加了。

达里尔离开后,门一关上,我就开始写电子病历,记录这次的约诊。为了做记录,我必须从这次看诊的强度中抽身。我学会怎么把阀门关上,就像肿瘤科或外科医生在告知诊断的坏消息,或在手术台上失去病患之后必须做的那样。没有这道阀门,我无法完成工作。但是话说回来,如果这道阀门被锁死,我便无法在情感上跟病患互动。如果我不能在情感上跟病患互动,我便无法满足病患或我自己对于联结感的需求。

病历中，我将达里尔的情绪描述为抑郁，但强调他能够说出一个完整的句子（不像那些他被抑郁淹没的时期）。他正在处理失落，但并没有自杀倾向、易怒、自大的想法或精神病症状。我列出他的诊断——双相情感障碍，目前抑郁发作。而在"P"那一栏，我记下他本周将继续进行电痉挛疗法的疗程。P代表计划（plan）而非预后（prognosis）。预后指的是他未来会怎么样。他的预后仍属未知，得考量他躁狂与抑郁的复发率，治疗是否起作用，以及他生命中充满挑战的现实环境（他一直难以维持稳定的就业及亲密关系）。

* * *

在我看来，精神医学领域中，神经科学的近代史就像是电脑的线上放大镜，每过十年，另一层我们先前看不见的大脑结构与功能就变得清晰可见。每过十年，科学放大镜艰辛而缓慢的进展，让我们能够进一步理解基因与神经生理学异常的临床意义，这些异常让我们处于精神疾病的风险中，或可能反映出精神疾病所造成的损伤。

对研究者而言，这些进展可说是一种范式转换。但对像达里尔这样的病患及其家属，他们所期待的、将研究转化为重大临床进展的步伐，实在不够快。同时，在我这端，对于达里尔的未来，我没有能力做出可靠的预测，但是，我的职责是不要放弃他。

可以理解社会大众疾呼寻求解药的心态，但现实情况是，在所有医学领域，疾病被治愈都是一件极其罕见的事。慢性病患不会痊愈，甚至没办法预防未来不再发作。但是身为医生，可喜的是，我们得以目睹并帮助人们从疾病发作的深渊中走出来；找出回归生活常轨的方法，或打造一条全新的道路；以及减低再次生病的风险，并把这些持续性症状对感情、思绪和行为的侵扰降到最低。

西蒙娜已经离开，留下一些电话信息和需要更新的处方笺给我。看起来没什么紧急的事。没有跟我母亲有关的事。

04 电击

星期二上午

在星期二，我晨间固定的壁球仪式被打断了，因为一早就要到医院工作——准确地说，是我每周固定轮值电痉挛治疗（通常简称ECT，更口语或有时较轻蔑的说法是"电击疗法"）的排班。每周五天，每天早上我和同事会治疗十五至二十五位病患。虽然本院的这项服务的繁忙程度居全加拿大之冠，但地点却位于一栋预计在几年内拆除的老旧建筑中，所幸相连的房间足够满足病患人数需求，而且房间内还装点着明亮的油画和病人的艺术创作。

在我一周的工作中，最让人感到惊讶且令人有意无意移开目光的，应该就是我执行 ECT 的角色了。多数医界之外，甚至是医界的人，都将 ECT 认定为一种古老的、遭遗弃的，或许有些邪恶的治疗方法，让他们联想到《科学怪人》《弗兰西斯》和《飞越疯人院》等电影情节。

在现实生活中，知道 ECT 的人往往是从几十年前做过治疗的亲戚朋友那儿听来的，就像以五十年前的手术方式评判今日的心脏搭桥手术那样。当然，有人的担忧是基于精确的报告，例如某些患者因为这种治疗而导致显著的记忆损伤。我从未淡化 ECT 有潜在副作用的事实，但我确实相信，讨论副作用，必须在其疗效卓著并得以拯救生命的脉络下考量。我的部分工作便是花费许多时间对这些质疑的陌生人、朋友及同人解释 ECT——我认为这是值得的。

今早，我走过一间十人候诊室，里面满满都是门诊患者与其亲友，他们七点半就来候诊了。因为治疗速度快，市区交通繁忙，我们要求患者早一点来等候治疗；不过在所难免地，有些人会准时报到并渴望接受治疗，有些人则总是迟到。

电视上播放着地方新闻，愉快的主播播报着流动餐车的软广告，屏幕下方的滚动新闻简略提到中东令人不安的汽车炸弹事件；屏幕左边出现的是天气预报。顺道一提，我在想，公共空间中这种无所不在的刺激，究竟加剧了多少注意力缺失症案例上升的速度。

病患与家属正在聊天或随意翻阅杂志。我一眼望去，看起来紧张的，是某些我不熟悉的人，也就是头一遭接受这种治疗的病人。

我走进实施 ECT 的治疗室。煤渣砖砌的墙面上装设着橱柜和柜台，放置监测、治疗设备及药物与其他用品。一张空病床上有干净的床单与枕头，轮子的刹车已固定好，位于治疗室的中央。今天的麻醉医生是里克·库珀，他比我早到，而且已经在工作了。他手上拿着一些药物，同时准备针筒。我们共同执行了二十八年的 ECT。他是个身材修长的长跑健将，穿着绿色洗手衣，准备下午返回他工作的综合医院；他是我们当中唯一看起来像个医生的人。我想，当他将针头插入病患静脉并给他们输氧时，他那符合电视上医生形象的外表应该能够安慰病患。

里克对工作很挑剔，他十分尊重病患，而且有点太过礼貌了。有时我会提醒他几年前我们共同处理过的一位病患——那是一个接受 ECT 治疗的专业喜剧演员，处于严重的躁狂发作。

里克郑重地自我介绍："弗里德曼先生，我是库珀医生。今早将由我来为你执行麻醉。"

这位原本躺在病床上的病患突然迅速起身回应："库珀医生，我是弗里德曼先生。今天早上我将会接受你的麻醉。"

里克有点恼火，他握着弗里德曼的左手，轻轻拍打让一条静脉浮起来。当他准备插入针头时，轻声提醒病人："好，现在你会觉得有点刺痛①。"

弗里德曼先生再次迅速起身："你刚叫我什么？"

这实在很好笑，但如果弗里德曼先生的躁狂仅限于他的喜剧天分，他便不需要任何治疗了。里克比较像个听笑话的人而非说笑话的人，他总是准备好听我说最新的笑话，而且还仔细记下来，以便回去说给太太听。

除了我之外，里克不是今早治疗室里唯一的人。乔安娜·伯恩斯是 ECT 护士，她会检查所有的监测设备，确认它们安置在正确的位置并开启，这些设备能记录病人的脉搏、血压、血氧及心律。她跟我同年（但看起来更年轻），而且在 ECT 服务团队工作了数十年。虽然我从未见过她的母亲、丈夫和小孩，但过去几十年来，每天早上病人到来前，我们都会小聊一下，让我觉得仿佛也认识她的家人。她母亲的病况、女儿的旅程、儿子的学业，每件事我都很熟悉。这让我们的 ECT 团队有一种家庭的感觉，也让我们顺畅地扮演了各自的角色。我一度以为她会问起我关于我父母来访的事。不过，我希望她别问的想法成真了，因为她介绍两位今早要见习 ECT 的护理系学生给我，这让我们聊天的时间变少了。

我从治疗室这端瞥向相邻的恢复室，那间有窗的房间空间更

---

① 刺痛（prick），俚语是阴茎的意思。——译者注

大,窗外望去是日间照护中心的运动场。两名护士正准备迎接一连串治疗之后的病患,今早每十分钟就有一位;那里有铺着干净床单的几组空病床,等着病患到来。在两个房间之间,每次治疗结束后,恢复室干净的病床会以双向交通的方式,替换上面躺着病患的病床。

今天我要训练一位住院医师施行 ECT,我和她自在地交谈。但是护士生很害羞,站在角落窃窃私语。

"你们以前看过 ECT 吗?"我问她们。

她们摇摇头。有一位大胆地说:"我甚至不知道 ECT 代表什么意思,为什么它叫电击疗法。"

虽然我颇为欣赏她的诚实,我知道这几年来医疗健康领域的教育态度,鼓励学生勇于承认不懂的事,但我内心的坏老头还记得往昔的护士生或医学生如果没有事先预习,根本不敢出现在 ECT 治疗室,唯恐撑不过老师严格的拷问。

"ECT 的意思是电痉挛治疗。电这个字,是因为治疗需要电击刺激引起癫痫发作,而用痉挛这个词,则因为这是历史上用来形容癫痫发作的字眼,也因为 ECT 会造成与癫痫发作时相同的痉挛、身体颤抖和运动状态。"

另一位学生鼓起勇气发问:"所以它称为电击疗法,是因为电击的关系?"

"原先并非如此,虽然现在人们是这么想的。电击疗法发明之初,属于治疗精神疾病许多类型的疗法之一,这些不同的疗法都是通过引发病患生理上的危险来进行治疗。'电击疗法'是个侵略性的名词。有趣的是,虽然我们也用电击让心脏重新回复正常心律,但多数人并不会称它为电击疗法,而是使用它的医学名词——心脏电复律。当心脏科医生试图拯救病患,并不会被认为是正在攻击他们的病患。"

护士生们看起来很疑惑。她们今天来此并非听我讨论随着ECT与精神科治疗而来的污名，而是希望学到实用的教学内容。

"你们看过全身麻醉吗?"我会这么问，是因为几年前，有个学生看到病人被药物迷昏的景象而当场晕倒，她沿着墙壁滑落到地板上时，发出砰的一声巨响。幸好她们都回答曾在手术室见习过。

我接着问她们是否看过癫痫发作。她们两位都看过。一个女孩的亲戚就患有癫痫，而另一个女孩则是在购物中心亲眼看到有人当场发作。她们形容当时见到那人躺在地板上失去意识，手、脚及躯干都反复而猛烈地抖动，唾液从口中流出。我建议她们，见习ECT时，要记得这些视觉上的印象。

而精神科住院医师安杰拉·里卡多今天出现在这里，是为了接受必要的训练。她以前曾看过ECT，在担任住院医师初期也执行过两次，但她坦承无法独力胜任这项工作。现在她处于住院医师训练的第五年，也是最后一年。在我们专科中，ECT对于急性与严重精神病患而言可说是一项最有效的治疗，而令我感到沮丧的是，即将完成训练的住院医师却不擅提供这项治疗。针对ECT训练，我曾于加拿大进行两次(间隔十年的)全国性调查，结果变化很大，也时常低于标准。[1]可见与ECT相关的污名，不仅仅存在于精神医学这门专业之外。

我看着堆积如山的病历。今早我们要治疗二十位病人，从十位门诊病人开始，接着轮到病况无法在家控制、目前住院的病人。这些病人大多患有中度至重度抑郁症，药物或心理治疗起不了作用——或者他们无法忍受其他治疗。少数几位病人患有精神分裂症，抗精神病药物和其他介入方式没能为他们带来缓解。虽然ECT用于精神分裂症的研究不如情感障碍那样广泛，但研究指出，当现存的药物治疗选项不足，ECT 仍然可以帮助病患。[2]

过去三十年来，各种"大脑十年"①的宣称预示了神经科学的进展，几代新的抗抑郁药物及抗精神病药物也已问世。严重情感障碍（抑郁症与躁狂）治疗的临床执业指引建议，在使用 ECT 前应该先尝试各种药物组合，尽管在"需要快速缓解症状"的某些时候，ECT 仍然是值得推荐的疗法。这些奇怪的限制总让我感到惊讶，为什么人们偏好缓慢的症状缓解，而非快速的疗法？不过我知道答案。许多人把 ECT 视为现代精神医学最具侵入性的介入方式，所以它是治疗"路途的终点"，当其他治疗宣告失败，这才是最后的选择。因此，我确实见到许多病人在被送到 ECT 治疗室之前，已经忍受过由各种等级的证据所支持的治疗，可谓一趟漫长的旅途。

ECT 并非总被贬低为最后的治疗选项。事实上，它诞生于精神医学中前所未有的科学乐观主义时期。我认为这段历史很迷人，也鼓励住院医师阅读相关的文献，因为这可谓精神医学最丰饶的科学年代。它的乐观主义源于 1917 年的发现。维也纳精神科医生朱利叶斯·瓦格纳-尧雷格（Julius Wagner-Jauregg）经过数十年的潜心研究，发现有精神病症状的病人在患上传染病后有所改善，因而他确信，通过诱发高烧，可以治愈精神病的症状。[3]这使他将疟疾引起的发烧运用于治疗神经性梅毒。神经性梅毒是梅毒的一种变异形式，它会攻击脊髓与脑部，引起无法治愈的瘫痪和精神病，最终导致死亡。严重的神经性梅毒所引起的病症，占了当时精神病院住院原因的十分之一。可以理解的是，人们对瓦格纳-尧雷格的疗法产生了极大的兴趣。

---

① 美国前总统老布什（George H. W. Bush）于 1989 年宣告，1990 年代将是"大脑十年"（decade of the brain），投资大量人力与金钱研究脑科学，同时对社会大众推广脑科学研究的好处。——译者注

瓦格纳-尧雷格推测高烧可以减缓精神疾病,是根据之前医生的描述而来:病人在疟疾发作后,精神疾病明显改善了。受到个案研究与同时期疫苗研究的影响,瓦格纳-尧雷格曾尝试将感染原注射至患者体内,包括结核杆菌的萃取物,希望能引发具有疗效的发烧。虽然某些病人出现不错的反应,但多数病人都复发了。

失望之余,瓦格纳-尧雷格将疟疾患者的血液注入两名神经性梅毒病人体内,接着将感染者的血液注入另外七名神经性梅毒病人体内。在这些病人经历反复的疟疾发烧后,瓦格纳-尧雷格以奎宁治疗他们的疟疾。正如瓦格纳-尧雷格 1917 年的论文指出,感染的九名患者中,有六名出现了明显的改善;然而除了两个人,所有人都复发了。

在瓦格纳-尧雷格的数名病患死于疟疾的一年后,他重启研究,并在 1921 年底发表论文,宣称治疗了超过两百名神经性梅毒晚期患者,其中有四分之一恢复到能够重返工作岗位。一年后,他的研究助理发表进一步的论文,宣称在两年的追踪期间,四百名患者中有超过百分之六十都曾历经某种程度的缓解。[4]

瓦格纳-尧雷格的研究既未随机分组,也未设对照组,很难符合当今科学证据的标准。尽管如此,对于先前被认为毫无希望的疾病,精神医疗界认为瓦格纳-尧雷格的成果俨然开创了新局。《美国精神病学杂志》1923 年的评论指出:"所有大型精神病院都应保有一名以上的疟疾患者,作为感染材料的来源。"[5] 疟疾疗法为精神科医生点燃了希望,他们期望其他生物学或所谓的物理因子,被证实能够有效治疗因精神疾病而失能的患者;而且这些医生受到了鼓励,因为他们先前只有令人沮丧的有限做法,包括休息、与外界隔绝,以及聚焦于以日常生活之活动来组织病患的行为疗法。瓦格纳-尧雷格于 1927 年获颁诺贝尔生理学或医学奖,后来他的科学贡献蒙上阴影,因为战后发现他是纳粹的强力支持者。[6]

然而,在瓦格纳-尧雷格获奖后的二十六年中,受其成果启发的医生和科学家持续探索各种物理因子,以作为精神疾病的潜在治疗法,包括所谓的休克疗法(shock therapies),也就是ECT的前身。"Shock"这个词在医学或日常用语中有多重含意,而且相互矛盾。这种情况可能导致语言上的混淆,ECT便是一个明显的例子。"休克"在医学中常指心血管系统崩溃对人体产生的影响——未能接收充分血流供应的湿冷身体;这和电击(electric shock)的概念毫无关系。早期所谓精神医学的休克疗法,试图在病患身上以物理因子模仿心因性休克的症状,其理论基础是,这可能会以具有疗效的方式影响脑部和中枢神经系统。

康斯坦丝·帕斯卡尔(Constance Pascal)是尝试某种"休克"疗法的首批精神科医生,她拥有冒险精神及勃勃野心,突破了身为女性及罗马尼亚移民的社会地位,成为法国第一位女性精神科医生。[7]与帕斯卡尔同时期的人用美丽迷人来形容她,她是负责法国大型精神病院的精神科医生精英团队的成员。

1926年,帕斯卡尔与一位同人撰写了《以休克治疗精神疾病》(*Traitement des maladies mentales par les chocs*)一书,描述精神疾病是源于心理过敏,需要对脑部和自主神经系统进行等量的物理性休克,以重获体内的平衡。她所建议能够引发休克的机制有脓、血液的衍生物、疫苗,或是瓦格纳-尧雷格的发烧疗法。[8](有趣的是,她的理论预知了当代精神分裂症的研究成果,某些形式的精神分裂症可能与病人母亲怀孕时对病毒感染的免疫反应有关。)值得注意的是,帕斯卡尔试图在病人身上引发某种形式的休克,这种休克至少在表面上要类似于心因性休克。她并无意造成癫痫发作。

1920 年代尾声，一群临床研究者使用胰岛素（1922 年于多伦多发现的一种用于治疗糖尿病之激素）在精神病患身上诱发短暂的低血糖昏迷，这是不同类型的休克。胰岛素戏剧性地降低了病人的血糖，使他们持续昏迷了一到三个小时。[9]这些病患体验到混乱、虚弱、冒汗、低血压、心率上升及呼吸加快，与当今的糖尿病患使用过多胰岛素的症状相同，而这些临床症状可能会被误认为是心因性休克。[10]之后，昏迷的病人会接受葡萄糖注射而复苏。接受胰岛素治疗后的病人被形容为比较平静，也不太会躁动。

胰岛素昏迷疗法具有很大的风险，多达百分之十的病人未能从昏迷中苏醒。而谈到疗效，一如疟疾疗法，很难知道那些昏迷后显得平静的病人只是表现出精神疾病自然病程的结果，还是因为治疗的效果。

生于 1900 年的奥地利医生曼弗雷德·萨克尔（Manfred Sakel）是胰岛素"休克"疗法的倡导者，他是第一位在治疗过程中诱发癫痫发作的人（虽然是无意间造成的结果）。萨克尔开始在精神分裂症患者的身上实验胰岛素昏迷疗法，案例包括著名的俄罗斯芭蕾舞者瓦斯拉夫·尼金斯基（Vaslav Nijinsky），他曾因精神病而接受两百次的胰岛素昏迷疗法。[11]实验过程中，一名有严重妄想与幻听的病人在注射了五十单位的胰岛素后，发生了预料之外的癫痫发作，之后约有一个半小时，这名病人不记得发生了什么事。然而当他的记忆恢复，他的理智也恢复了。他出院了，重回工作岗位。萨克尔把这项结果发表于维也纳的医学文献。[12]

与萨克尔同时期的拉斯洛·迈杜瑙（László Meduna）是匈牙利人，他在布达佩斯的大脑研究校际研究所受训成为神经科医生与神经病理学家，是第一位刻意使用癫痫发作诱发身体"休克"的现代医生。在迈杜瑙进行神经病理学家的工作期间，他曾对癫痫患者与精神分裂症患者的脑部进行解剖。他相信解剖能显示这两种疾病之间存在着"生物学上的对抗"。[13]接着,他进一步考虑一种可能:癫痫发作会导致类似休克的临床危机,可能对精神病患有治疗的功效。

迈杜瑙试图找出在动物身上诱发癫痫发作的物质,他实验过番木鳖碱、咖啡因、苦艾酒及其他物质,全都无效。最后,他发现一篇使用樟脑产生人造痉挛的科学论文。

樟脑如今为人所知,主要作为维克斯薄荷膏或樟脑丸的成分。它是由樟树的树皮和木头提炼而成,在历史上是一种广泛用来治疗多种疾病的民间药。迈杜瑙将樟脑注射进天竺鼠体内后获得不错的结果,受到鼓励的他在 1934 年 1 月,首次为一名精神分裂症病人注射樟脑。这名病人先前处于僵直状态,四年来都无法自主移动或进食。迈杜瑙如此描述当代首次痉挛疗法的过程,以及他的焦虑:

> 经过四十五分钟焦虑、害怕的等待,病人突然发生持续六十秒的典型癫痫发作。观察期间,我保持镇定,以冷静及超然的方式进行必要的检查。我检查他的反射、眼睛的瞳孔,并将结果口述给旁边的医生及护士听;当癫痫发作结束,病人恢复意识,我的双腿马上软了下来。我的身体开始颤抖、大汗淋漓,而且听说我的脸色惨白。[14]

据称这位病人后来完全康复了。紧接着,五位以樟脑治疗的病人也获得改善。他指出,在使用痉挛疗法的第一年内,二十六名精神分裂症病人中有十位康复,有三名病人明显改善。在精神分裂症的当代抗精神病药物开发出来之前,这是前所未有的成果。

其后,一种更加安全有效,并以药物为基础的痉挛剂戊四氮(Pentylenetetrazol)取代了胰岛素休克疗法和樟脑诱发的癫痫发作。但此药物有明显的副作用,不受病人欢迎。

直到1938年,由乌戈·切莱蒂(Ugo Cerletti)医生领军、位于罗马的心理与神经疾病诊所中,电流首次被用来诱发癫痫。经过多年以电流实验在猪狗身上诱发癫痫的方式,切莱蒂的团队敦促他在病人身上尝试。这位以谨慎闻名的教授终于在1938年的春天准备好进一步尝试。他们只须等待一名合适的病人。

这个三十九岁的病人名为恩里科·X(Enrico X),被人发现时正在街上游荡,无法提供任何关于自己的信息,显然患有严重的精神病。费迪南多·阿科尔内罗(Ferdinando Accornero)是切莱蒂团队中的年轻医生,他将恩里科形容为具有妄想、编造语言,而且展现出混乱且无逻辑的思考。阿科尔内罗也将他的情况描述为无动于衷,而且被动。恩里科并非自愿前往,他是被警察带去医院的,他也无法同意接受治疗。在一个医界尚未认为病患的同意具有重要伦理意义的年代,阿科尔内罗宣称该名病患是"理想的试验人选"。

阿科尔内罗描写了刚开始头两道电流施加于病人身上的情况,实验室弥漫着紧张的气氛。有证据显示,病人出现某些肌肉痉挛,但没有癫痫的大发作。最后,切莱蒂指示将电压设定为最强。团队中的费利奇(Felici)医生在按下按钮启动电流。恩里科·X的肌肉出现强直性痉挛,一如他前两次被施用电流出现的状况,但这次他并未立即放松,紧接而来的是有节奏的痉挛,这是癫痫全面发作的表现。病人停止呼吸,脸色苍白,接着因缺氧而发绀。切莱蒂与团队成员一边默默看着这名发抖、变色的病人,一边读着秒数,阿科尔内罗则以听诊器监测恩里科的心脏。他的心率增加,但发抖频率零零落落,肌肉也放松了下来。

在第四十八秒时,病人发出鼾声,紫绀变得较不那么严重,脉搏也恢复正常。我们松了一口气。天气并不热,但我们的额头满是汗水。现在病人的呼吸规律,正在睡觉,也很平静;没有证据显示心血管或呼吸系统异常。我们互相看了一眼;眼中闪现新的光芒。大师[切莱蒂]用冷静而果决的声音说:"我可以认定,电流能毫无风险地在人体诱发癫痫发作。"简短的句子总结了这两年来的努力。[15]

阿科尔内罗指出,恩里科在接受九次治疗之后,从精神病与情感淡漠的症状中走了出来,改善到能够回家陪伴妻子的程度,恩里科的妻子一直在寻找他。据称恩里科在首次治疗后的两年追踪期表现良好,但后来切莱蒂似乎掩盖了一个事实:该名患者于1940年时,因为几乎相同的症状在米兰某医院住院治疗。病人的妻子联络上罗马的医生,请他们跟米兰的治疗团队联络,但切莱蒂显然无视了这张传达信息的短笺,尽管上头标注着"紧急且重要"。[16]

电痉挛治疗在欧洲快速普及,部分原因是战时胰岛素短缺,也因为人们认为它比前几个版本(由胰岛素、樟脑或戊四氮带来的"休克"疗法)相对来得安全。我强调"相对",是因为在这种疗法的初期,使用ECT的患者并未接受麻醉或被给予肌肉松弛剂。结果当癫痫发作,可说真的让骨头和牙齿裂开了。

正如我先前和护士生讨论的,今日ECT以"电击疗法"(shock therapy)为人所知,是因为它的电荷,而非用以指涉代表生理危机的医学名词①(该名词描述的是先前几个版本的休克疗法)。

我从1982年开始接触ECT疗法,当时我还是个低年资的住

_____

① 即"休克"(shock)。——译者注

院医师。如今想来，我和许多医学生和住院医师一样，与 ECT 的第一次接触经验相当难忘。我见到一位三十多岁的已婚妇女从僵直型抑郁症当中恢复过来，她从不吃不喝不睡也不说话，转变成一位温暖、愉悦且与人互动的妇人，这一切发生在六次 ECT 之后，或者说，发生在由电力所诱发的三分钟癫痫发作，以及随之而来人们知之甚少的脑部化学变化之后。

一如 20 世纪八九十年代那些同行，我渴望着每一种新的抗抑郁药物和新的心理治疗形式出现。我见过这些新方法的诸多优点，但在首度见习 ECT 后的三十年，我仍然确信这是精神医学最有效的治疗之一。每周二，直到我的轮班在上午十一点结束，我都认为这三个小时中的每一分钟，是我整周工作中最棒的环节。

* * *

今早工作人员完成准备仪式，乔安娜到候诊室迎接我们的第一位病人。五十六岁的穆斯塔法·赛伊德来自埃及，一直跟反复发作的抑郁症搏斗。今天是他过去两周来的第六次治疗，他已然非常熟悉治疗的过程。他把外套放在病床下，不经指示就爬上床板，安逸地躺在他的外出服上。乔安娜为他披上被单保持温暖。

"你好吗？"我问道，一只手放在他的肩上。

"好多了。我的家人是这么说的。"

他们会明白的。穆斯塔法在治疗开始前的几个月变得越来越退缩，不再和家人互动，尤其是他喜爱的孙子。他不吃东西，瘦了二十五磅。他睡得极差，仿佛身处迷雾之中。他不会说他感到抑郁，而是说他感觉不到任何事情。他开始担心家人会变得穷困，尽管他们的财务状况还算安全。很快，他对任何事都失去了安全感。

这些症状首度出现于三年前。当时他的医生开给他五六种抗抑郁药物,在接受 ECT 治疗之前,几乎都不太有效。ECT 之后,他重回工作岗位,再次享受与家人共处的时间,并发挥他专业木匠的才华。此后他一直很健康,然而,似乎突然之间,抑郁症再次袭来——又快又猛。这次的差别是他的家人都知道发生了什么事,并急着让他采用三年前帮助过他的治疗。

我解开他衬衫上方的纽扣,在他胸前贴上两个心脏监测器的电极,接着将他左腿的裤管往上卷,在胫部贴上第三个电极。当我给他的手指夹上测量血氧的监测器时,我们继续聊着天。他很投入且充满活力,无视这些已然熟悉的程序,专注于对话。

"你目前承受得住这些治疗吗?"

"还可以。头会痛,但泰诺[Tylenol]有用。"

"你的记忆力呢?"

"我太太跟我说,上星期我们的侄子来访。我忘了这回事,真是尴尬。"

我向穆斯塔法解释,他的困难在于提取记忆,而非记忆被抹除了——虽然两者都有可能发生。我们讨论了改善提取记忆的策略,例如,我建议他列一份见过谁的清单,以及记录他在治疗之前做了什么事。

当我们聊天时,里克轻轻抬起穆斯塔法的左手,平顺地插入静脉针头。然后他放松穆斯塔法左臂上的压脉带,并告诉他,随着药物注射,他会越来越想睡,手臂会有轻微的灼热感。

在麻醉药给药之后,穆斯塔法大概需要十秒钟才能完全入睡。他睡着前最后听到的是乔安娜的声音,因为她一手扶着他嘴巴上方的氧气面罩,另一手放在他肩上说:"你现在要入睡了。我们会好好照顾你。"许多病人告诉我,她的话语和声音非常令人安心,尤其是害怕自己在全身麻醉下失去控制的时候。

一旦穆斯塔法睡着，便会被投予肌肉松弛剂，使他的手臂和腿变得像软绵绵的面条，如此一来，当诱发癫痫发作时，身体的症状会降到最低。ECT 的治疗效果来自对大脑的作用，而非身体。但横膈膜也是放松的肌肉之一，它是呼吸时移动肺脏的肌肉。这就是为什么我们首先要给予病人全身麻醉——醒着却无法大口呼吸，是一种很可怕的感觉。氧气面罩则是用来提高病人在治疗之前和治疗过程中的氧气含量。

穆斯塔法已经睡着，肌肉也松弛了——和七十秒之前那位边聊天边打手势的男人完全不同。乔安娜将刺激电极贴在他头上，而里克则在穆斯塔法的牙齿之间插入一个抛弃式的泡棉"咬合块"，以避免癫痫发作时的下巴收缩使他咬到舌头或弄断牙齿。我最后再检查一遍，确保 ECT 机器设定在适合他的电刺激参数。

穆斯塔法的治疗牵涉到一种称为右单侧超短脉冲电疗法的治疗方式。这代表刺激电极仅放置于头部右侧——一个放在太阳穴位置，另一个放在接近头顶的位置——而电刺激的持续时间（或称脉冲）比过去几十年来的标准程序短得多。电极放置的位置和较短的刺激时间，是为了使治疗对记忆力的负面影响降到最低。在穆斯塔法的例子中，每个脉冲的持续时间是三千分之一秒，在他接受治疗的五秒之内，每秒有五十次脉冲。

我和里克与乔安娜交换眼神，确认准备好了，接着按下按钮，送出事先设定好的电流刺激。三个警告的哔哔声伴随着 ECT 机器屏幕上的信息："警告：刺激即将开始。"接着是一声长长的"哔——"，也就是机器传送刺激，在穆斯塔法太阳穴的电极之间制造出一道跨越大脑前方的局部电流。电刺激会维持五秒，扰动大脑正常的电活动，并触发癫痫发作等变化。

反应很迅速。我的手放在穆斯塔法手臂上，感受到癫痫发作的强直阶段，肌肉会先僵硬几秒钟，接着是癫痫发作的第二阶段，肌肉有节奏地反复收缩和放松，被称为阵挛动作。第二阶段就是人们在癫痫患者发作时所看到的状态：手臂和腿部疯狂抖动。当然，ECT和真正的癫痫发作有很大的不同：ECT病人接受了肌肉松弛剂，可以使肌肉运动降到最低，甚至完全消失。ECT导致的癫痫发作通常持续二十至四十秒，最常见的表现是脚趾颤动和脚部肌肉的轻微动作。有时候肌肉毫无动作，癫痫的发作只有在监测脑部活动的脑电图上看得出来。

ECT的癫痫发作几乎总是会自行停止，而约一分钟后，肌肉松弛剂的效果褪去，病人会恢复自主呼吸并且开始苏醒。如果癫痫发作并未在一百二十秒内自行停止，我们会注射咪达唑仑（Midazolam），使它在几秒钟内结束。这是一种肌肉松弛剂和镇静剂，常用于如大肠镜等医疗程序。治疗期间，稳定的氧气气流能使穆斯塔法的血氧浓度保持在正常范围，直到他的肺脏再次开始工作。

虽然穆斯塔法身体的癫痫发作只持续了三十四秒，但我们记录到他脑中癫痫发作的电活动持续了四十八秒。虽然身体的癫痫发作（或称痉挛）是我们能"看见"的，但一般认为癫痫发作对神经传导物质功能和脑区之间互动所造成看不见的效果，才是ECT效益的来源。在动物研究中，动物脑部在ECT过程中所受到的影响更容易一探究竟，研究显示，ECT对脑部的影响跟抗抑郁药物对脑部的影响，有着惊人的相似之处。

穆斯塔法的眼睛睁开了。里克对他说："我要帮助你呼吸。"并从氧气袋中给他几口氧气。一分钟后，里克确定穆斯塔法能靠自己顺利呼吸，便和我将他推过狭窄的门口，进入恢复室，由护士接手照护。里克和我回到了治疗室。从穆斯塔法走进来那一刻起，整个过程只花了六分钟。

"就这样?"一位护士生说道,她不只惊讶于治疗时间的短暂,也讶异于癫痫发作时降到最低的身体症状。

"这跟你们先前看到有人癫痫发作的情况,有什么不同?"我问道。

"完全不同。"一个说道,另一个点点头。

她们的答案不令我意外。实际进行 ECT 的经验,与人们在 ECT 治疗室以外的地方所见到的癫痫发作毫无相似之处,也不像电影或电视剧中描绘的"电击疗法",病人激烈地全身摆动,并在治疗结束后进入僵尸一般的状态。

当我在恢复室访视 ECT 后的病人,他们同样讶异于治疗的速度,且治疗没有什么显著的影响。他们时常疑惑着是否真的接受了治疗,这反映出全身麻醉和 ECT 所引发的失忆现象。

今天的住院医师是安杰拉·里卡多,她谨慎地跟随我的动作完成了每个步骤。如今,我对这些顺序已经习惯到没什么感觉,只有在稍后,当我看着她准备 ECT 及施行治疗,我才得以好好欣赏这些步骤。这让我想起弹奏钢琴时,如果有意识地将注意力放在每根手指的动作上,它们便再也无法一起演奏。

当我们等待乔安娜把下一位病人带进来时,我请安杰拉说明施行 ECT 时绝对的医疗禁忌证——换言之,什么样的病人,无论在什么情况下都不应该接受 ECT 治疗?

她想了一分钟,然后抱歉地说:"我不知道。我想不出来。"

"对不起,这是个陷阱题。你是对的:没有任何禁忌证——除非你没有获得病人或替代决策者的知情同意。话虽如此,某些医疗情况会使 ECT 成为最后的治疗手段。举例来说,有脑瘤或脑部有其他占位性病变的病人,或最近心脏病发作或心律不齐的病人,他们都不会是 ECT 的治疗对象。"癫痫发作会造成颅内压力短暂上升，若病人已经因为诸如肿瘤之类的原因而有颅内压力上升的情形，便可能造成问题。而紧随着癫痫发作而来的肾上腺素上升，则可能加重心率异常的情况。

＊　＊　＊

我查看日程，下一位病人是弗雷德里克·陈。我上周第一次见他，当时他来接受会诊，以判断 ECT 是否适合他。本院有五名提供 ECT 治疗的精神科医生，每个转诊来接受 ECT 治疗的病人，都得先接受其中一人的评估，这是一种重要的制衡机制，以判定患者是否适合接受这项或许是精神科最具侵入性的介入方式。我们重新评估诊断，考虑治疗的替代方案，评估治疗风险，解释治疗程序，并决定病人是否能对此治疗提供有意义的知情同意。当然，有些病人会被送回他们的转诊医生那儿，接受其他的建议。

弗雷德里克四十一岁，开了一家信息技术咨询公司，生意兴隆。等在他眼前的，原本应该是几十年的职业前景，以及骄傲地见证他的女儿长大成人。但事实并非如此。一般来说，他总是能快速地做出重大的决策，如今他却陷入胶着。这一切是慢慢开始的。他最近一反常态地开会迟到，也因为频繁的不舒服而请病假。他不再打理自己的生活。他修改遗嘱并且提高人寿保险的金额，接着以与管理事业同样有条理的方式设计了一个自杀计划，他认为这样将能对妻女的影响降到最低。在那一刻，这一切对他来说都很有道理。

他的精神科医生很担心，他在过去四年里曾经帮助弗雷德里克走出轻微的抑郁症，当时弗雷德里克对心理治疗的反应不错，该医生遵照着一句格言："若不起作用，就加点别的东西。"他让弗雷德里克使用两种抗抑郁药物、一种抗精神病药物以及锂盐，总共四个月的时间。（这种侵略性的治疗，让我想起我在当实习医生时被告知要给严重败血症的病人三种静脉注射的抗生素——"向不明感染致敬的三响礼炮"。）尽管有了这些药物，弗雷德里克的担忧仍然越来越严重，而且开始觉得生活毫无意义。所以，他的医生又开给他抗焦虑药物，并建议他考虑 ECT。

我上周见到弗雷德里克时，就已经感受到他的紧张，他向我展示他的药盒——一个有二十一个格子的塑料托盘，每个格子放了各种颜色、形状的药丸，他每天至少要吃一打的药。跟他说话时，我不难做出抑郁症的诊断。他的父亲与祖父都在抑郁症中挣扎，而他祖父在田里举枪自尽是弗雷德里克长大之后才知道的事。他的父亲和祖父从未接受过治疗。弗雷德里克说，他的父亲"爬进黑麦威士忌瓶里，待在那里不出来"。

我问他："你对 ECT 有什么了解？"

"我在网络上读过资料，我吓坏了。"

"你最怕发生什么事？"

"我怕我会忘记所有的事。永远回不来，变成植物人。"

"你的记忆力目前如何？"

"烂透了。我走进房间，然后瞬间就忘了为什么要进来。我太太很生气，她得对我一再说明相同的事，但那些事就是没办法进入我的脑袋。我已经请我的经理替我处理生意。"

"如果我在四个月前见到你，那时你是什么样子？"

弗雷德里克明快地向我形容一个全心投入的商人、用心的父亲与丈夫，而且喜欢在经常光顾的酒吧里和曲棍球队友玩些小游戏。但他用同样的速度反驳我："现在这才是真正的我。那只是装腔作势，我想我骗倒了很多人，也骗了我自己。"

"你觉得你有可能变好吗？"

"我不知道。我人在这里，我想这意味着某些事。"

当抑郁症变得严重，那些相信治疗能有所帮助的想法会逐渐消失。但为了提供治疗的知情同意，病人需要能理解并肯定治疗确实能改善精神健康。"理解并肯定"指的是智识上的理解，而且能有意义地将理解运用于自己身上。举例而言，某人也许理解ECT能够改善多数接受此疗法的人，却可能认为对自己无效，因为自己的情况很严重，或者绝望地相信，生病是他应得的。抑郁症会让人不成比例地放大内疚的感觉，相信他们的苦难是有道理的，他们应该为想象中的罪行受到惩罚。弗雷德里克能理解关于ECT的信息，因此他有能力同意或拒绝接受这项治疗。

弗雷德里克的妻子科琳与她先生一起来就诊，但我请她先在外面等，让我和弗雷德里克单独说话。现在我请她进来。接着，我逐步解释弗雷德里克可能会遇到的事——从踏进治疗室那一刻，到被推出恢复室外。科琳惊讶于治疗时间的短暂，她还以为会花上数个钟头。

为了回答她的问题"ECT是怎么起作用的"，我解释我所知道的事——这项治疗有效，通常反应又快又好——以及我所不知道的事——它是如何发挥作用的。他们对前者比对后者更感兴趣，因为他们已经接触过许多无效的治疗了。

接着，我们讨论到效益与风险。我总是以概述效益为起点来解释任何治疗。以ECT而言，潜在效益是能快速缓解抑郁症及相关症状。而我描述的第一项风险是：治疗没有效果。实际上，医学中没有一种治疗是对所有人都有效的。我觉得从这点开始谈风险非常重要，因为这是病人来找我的主要原因。

然后，我描述常见的副作用——头痛、恶心、疲倦——以及如何预防或治疗。我接着解释 ECT 带来的记忆障碍，它可能是逆行性的（典型症状是想不起 ECT 之前数天或数周的事）和顺行性的（记不住新获得的信息）。虽然这些障碍通常是暂时的，疗程结束后几个月内就会缓解，但确实有记忆永久丧失的风险。这并非忘记你自己是谁，而更像记忆库中出现了一连串的空洞。

我回应弗雷德里克所担心的事——他很担心最后会变成植物人。我向他保证，我们数十年施行 ECT，并没有发生过这种事；而且夺走了感觉、思考和反应能力的绝对是抑郁症，而非 ECT 治疗。最后，我描述全身麻醉的风险：无论用于拔牙还是心脏手术，总是有再也醒不来的可能性，但是这种情况很罕见，概率是万分之一，而在我三十年施行 ECT 的日子里，从未见过这种例子。尽管如此，告知人们这种罕见却致命的风险，是获得同意之前必须告知的内容。

弗雷德里克和科琳望了望对方，然后看着我。弗雷德里克问我，这种治疗会不会痛？我提醒他，治疗过程中会是睡着的状态，但之后可能感到头痛和某些肌肉僵硬；不过我补充说，疼痛程度通常不严重。科琳想知道，我们是否能确保弗雷德里克是真的睡着。我解释，进行治疗前，麻醉科医生会谨慎地确保麻醉药物发生效用。科琳很担心，如果弗雷德里克接受治疗，她怎么跟她朋友说明这件事。我问她目前是怎么跟朋友说他生病的事。她低着头："我跟他们说，他有严重的偏头痛。我想他们不会相信，但他们什么也没说。我觉得他们知道发生了什么事。"我回应道，保持谎言通常比说实话困难得多，而严重的抑郁症确实是一件难以分享的事。

我建议他们谈一谈，并且让我知道结果。ECT 这项服务提供录影和讲义，所以患者可以考虑他们的决定。我也跟他们说，如果弗雷德里克是我的兄弟，ECT 会是我愿意推荐的治疗——而且，如果我自己患有严重的抑郁,这也是我会选择的治疗。他们默默点头。我想知道在提供他们一连串必要的"消费者信息"后,这最后的背书是不是他们想听到的最重要的东西。多年来,许多病人跟我说,这句"我会希望我的家人接受治疗",是他们在考虑时最关键的因素。

截至目前,科学家对于 ECT 如何发挥作用仍然无法清楚掌握。一方面是我们并不知道抑郁症的确切原因。毕竟,除非你知道这项治疗要纠正的错误机制,否则你无法理解它是怎么发挥作用的。其实,从心理到药物的治疗,都是一样的道理。许多癌症的成因至今未解,我们可以通过动物与人体实验观察治疗对大脑的作用,但无法解释它为何有效。医疗中到处都是这样的例子,在知道某项治疗如何发挥作用之前,人们老早发现它们具有疗效了。

近年来,大众媒体疯狂赞扬所谓的突破性发现,宣称找到了可能解释 ECT 疗效的神经学机制。科学家在报告中展现出谦逊的态度,他们以脑部扫描的技术,观察病人施行 ECT 前后的大脑。他们的研究着眼于细胞集合之间的联结,这些细胞集合构成了脑中特定区域的网络或回路。早期研究显示,抑郁症患者的脑部特定区域有许多"超级联结",而在施行 ECT 之后,回路间联结的程度开始减少,抑郁症也得到明显的改善。[17] 我不是那么赞同媒体用耸动的语言描述这些研究,在我看来它的确很有潜力,但仍是相当粗略的研究。我想未来的进展将会证明这一点。

话说回来,抑郁症是特定脑细胞网络之间产生过度联结,而 ECT 能够缩减这些联结,脑部影像为此提供了理论模型,而这个模型比我们之前拥有的模型复杂得多。在有新科技(如磁共振成像和正电子发射断层扫描)能观察脑部结构与功能的年代之前,抑郁症被形容为大脑化学浓汤①的扰动，而 ECT 提供了某种额外的催化剂，让这些化学成分回复正常的比例。

脑部影像也引发了关于 ECT 是否会造成永久"脑损伤"的辩论，这是 ECT 反对者最普遍的批评。磁共振成像扫描显示，ECT 对脑部并没有解剖学方面的影响。2001 年，德国的研究者证明，过去五年内接受超过六十次 ECT 治疗的病人，其脑部扫描与健康人的脑部扫描没有差别。[18]

虽然这项研究仍不成熟，但能与像弗雷德里克这样正在考虑 ECT 的病人分享信息，对他们会很有帮助。我的工作中很重要的部分，就是向病人解释治疗背后的科学，并试图厘清意识形态、恐惧，或者有时以利润为导向的腐败在哪些地方扭曲了医学的科学基础。我必须竭尽全力掌握最新信息，并在我能力无法应对挑战的情况下，向专业领域的同人寻求帮助。我特别关注那些包括了病人主观治疗经验的研究。幸运的是，我们有许多这样的 ECT 研究。

从我对现行法律的理解来说，我有责任对病人传达目前已知关于治疗的所有细节，这是一个理性的人需要知道的事。我（自诩为理性的人）会想知道的，不只是医生和科学家在想什么，还有曾经接受过治疗的病人怎么说。理性的人会想知道，药物或治疗是否会杀死他们，以及如何杀死他们；他们想知道可能发生哪些副作用，以及副作用会让他们多不舒服；理性的人想知道，如果不接受治疗，可能会发生什么事。大多数病人不会详读一页页的医疗术语，我也不想。有大量的文献指出，病人如何理解风险，是根据描述的用字和量化方式而定，但对我的角色而言，我必须确保对病人

---

① 意指脑中的化学物质像一锅浓汤，混合在一起。——译者注

传达了我所有的知识——固有的、学来的、借来的——所以万一什么事出了差错（我真诚希望它不要发生），我和病人都不会感到惊讶。

我除了有为病人撷取和翻译科学资讯的义务，也有责任推荐我所认为对病人最有帮助的治疗。一味传达资料和结论，却没有提出强力的治疗建议，等同于放弃了比身为医生更伟大的角色：以每位病人的健康为目标，运用专业与经验，提供他们希望和慰藉。

＊　＊　＊

今天是从那次初诊过后的一周，弗雷德里克来这里接受第一次治疗。他已经看过麻醉科医生的会诊，而医生确定弗雷德里克除了抑郁症之外，没有其他特别的医疗问题。他的血液检查和心电图都正常——只是他的心碎了。既然这是他的初次治疗，我们对治疗程序的解释，就必须比对老病人的说明更详细。

弗雷德里克躺在病床上，身上连接着各种仪器。看着心脏监测器，我注意到他的心跳很快，这是显而易见的焦虑。当里克熟练地定位并建立静脉管路，我试图用对话分散他的注意力。药效发作之后，乔安娜承接了我与弗雷德里克的对话。

我转向 ECT 机器，调整控制电脉冲及每次脉冲时间和幅度的设定。造成癫痫发作并提供症状缓解的设定因人而异，而且差异颇大，需要依据每个人的状况来判断。脑中自然发生的电活动可以用脑电图记录，脑电图也用于睡眠检查和癫痫发作的鉴定上，但是自然的电活动通常不会引起癫痫发作。为了诱发癫痫发作，机器发出的电刺激强度必须比脑部本身抵抗自发性癫痫发作的阈值还高。这是因人而异的，有人的癫痫发作阈值可能很高，而有人则低得多。因此，在初次治疗时，为了判定每个病人的阈值，我们会从低强度的刺激开始，直到达到阈值，也就是癫痫发作的那个点。

这是在弗雷德里克被麻醉的短暂期间完成的，只花了不到一分钟的时间。根据年龄与性别而有不同的标准，我从非常低的电刺激设定开始。什么事都没发生。第二次接收到稍高的刺激时，弗雷德里克出现了些许可察觉的癫痫发作，持续二十八秒才停止。下一次的治疗，将包括根据他的阈值量身定做的电刺激设定。ECT疗程绝非对每个人都适用。

在癫痫发作平息之后，弗雷德里克恢复了呼吸，茫然地点头回应里克的问题。我很快跑了一趟等候室，告诉科琳治疗已经结束，一切顺利。这并非我处理的惯例，但第一次治疗对病人及其家属而言可能很可怕，我们必须处理好各种细节，他们才会放心。

"他都完成了。他已经接受治疗，一切如预期进行。他会在一两分钟内到达恢复室。"

"已经好了？"她回答的语调同时反映出舒缓和担忧的心情。我告诉她恢复室护士的名字，并说明再过几分钟，她就可以进去和弗雷德里克讲话了。我知道相较于可以见到弗雷德里克，并且跟他聊聊天，我的安慰相形见绌。

＊　＊　＊

下一位病人是理查德·布劳多，他无须鼓励或协助，就能自己走进治疗室。他在过去二十年来接受过多次ECT疗程，并且在媒体上公开分享这方面的经验。今天由我施行ECT，虽然这是因为轮到我值班，也因为我是第一个让他使用ECT的人。

理查德详细记录了自己生病和治疗的时间，而且检视过病历。

他简明扼要地总结他的临床病史：

> 从 1972 年来有五十四次抑郁发作；四十七种不同的精神科药物治疗方案（只有最后一种有效）；从 1991 年起三十次住院的 ECT 疗程（每次都使抑郁缓解）以及两次门诊的 ECT 维持疗程（皆无法避免复发）（119 双，179 右；298 次 ECT）[注：双＝双侧 ECT；右＝右单侧 ECT]

理查德的表达能力出众，他长得英俊不说，还拥有竞技运动员的优雅体态，迷人的试探性微笑，操着一口结合南非与美国中西部的抑扬顿挫的口音。他因为疾病和 ECT 的经验而被全国性的媒体报道过。他在健康的状态下是个精力充沛的精神病患倡导者，最近还成了某些病患的法律代表。

理查德告诉我，他从小性格开朗，他的父母跟保姆昵称他为小菩萨，没有人想到他会抑郁。青少年时期，理查德见到两个哥哥挣扎于导致失能与自杀的抑郁症，他对自己与同样患有情感障碍的父母许下承诺，永远不会成为这种疾病的牺牲品。

然而，大学毕业后不久，理查德就像他的哥哥一样，陷入反复循环的抑郁，病症使他精疲力竭，甚至危及生命。尽管住院治疗、对药物和心理治疗的反应不佳，他还是完成了大学学业，并攻读经济学博士学位。接着在他二十八九岁时，一种抗抑郁药物的处方揭露了他潜在的双相情感障碍，让他从抑郁深渊转为轻躁狂发作，这是一种轻微形式的躁狂。这种药物似乎增加了理查德抑郁症发作的频率，因此，多年来他试图以心理治疗渡过情感障碍的浪潮，但是他仍难以维持稳定的职业，最后被迫搬回家与父母同住。

三十多岁时,理查德搬到多伦多,就读当地的法学院。他在那里有一位近亲,当理查德的父亲面临精神疾病,那位长辈就扮演了代理父亲的角色。理查德在多伦多的第一年处于轻躁狂状态,不久便倒下,开始了接下来十八年来的多次住院。

三十五岁的理查德十分绝望。他的大哥马丁完成在美国极具竞争力的 MBA 项目,并在一家名列《财富》杂志的五百强公司担任外汇储备经理人,但三十二岁时自杀身亡。理查德说,他对于哥哥留下他独自面对他们共有的疾病感到愤怒,但并不悲伤。"他说他受够了。他总说,我会是那个弄清楚这疾病的人。他做了选择,而我做了不同的选择。"

我在理查德第四次住院时见到他。理查德的医生们开始对稳定理查德的情绪感到绝望,也明白反复住院的过程可能会让他完成法律学位的愿望落空。他们知晓理查德的家族史;除了他哥哥之外,他有三名近亲都死于自杀。当时多伦多的综合医院并未广泛使用 ECT,我是多伦多总医院少数受训来施行 ECT 的医生之一,理查德的医生要我和他见面,讨论将 ECT 作为一个可能的治疗选项。

理查德第一次在医院见到我时,把我当成"来这里和你讨论 ECT 的医生",他并未仔细询问结果和副作用。当时他蓬头垢面(跟我后来认识的那个仪容完美的他截然不同),眼神交流也少,只对我展现出最低程度的兴趣。如今,理查德说,他当时立刻知道可以信任我,不需要问一堆问题。我发现他常常靠第一印象就对人做出判断,而且深信不疑,就如同他和他的亲密好友保持了终身友好的关系。二十多年来,他从未表现出想开除我这位精神科医生的意思。

我已经不太记得初次见面时我说了些什么;理查德的记忆要

好得多，尽管他自那时起，已经接受了多次 ECT 治疗。他回忆道，关于他的经历，我们谈了一个小时，对于像他这般身陷抑郁的人而言，这实在是超乎寻常的耐力。接着我建议他："我认为你应该接受 ECT。"我已记不清当时的情况，但我想他的痛苦是如此明显而巨大，以至于看起来就像紧急状况。

陪他一起走过后续几次的抑郁发作，如今我知道他的情况会在几天内从健康和轻度焦虑，转变为使他动弹不得的抑郁。然后，他会犹豫地走进我的诊室，声音低喃、眼中充满泪水，告诉我这次他没希望了。每当这种时刻出现，我们都知道他立即需要 ECT。理查德不止一次抱着我哭诉，仿佛绝望的洪流将他抛进海里。他的痛苦让人难以承受——包括他和他身边的人。在这种状态下住院，他只是清醒着躺在床上，不与人互动，无法阅读，顶多勉强进食。

同样，他通常在二到三周内进行六到八次的 ECT 治疗后，就能快速而戏剧般地对治疗产生反应。他变得愉快，愿意与人互动，而且相信抑郁不会再复发，积极准备恢复中断的人生。ECT 从未令他失望，而一个接一个目睹理查德治疗的医学生和住院医师，也都惊讶于"治疗前"和"治疗后"在几周内的变化。

我们初次见面之后的二十年中，ECT 成为理查德的生命线，我发现这是唯一可以把他从反复情绪波动的地狱中拉出来而且不会造成躁狂的治疗方法。我们试验过右单侧和双侧的电极摆位——反映出精神医学文献中对于 ECT 的辩论，有关疗效和电流剂量以及电极摆位之间的关系。理查德发现双侧的疗效更快，但让他迷糊，所以他选了右单侧。

不幸的是，时间一年年过去，我们开始遭遇跟理查德使用药物后相同的临床现象——他的发作频率变高了，间隔越来越短。

ECT 对于不同的病人有不同的疗效。某些人接受过一个疗程的 ECT 之后就再也没生病,而某些人则需要规律且越来越频繁的追加治疗。我并不清楚为什么。尽管如此,ECT 仍是理查德治疗的支柱,加上药物的配合,让他得以追寻法律人的生涯,回到忙碌的网球赛程,并与亲友维持关系。

理查德把接受 ECT 视为自我照顾的常规。他说,对他而言"那就像冲个澡"。有些病人则描述 ECT 比看牙医还舒服。[19] 对理查德有利的是,他能承受全身麻醉,并以接受治疗后几小时内就去打网球而闻名。他并未痊愈,但他绝对是在处理自己的疾病。

理查德十年前跟我说,他有意在报纸上分享他接受 ECT 治疗的正面经验,让社会大众了解这种治疗,并且打破污名化的刻板印象,当时我的感受很复杂。多年来,我看到他和许多人为 ECT 发声的好处,尽管这得付出代价。接受 ECT 的人们愿意出面谈论正面经验[20],对其他正考虑这项治疗的人来说,无疑提供了希望,而且往往比几沓证明疗效的科学资料要来得更有价值。但是这么做需要勇气,因为尽管 ECT 带来助益,这项治疗本身与接受和施行它的人仍然遭受批判的眼光。

理查德并非唯一公开发声的人。ECT 能符合伦理且有效施行,许多知名人士的助力甚深,他们以书写或口述的方式,道出挣扎于危及生命的情感障碍——包括美国前总统候选人迈克尔·杜卡基斯之妻姬蒂·杜卡基斯(Kitty Dukakis)、外科医生作家舍温·努兰(Sherwin Nuland)、耶鲁大学医学院前院长与百时美施贵宝公司制药研究的美国总负责人莱昂·罗森伯格(Leon Rosenberg),以及作家威廉·斯泰隆(William Styron)。他们全都站出来分享,认为 ECT 是唯一能把他们从抑郁与自杀的地狱中拉出来的治疗。

我很钦佩努兰,他是一位高个子、白发、充满魅力及自信的外科医生,曾写过多部医学人文著作,他也在 TED 演讲中分享自己如何落入自我厌恶、强迫及自杀的深渊。在数年的失败治疗后,他的精神科医生相信他的病情已经无法有所改善,而且仅仅为了摆脱苦难,他就应该接受脑部手术。他开始反思 ECT 如何被当成神经外科手术之前的最后选项,以及 ECT 如何将他由深渊中拉出来,让他走上一条全新的道路,成功扮演丈夫、父亲、外科医生和作家的角色。[21]若非他的治疗团队中有一位二十七岁精神科住院医师不惜与医院的资深前辈争论,病人在考虑额叶切除术之前应该先完成一次 ECT 疗程,那么,努兰很可能不会接受 ECT。如果是乔希,他也会做出坚定的立论,并且挺身面对年长的临床医生。我可以想象他那个模样。

在关于他的疾病的公开演讲中,理查德总说,和精神科医生及治疗团队建立关系是最根本的基础,而且具有疗效——这是一种个人关系,拥有相互了解的知识和信任基础,超越了医患或护患关系的技术性质。理查德将 ECT 团队描述为他在治疗经验中安全感最核心的部分。多年来,他认识了护士、为他施行 ECT 的精神科医生,也熟识麻醉科医生,当他们准备为他治疗时,不时会交换着笑话和近况。重要的是,他们针对治疗效果提供了可信的反馈,让他知道治疗什么时候可以有反应。理查德认识乔安娜已超过二十年,根据早上施行 ECT 之前的聊天内容,她能以惊人的准确程度预测他还需要几次的治疗。

当理查德对那些正在考虑接受 ECT 的病友进行演讲时,他说他唯一的抱怨是"ECT 无法避免疾病复发,那是最糟的事。你觉得好多了,恢复正常,而且认定抑郁不会再回来了。但不久它又来了"。

他也在约诊时对我说。我提醒他,这是对他有效的治疗,或许不是永远有效或没有副作用,但的确有效,这点很重要。虽然他不喜欢在抑郁发作期间丧失记忆,也不确定这是疾病还是 ECT 的结果,但他尽可能乐观以待。他曾跟我说,就算 ECT 造成记忆丧失,相较于他试过的一大堆精神科用药,他认为很值得。许多药都有肥胖和损害心血管的副作用。如同他所说:"你知道,吃药就好像你用一种慢性病,去交换另一种。"

今天理查德在病床上放松时,跟我聊到最近的网球赛,以及对职业巡回赛中几位选手的看法。ECT 看起来就像某种恼人分心的事物,只有压倒性的麻醉能打断他滔滔不绝的网球轶事。他沉沉入睡,准备接受治疗。"他好很多了。"在我准备按钮时,乔安娜观察道。"你准备再给他几次治疗?"她不太掩饰的临床观察提醒了我,当理查德的改善程度达到稳定期,就该是停止的时候,更多治疗也不会增加保险价值。半小时后,我和理查德在恢复室聊天,我们同意这次疗程已经达到目标。但很少人能料想得到,理查德接下来的治疗——一种新药物组合——将让他维持更久的健康状态。[22]

*　　*　　*

我们治疗完今早二十位病人中的最后一位,我对乔安娜和里克轻快地说了声"下周再见"。这时脑中一个冷静的声音提醒我,我下周的计划可能需要重新安排,视我母亲的消息而定。我走过等候室,注意到理查德和穆斯塔法都已经离开。我想知道理查德是否会赢得他的网球赛,也提醒自己需要和一位同事会诊,讨论关于考虑给穆斯塔法施行维持疗程的 ECT。考虑到他抑郁复发的频率,我认为他可能需要每周或每月过来接受"加码"的 ECT 治疗,并且持续一段时间。

我的胃咕噜作响,该补充能量了,但我见到科琳坐在弗雷德里克身旁,握着他的手。他一小时之前就能回家了,或许是护士把他留在恢复室的时间比较久。护士总能靠着准确的直觉,知道额外的关注有益于初来乍到的病人及家属。当我听到科琳在测试弗雷德里克日期和时间时,我同意他们的评估。

"你真的不知道今天是几号吗?"科琳焦虑地问弗雷德里克。

带着紧张又茫然的表情,弗雷德里克摇头。

"弗雷德里克,"我说,"你觉得怎么样? 你做得很好。"我跟他握手,并对科琳微笑。

她回以一个不太确定的微笑。"戈德布卢姆医生,他不记得今天是几月几号。情况会一直这样吗?"

我看着他们两个人。"ECT 之后,初期的记忆丧失通常都会消失,除了某些治疗即将开始之前的时刻。而今天我们进行了两次刺激,是为了找出让他癫痫发作的阈值,所以,那也可能让记忆变得更模糊。下次只会有一次刺激,现在要说弗雷德里克会有其他记忆丧失的情况也还太早。我建议在测试之前,最好先放松一下,好好睡个觉。"

弗雷德里克看来松了一口气,不用面对更多他难以回答的问题。科琳则向后靠向椅子,仍然握着他的手。

我提醒弗雷德里克,几天后我会帮他看诊,评估他对治疗的反应。但是在那之前,他若有任何问题,都要打电话给我。

"下次我们约诊时,你可能已经发现你的感觉不太一样了,"我说,"虽然我们确实需要八到十二次的治疗才能看到完整的疗效。今天是个好的开始。"

走向门口,我又回头望了一眼,他们舒服地坐着,头靠得很近,静默无语。我希望弗雷德里克能够对治疗快速起反应。他和科琳都需要一些好运。

离开时，我想象着这周再过个几天，当我母亲等着看医生，我父亲也会用同样的姿势坐在她身旁。但我母亲不会太安静的，她会在我父亲身旁提议着各种计划，或者讨论他们的孙子。我父亲会点头微笑，假装有兴趣地听着，但脑中第一千次闪过影响她视力问题的可能原因——不代表死刑宣判的那些原因。

医院、医生的候诊室与 X 光检查室，都是孤寂且令人迷失方向的地方。若有人在那里陪伴你，那么你很幸运。如果后来发现你只是短暂停留，那就更是幸运了。理查德逐渐接受他需要 ECT 的频繁治疗；穆斯塔法可能也会做好同样的准备，而现在要说弗雷德里克完成一次 ECT 疗程之后是否能离开，尚嫌太早。毫无依据地去设想我母亲的未来会怎样……或许也是一样的道理。

陷在焦虑中满脑子胡思乱想，实在不是我的作风，显然我需要一些营养。回办公室的路上我会经过哈博德烘焙坊，我想停下来买卷心菜罗宋汤和鸡蛋沙拉三明治。

05 连接远方

星期二下午

"老板，提醒你一下，"西蒙娜从办公室打电话给我，"今天下午，你在楼下工作室要进行两次远程视频通话：肯诺拉和萨德伯里。档案放在你桌上。在我离开前，你还需要什么吗？你记得我今天要提早走吗？"

事实上，我不记得了。但我马上想起她正在执行一个爱心任务，对象是她救援的动物。我已经数不清西蒙娜到底拯救了多少猫咪和鸟类，使它们免于夭折的命运。我谢谢她，告诉她我可以进行接下来远程精神医疗的会诊。只进行两次诊断评估，对星期二下午而言，是个相对缓慢的节奏。然而安大略北部惯有的雷暴天气，使得病人很难前往当地诊所就医，而这些诊所构成了安大略远程医疗网络的许多节点。安大略远程医疗网络服务的省份总面积约四十万平方英里，能容纳英格兰和法国，还有空间留给另外一个国家。

"远程医疗"（包括"远程精神医疗"）是一个与"远程健康照护"和"远程视频"搭配使用的词。以我对新鲜事物和神游各地的喜好而言，它对我特别具有吸引力。我也欣赏它给精神疾病患者提供照护的效能，否则这些病人免不了要长途跋涉——或者，碍于旅途的花费和压力而作罢。

远程医疗开始于1970年代，它需要符合四个定义：一、提供临床支持。二、通过连接位于不同物理环境的使用者，以克服地理障碍。三、涉及各种类型的信息与通信技术。四、改善健康结果。[1]

第一次有记录的远程医疗发生在1906年，当时一位尼斯的医生用电话线传送心电图资料给远在巴黎的医生，巴黎的医生因此能够确诊尼斯的病人是心脏病发作。如今，外科手术可以通过当地手术室播送画面给全世界的专家会诊观看，身在异地的专家也能即时对手术团队提出建议。[2]此外，包括放射科影像、病理标本及血液细胞的图像等，都能以这种方式与医疗团队分享。[3]对于肩关节置换术的病人，外科医生还可以运用多媒体技术，接收病人术后在家复原状况的录影报告，并给予治疗上的提醒。[4]这个年代，科技让一切显得无远弗届。

在线上精神健康领域，心理治疗师如今能够提供治疗的方式包括了电子邮件、即时通信、分享资讯的网站，以及使用个人电脑进行远程视频会议。[5]我不属于高度采用这些治疗形式的世代，虽然我确实会因为非临床事务而写电子邮件给病人，诸如安排会诊或转介。我听过那些使用社群媒体的住院医师大力赞扬这种医疗服务的潜力，它们能给无法前往诊室看诊的病人（无论是基于财务困难或者是身心失能）提供治疗。如果病人能接受潜在的隐私风险，而且治疗师也知道他们有责任在线上维持与当面看诊相同的专业度，那么，我看不出这样做有什么问题。

但是，这些方式不适合我。我比较喜欢与病人进行即时且面对面的会谈。鉴于加拿大北部精神科医生短缺的困境，我把远程精神医疗会诊视为一种必要且有帮助的服务形式，但我怀念那种人与人之间的亲近距离。我并非否定线上精神健康资源的效用，只是，就像我无法想象打开阅读器以取代翻开书页的感觉，对我而言，和病人举行视频会议或线上看诊，总是一个次佳的选择。不过，在我早年的职业生涯中，我花费大量时间与金钱飞到安大略北部的社区提供临床照护，我明白远程医疗自有它的优势。而如今，远程医疗成为我每周工作的一部分。

通过远程视频会议进行精神科会谈，是一种学习而来的技能。就算在理想状况下，试图解读病人也是一件困难的任务，我必须同时评估病人的许多面向，包括语言与非语言沟通、脸部表情、身体语言、服装仪容、社交技能、认知能力，以及病人思考与行为的整体组织程度。通过远程视频会议来评估，有一点像和一个身处半透明浴帘之后的人进行沟通，这个人轮廓模糊，许多细微之处都消失了。所幸，以现在的科技水准，声音的传送几乎没有落差，而影像的清晰度虽不如我们习惯的网络电视那么好，但已足够看出非语言的细微表现。

在早年的经验中，我觉得远程视频就像跟病人在水面下交谈，而多年来我学会适应，放慢速度，问一些更简短、更聚焦的问题，而且保留比较长的沉默时间，这样我们的声音便不会重叠。当然，这种沟通模式在我进行远程精神医疗的十五年来早已越来越普及。现在五十岁以下的世代，已经很少有人没用过 Skype 或 FaceTime 等视频软件，或不曾参与过视频会议和线上课程。科技传讯让我们与远方的人沟通变得容易，而或许在不久的将来，在诊疗室与精神科医生面对面会谈，将变得相当稀奇。

除了目前远程精神医疗的领域，在 21 世纪初，移动电子设备的魔法将如何重塑病人获得精神科服务的途径，仍然有待观察，但我不怀疑企业家正在探索这些选项。在我自己的医院，这类计划正在进行中,将远程精神医疗的服务延伸到急诊精神科的会诊,如此一来,那些乡村及偏远地带的急诊室和夜间诊所,便能获得专科的评估及照护。精神分析的咨询服务目前已经从美国通过 Skype 提供给中国,那么精神科急诊的评估与治疗也许指日可待。[6]

＊　＊　＊

我和远程精神医学的渊源可以回溯到 1990 年代,当时我参与多伦多大学精神科的"精神医学扩大服务计划",成为定期飞往蒂明斯和肯诺拉等矿区的访客,每一回花上一周的时间,到当地的医院和诊所为病人看诊。我也和当地的健康照护人员共同会诊,包括某些他们认为棘手的病人,并且着眼于考量整体局势的做法及外来者的观点,能够为哪些社区精神健康议题带来益处。我鼓励精神科的受训学员参与行程,并告诉他们,这些经验能够跨越大城市教学医院的限制,让他们置身于精神疾病的"真实世界"中。对于许多与我同行的住院医师来说,这些旅程也给了我们绝佳的机会了解彼此,并得以分享关于职业生涯及精神医学之外的生活。

此外,我们大学的精神科数十年来为巴芬岛的居民提供精神医疗服务,如今此地已经正式纳入加拿大北极圈努纳武特地区。我们所提供的服务,是派一小群轮班的精神科医生造访该岛上的偏远社区长达几周的时间。同一批精神科医生会尽可能拜访相同的社区,一年内拜访两到四次。在我看来,这么多年建立起来的关系,就像冒险游乐场里常见的绳索桥——不稳定,却令人意外地持久。

虽然我定期造访安大略北部,但只去过努纳武特两次,还是为了填补其他伙伴留下的空档。两次的目的地都是巴芬岛。巴芬岛是加拿大最大的岛屿，它是因纽特人的家乡，属于加拿大的原住民居住地。我很珍惜这些造访的机会，它以出乎意料的方式拓展了我身为加拿大人的经验。我曾希望能应要求再去一趟，多年来，我持续更新在努纳武特的医生执照，就像待在冰球小联盟等着晋升国家冰球联盟的机会。

这段旅程始于飞往渥太华的短途航班，再转乘唯二飞往巴芬岛的航班。我那时才发现自己的地理感有多么薄弱。当旅行社在电话上跟我说，早上八点的航班会在十一点半抵达，我听到这话，还以为是十五小时的飞行时间，惊讶地喘了一口气，结果电话线的另一端一阵沉默。"你有地球仪吗?"对方小声问道。原来从南部飞到北部，比从东部到西部要快得多。离开渥太华三个半小时后，我已经抵达了努纳武特的首府伊魁特。

我在2001年5月初次来到伊魁特，那时到处都是破败的模块化建筑，四周布满冬天留下的脏雪，以及夏天短暂冒出头的苔原及草地。这个城市仅有六千多位居民，但身为努纳武特政府的所在地，必须服务超过三万两千人口，这个地区以令人印象深刻的立法机关建筑物和某些饭店及餐厅为特色。

我在出发前往偏远的社区拜访前，和当地的住院医师花了几天在伊魁特综合医院和监狱(巴芬矫治中心)进行会诊。这些社区全都有两个名字——因纽特的名字及其殖民时期遗留下来的名字。殖民时期的遗迹终会凋零，但这些社区的名字已经因当地的艺术、纺织及雕刻而闻名国际，包括开普多塞特(因纽特名 Kinngait)、雷索卢特(因纽特名 Qausuittuq)、庞纳唐(因纽特名 Pannirtuuq)、湖港(因纽特名 Kimmirut)，以及布劳顿岛(因纽特名 Qikiqtarjuaq)。

我清楚记得巴芬矫治中心的一位病人。吉姆·库苏加克是二十五岁的因纽特人，他在幺弟自杀后，因为殴打女友而入狱。他的幺弟已经是他第三位自杀的兄弟了，他还有另外六位表亲也是死于自杀。监狱护士担心吉姆患有严重的抑郁症，需要抗抑郁药物治疗，请我在他被释放之前评估状况。

刚开始，吉姆不愿跟我谈，因为我是个对他家乡、人民和传统一无所知的白人医生；他可能也担心我的评估结果会对他的出狱造成影响。但过程中他渐渐敞开心扉，或许年纪和文化的差异，反而对我们彼此的理解有帮助，或者他察觉到我不会立刻下判断，而愿意倾听他的故事。

无论如何，他跟我谈到家庭（他的女友和两岁儿子）、他兼职担任重型机械操作员的工作，以及最近发生的事件。我很快明白，就征象和症状来判断，他并未罹患抑郁症，而是因为超乎寻常的失落，经历了一段悲愤的时期。他的症状来得激烈而且断断续续，在入狱时达到顶点。他在这种孤离的环境中远离了家人和酒精，因而有时间思考并认识到身为家里最后一个幸存的孩子，他肩负着责任。他想回到父母身旁，学习父亲的狩猎技巧，好好养育他的儿子。他侃侃而谈从监狱护士那儿获得的帮助，以及他多么依赖家乡的一位男护士。"他对我而言，就像爸爸一样。"吉姆说。

一个钟头的会谈结束后，我伸出手，而他拥抱了我，这种自发性的动作让我惊喜。这样理解新文化真是个不错的方式。

我狱中会诊的下一个对象是裘安纳西·伊旺恩。这个来自开普多塞特的二十六岁因纽特男子，因为伤害和语出死亡威胁而入狱。他的态度和蔼可亲，而且配合。相较于吉姆能自在地与人往来，裘安纳西在社区里很难交得上朋友，上学之后也没什么进展。他没有念完小学五年级就离开学校了，属于功能性文盲[1]。虽然

---

[1]　指具备阅读、书写或计算能力，但无法以这些能力处理某些日常生活事务。——译者注

他自称看了很多电视，但唯一记得的节目是《顶尖警察》(*Top Cops*)。他从十九岁开始有幻觉和攻击的病史，以及自杀的家族史。到了十八岁，他一天可以喝掉二十四罐啤酒，有时会出现记忆丧失和酒精戒断癫痫的情形。

虽然他把攻击行为降到最低，但偶尔还是无法克制，而且无论是入狱前还是入狱后，他的愤怒情绪似乎总是毫无来由。他被注射抗精神病药物，对药物的反应也不错。"打针让我觉得好多了。"他这么说。但因为入狱，他数年来第一次必须远离酒精。我无法得知他的愤怒是与精神病有关，还是与酒精摄取有关。要靠一次性的评估找出某些行为的原因，或是某些行为之间的相关性（因为慢性与严重酒精滥用的患者也可能产生幻听），超出我的能力范围。我知道如果不开药给他，就这样任由他回到孤离的社区，是一件很冒险的事。所以在他即将出狱时，我让他使用抗精神病药物的长效针剂，一个月注射一次，并在社区护士的监测下进行。无论我在上个案例吉姆的身上建立起什么样的信心或联结感，都在这次与裘安纳西的遭遇中严重受挫。在裘安纳西的身上，我的诊断模糊而且不确定，尽管我必须"做点什么"来降低他回家的风险。

这些都是十年前的事了，巴芬岛的旅程让我见识到令人敬畏的贫瘠景观与更多现实面向的人情世故，也凸显了大城市以学术导向的精神医学那种强烈的人为限制。在努纳武特社区提供给暂时工作者居住的小旅馆和招待所里，我遇见了来自世界各地的人，他们之中有许多人显然是无可救药的流浪者，身份包括厨师、护士、教师、建筑工人、飞行员、工程师及地理学家，他们环游世界，身上拥有的技能允许他们在世界上最偏远的地方一落脚就是几个月。有些人爱上这种陌生感，选择定居下来，有些人则急欲远离过往的生活。

这些往北的旅程，让我想起我的曾祖父塞缪尔·戈德布卢姆。他在1880年和兄弟们一起离开立陶宛瑙梅斯蒂斯的城镇，到加拿大寻找新生活。他四处游走，在蒙特利尔、温尼伯、温哥华及马萨诸塞州的伍斯特都待过。但他的儿子，也就是我的祖父奥尔顿，出生于蒙特利尔，并在那里成家立业，等到我在蒙特利尔出生，我们已经属于这个城市里犹太人家庭的一分子了。无论我曾祖父和他的家族曾经历过什么样的动荡，都好过那些在瑙梅斯蒂斯遭到灭绝的犹太人。当我的儿子们几年前造访瑙梅斯蒂斯时，一张上面标有犹太人大卫之星的地图把他们带往一个万人坑。相对之下，我外祖母还是青少年时就离开俄罗斯，在布雷顿角岛安顿下来，并且在此落地生根。

在北部和我一起工作的原住民伙伴及我在会诊时见到的原住民病人，有一种迷人的对比。他们都面临着往往会导致死亡的生存困难，却展现出强大的心理力量。这些精神健康工作者具有战时幸存者所笃信的严峻宿命论，而我每次探访的病人，他们周遭几乎都有着死于自杀的至亲好友，比例是"南方"加拿大人的十至二十倍。在十五至二十四岁的原住民中，自杀率是每十万人中就有五百人，约为全国同龄层人口的五十倍之多。[7]面对如此令人丧气的统计数字，社区工作者持续倡导改善社区的社会结构，包括基础建设、学校与休闲计划、更多精神健康资源、受虐女性的支持团体、提供年轻人传承生活方式的教育，以及能带来收入的艺术与手工艺计划。

努纳武特地区的期望寿命比加拿大其他地区的人少了十年，婴儿死亡率是四倍之多，肺癌死亡率超过三倍，结核病比例是二十倍，衣原体感染的比例则是十八倍。这些数据尚未涉及自杀与物质滥用的面向。有鉴于影响原住民健康的庞大社会经济力量，当我在那里服务时,很容易觉得我们根本是不自量力。甚至有些时候,我会纳闷我们在这里的作为是不是弊多于利,我们飞进飞出,把西方对精神医学诊断和精神健康的概念加诸当地人身上,然而,他们早已受够了殖民主义和不确定的未来。

所幸,当地的精神健康工作者向我保证,如果他们发现我们有对文化不敏感的诊断评估,他们会以礼貌和正向的态度提出说明。他们真心感谢我们能为严重的精神病人提供医疗帮助,解救他们于困境之中;当然,有时我们也可能不得已地让病人陷入比原先更混乱的情境,例如病人需要坐飞机远离社区接受治疗。他们也感谢我们提供抑郁症病人药物,使他们能在数周内从明显的麻木状态中复苏,重回亲友身边。至于笼罩整个社区的成瘾及物质滥用问题,我们能做的则非常有限。从日积月累的经验看来,我认为在当地能成功推动的社区计划,多半是靠着因纽特人自身历史文化的支撑,而"南方"所引进的健康概念,其实没有什么帮助。

对于其他业已造访巴芬岛多次的精神科医生而言,与社区及工作人员的联系,能够与地方专家建立起良好的工作关系,并且交换不同领域的知识——精神科医生的专长是理解对精神疾病可预测之表现及其治疗,而地方工作者则熟谙因纽特人展现痛苦和精神疾病的方式,这样的交流非常有意义。

偶尔,我会听到诸如反对"巴芬岛巡回会诊计划"的这类消息,我想起某位精神科医生同事曾经跟我分享的故事。有人请我同事去看望一位十六岁女孩,她在表亲过世之后开始酗酒,还吸食强力胶。社工私底下问我同事,能否单独去看望那个女孩(虽然这有违作业程序,按规定,社工与精神科医生应该一起去探访病人)。

"我认为,有些事她只愿意跟陌生人说,"社工说,"她不能告诉我,因为我认识她妈妈。"

"你知道些什么事?"我同事想知道社工是否从女孩的母亲那儿听说了什么。

"没有。但我感觉一定有事。你明天就会离开,可以带着她的故事走。"

我同事答应去看她。果不其然,循循善诱之下,女孩用因纽特人特有的柔软腔调对我同事说,她有两位表兄弟死于雪上摩托车的酒驾意外,他们之中,有一个曾经性侵她。她不愿意透露这件事,而且那人现在也死了。

"你可以让我去南方吗? 我可以待在渥太华的阿姨那儿。我没办法继续留在这里。每个人都死了。"她静静坐在我同事面前,一遍又一遍绞扭着手腕上的皮革编织手环。

我同事参与过许多次巡回会诊,她无法承诺任何事。我们都知道"南方"不是问题的解答,虽然我们无数次被要求开这种处方。

我同事离开房间后,在不透露细节的情况下询问社工的看法。由于性侵女孩的人已经死亡,不会再对任何人造成危险,似乎没有理由鼓励女孩说出她的秘密。

社工回应道:"我认为她应该去南方。她阿姨是个好人,可以确保她能去上学而且远离酒精。我跟护士谈谈,看看下周能否让她坐飞机离开。"

我同事没有追踪这个女孩后来的情况,但这种来自远方不同文化的相遇,使得一位需要帮助的小女孩能够相信一位陌生的精神科医生,坦承她的困境。

* * *

尽管北部的会诊出现不少成功的案例,加上我对那些地方的迷恋让我想一直待在这里,但以巡回精神医疗的方式所提供的心理照护，代价实在昂贵。因为飞往北部的乘客不多，机票费用是天文数字——比北美飞欧洲更贵——而简陋饭店和进口食物则反映出空运物品的高昂价格，以及在不宜居住的气候下建造并维持水电暖气的高成本。而对于我们在多伦多的医院而言，即便医生不在岗位上，也得耗费成本，而且我们远赴他乡工作，就代表需要远离家庭生活。

通过视频会议，我们得以会诊偏远地区精神医疗机构的病人，而只须花费少量的资源，这样的优点实在不容抹杀。但是我仍然有一种失落感，或许那只是怀旧情结，但是当我亲身走访那些社区，就算为时短暂，也大大丰富了我对病人整体性的理解；而我无法通过屏幕影像收获这些。

我们医院的远程精神医疗诊疗室与巴芬岛或肯诺拉的自然美景相去甚远。它位于地下室，就在我办公室那栋建筑的隔壁。我通勤到北安大略只需要大约五分钟，这取决于电梯来的速度。诊疗室是三个没有窗的房间，沿着远程精神医疗协调师狭窄的中央办公室一路延伸，每个房间里有一组桌椅及一个平板电视显示器，还装设了摄像头。我可以调整变焦镜头，让病人在屏幕上只看到我的头与肩膀。协调师办公室有一幅详细的安大略地图，用几根大头针标示出我们拜访过的地点。整个空间没有多余的装饰，但的确具备先进的科技。

今天我走进门，协调师阿奇拉·萨阿德跟我打了招呼。"医生好，"她有一口欧陆法语，"今天下午你在一号诊室。"

我坐下来检视肯诺拉的家庭医生传来的转介表单。抬起头，眼前几尺的屏幕上一个老男人的身影让我吓了一跳，然后我惊讶地领悟到，那正是我本人。（我想起早上南希和我站在浴室镜子前，我对她说："我的头发真要变成灰色了。"她回应："不，你的头发不是要变灰,它已经是灰的了。")这会是病人在肯诺拉的电视屏幕上看到的我。

不久,阿奇拉登录远程医疗平台,病人和他的保健员都在等着。肯诺拉是一个人口约一万五的小城市,位于伍兹湖上方、安大略西北,靠近曼尼托巴省的边界。此处有百分之十五的人口是原住民,其中第一民族(First Nations,以前称为印第安人)和梅蒂人(Métis,原住民与欧裔父母的后代)的比例差不多。此处也是某些偏远原住民社区的集散地。

今天的病人肯·埃斯科拉是一个五十八岁的矿工。十五年前,他在地底经历了一场严重的心肌梗死,如今在同一家公司从事文职工作。他有财务困难,因为某些他过去可以享受的福利,如今已经不再提供给他。尽管如此,他仍为他所拥有的土地与设备自豪,也因为能够支持他的继女完成学业而感到骄傲。肯与一个比他年长几岁的女子维持了二十年的婚姻,并因为她的第一段婚姻而有两位继子女,其中继子患有精神分裂症,与他们同住。但无论是肯在地底经历了戏剧性的心脏病发与复苏,或是他继子的疾病所带来的挑战,都无法解释他今天坐在这里参加视频电话的原因。

几年前,肯在一间不甚安全的工作室接受刺青,而得了丙型肝炎。[8]虽然以干扰素(一种抗病毒药物)成功治疗了病症,但常见的副作用是导致了抑郁症。让问题更复杂的还有他面对的生活压力,包括父亲过世、财务困难,以及家庭的紧张关系。

屏幕上除了肯,还有他的社区个案管理师莫伊拉·拉塞尔坐在旁边。我接触过这位个管师的其他病人,有她在场我很放心;虽然肯在当地的家庭医生会收到我写的病历,但她所提出的观点,以及即时反馈,能够加强会诊的效果。

我向肯自我介绍,询问他以前是否参加过远程视频的诊断评估。他摇摇头，喝了一口咖啡。我向他解释，要对着电视说话，然后再听电视对你讲话，可能会觉得有点奇怪，但只要收视和收音够清楚，几分钟就会适应了。我问他是否能接受莫伊拉在场参与这次评估，他点点头。接着，我们花了几分钟聊视频的科技、肯诺拉的天气，以及对棒球季的看法。他跟我说，他头顶帽子上标志的这支多伦多球队，这季看来没什么希望。目前，我需要先克服肯对看诊的陌生感，并且进入会诊的实质内容。肯现在已经可以直接对着屏幕上的我说话，而非看着莫伊拉，这算是信任的开始。剩下的四十五分钟将会更顺利。

他一直很抑郁，不想接触家人或朋友。为了回应我的问题，他把目光从莫伊拉身上挪开。"医生，过去几个月来，我就是对性事提不起劲。我觉得是年纪的关系。坦白说，自从我心脏病发后，一直很害怕做那件事，但我太太认为那是我的情绪问题。"我想起他的转介表单，三周前他的家庭医生把抗抑郁药文拉法辛（Venlafaxine）的剂量从七十五毫克增加至一百五十毫克。他跟我说，他最近更能享受生活，而且注意力和记忆力都变好了。至于活力方面，家庭医生减少血压药美托洛尔（Metoprolol）百分之五十的剂量，让他的活动力得到很大的改善。

"我们这星期做爱了，医生，几个月来的第一次！"我记下文拉法辛并未对他的性功能造成影响，而且他的性欲恢复了。肯和他太太很幸运，因为服药可能会造成性功能不彰，某些抗抑郁药物的副作用甚至更糟。

肯的家庭医生在一个月前提出远程视频会诊的要求，但我认为他后来调整用药的做法显然已经在肯身上收到成效。虽然肯还没走出抑郁的森林，但树木已经没有四周前那么茂密了。

工伤与疾病对肯来说并非新鲜事。十多年前，他在矿坑里受了伤，导致肩膀骨折，他以阿片类的药物止痛，结果对奥施康定①上了瘾。在花了太多钱上街买药后，他开始接受美沙酮（Methadone）的治疗。美沙酮是一种合成的阿片类药物，能拯救海洛因、吗啡、可待因及相关物质成瘾患者的生命。每天提供控管剂量的美沙酮，可以降低或消除患者对违法或滥用药物的渴求，并预防相关的后果（如犯罪行为、共用针头的感染、贫穷等）。

肯花了两年在地方诊所看诊，逐渐减少剂量，一直到停药，都没有再次滥用药物。他的成功经验一如我在许多病人身上见过的，无疑肯定了这类诊所扮演的重要角色。但是这类诊所往往定期遭到政治上的反弹，以及社区的邻避效应②。这些负面观感反映出背后更大的社群矛盾，意即在社会意见中，成瘾者是否应该获得治疗，或是应该受到惩罚。

今天，在有限的时间内，我提供了一些建议，帮助他在复原路上走得更远。我从他对我描述的家庭紧张关系着手，而莫伊拉也表示，她在家庭关系领域受过训练，很乐意与他的家人见面。接着肯提到，一年多以前，他每天服用三百毫克的文拉法辛，效果不错，而且没出现什么副作用，所以他自行降低了服用的剂量。以肯在会谈中透露的信息为基础，我提供给他的家庭医生的建议是：他的药物应该增加到先前有效的剂量。肯也同意回复到先前有效的用药方式，并试图厘清他的家庭问题。我提议三个月后再跟他视频通话一次，查看进展。我提醒他，到时他就知道今年棒球赛季的表现了。

---

① 即 OxyCotin，药品名，药物学名 Oxycodone（羟考酮）。——编者注

② 邻避效应指的是，居民或当地单位因担心建设项目（如垃圾场、核电厂、殡仪馆等邻避设施）对身体健康、环境质量和资产价值等会带来诸多负面的影响，从而激发人们的嫌恶情结，产生"不要建在我家后院"的心理，因而采取强烈、坚决、有时高度情绪化的集体反对，甚至抗争行为。——译者注

他同意道:"谢了,医生。这样还不错!"

说完"再见"后,我按下中断连线的按钮,而肯从椅子上起身到一半的影像在屏幕变黑之前停留了几秒钟。

这些绝非彻底详尽的建议,但知道有另一双眼睛正在盯着他们处理的问题,知道他们处于正确的治疗方向,知道若有需要,加密影像的另一端能提供进一步的帮助,都让身兼重责大任的家庭医生能够更为安心。

*　　*　　*

相较于肯需要时间适应看到会谈的对象出现在屏幕上,我的一位年轻病人就显得非常自在,甚至视频时还同时使用其他的电子设备。我的病人莎拉·罗比塔耶是个十七岁女孩,她出现于屏幕上时神色自若,而且正用遥控器调整她那端的镜头设定。她的母亲伊莱恩在莎拉的同意下加入会谈,伊莱恩就对这项科技显得有些困惑。

萨德伯里的家庭医生传来的会诊单上只写了"病人及其母亲相信她有阿斯伯格综合征。请评估。"

阿斯伯格综合征是一种神经发展障碍,一般认为男性罹患的比例较高,特点为对社交关系缺乏兴趣、缺乏社会性理解、固着于少数高度特定的兴趣与活动(如战舰或汽车引擎),并对常规或规则的理解欠缺弹性。此病最初由一名奥地利儿科医生汉斯·阿斯伯格(Hans Asperger)在 1944 年描述。阿斯伯格观察到四位智力正常的孩童动作笨拙,而且缺乏社交技能与同理心。[9]他将他们描述为患有"自闭型人格违常",是一种人格障碍,主要定义为社交上的隔离。

阿斯伯格的描述与同为奥地利人的利奥·坎纳(Leo Kanner)

类似,他在美国约翰霍普金斯医院担任精神科医生时,描述了十一位具有严重发育迟缓(尤其是语言)、社交退缩,以及动作协调性不佳的病人。坎纳将他的病人标记为患有"早期幼儿自闭症"。阿斯伯格的病人虽然展现出类似的社交缺陷,却没有坎纳所记录的大幅度智能及动作迟缓。[10]数十年来,两位医生似乎不曾听闻彼此的工作成果,可能是"二战"时期国际学术界缺乏交流的缘故,而史蒂夫·西尔贝曼(Steve Silberman)近期的研究,则挑战了这个假设。[11]

坎纳在自闭症方面的突破性成果在精神科与儿科医生之间广为流传,这归功于他以英语发表研究。相比之下,阿斯伯格综合征在德国之外并未受到太多关注,直到英国儿童精神科医生洛娜·温(Lorna Wing)于1981年发表的个案研究与回顾,才使得医界再次关注此病。[12]洛娜·温对此病的兴趣有其个人原因,也有专业理由。有一回,她与六个月大的女儿苏茜一起乘火车,巧的是,邻座的女人也带着一个六个月大的婴儿。洛娜·温注意到,那个婴儿会指着窗外的东西,而且每次都会回头确保她母亲也看见了。然而,苏茜却对外界的刺激浑然不觉。洛娜·温说:"那时我感到一阵寒意,我开始担心起来。"[13]不过,苏茜直到三岁才被诊断出有阿斯伯格综合征,洛娜·温在她的医学训练中几乎不认识这种疾病。洛娜·温后来成为一名重要的精神医学研究者,而她对阿斯伯格综合征的研究,使得此症受到医生与社会大众的关注。

《精神障碍诊断与统计手册》第五版中不再把阿斯伯格综合征列为单一诊断,而是附属于更广泛的分类中,也就是自闭症类群障碍,其亚型主要是以智能作区分。这是因为被诊断有阿斯伯格综合征的儿童,与智能正常、有其他自闭症类群诊断的儿童(如所谓的高功能自闭症)并没有明显可供区别的特征。

然而,莎拉和她母亲对这些诊断目前的分类与变更没什么兴趣,她们显然做过功课,因为她们跟医生说了担心的事。因此我首先就询问她们,为什么会担心患上阿斯伯格综合征?

伊莱恩还在迟疑,而莎拉没看镜头便脱口而出:"大家都认为我很怪。"

"你自己觉得怪吗?"我问道。

她似乎对这问题感到困惑,她思考了一下:"我在学校里从来听不懂大家的笑话。当马克跟我分享某些好玩的事,我常觉得那很愚蠢。"

伊莱恩在旁解释,马克是莎拉唯一的朋友,这让她很担心。她不是担心马克是坏孩子,而是老师告诉她,马克和莎拉在学校只跟彼此说话。

我问莎拉,还有什么原因让她不想跟同学来往。

"他们整天只想着玩,不然就是去购物中心。女生们总在讨论食物或名人,把钱花在衣服、化妆品和指甲油上。这真是一点意义都没有,好像她们不在乎那些衣服是血汗工厂制造的。她们很浅薄。"

我记下她这种"老太太式"的用词,也记下莎拉虽然轻视她的女同学们,但她在叙述时,声音没有高低起伏,面无表情。

"你和马克都怎么消磨时间?"我问道。

"马克在放学后会来我家,我们一起写作业或算数学,或者玩《英雄联盟》。"

我请莎拉描述她的一天是怎么过的。莎拉说了一个以开始和结束的确切时间为分段的日程表,并表示她投注了许多时间研读埃及学,此时伊莱恩叹了一口气。

"我妈限制我,在早餐之前只能在大英博物馆网站上逛一个小时,"莎拉有点气恼,"那里有很多信息。"

我逐渐明白为什么她们想知道阿斯伯格综合征的事。为了了解她的行为是否符合这种综合征早期的症状(阿斯伯格综合征的症状在幼儿时期就可能很明显),我问了伊莱恩有关莎拉幼儿时期的事。

伊莱恩的在场,可说帮了我很大的忙,因为要人们回想自己儿童时期的发展非常困难,原因包括不可靠的记忆、家族神话[1],以及失真的回忆。此外,情感的因素也可能让回忆蒙上特定的色彩,人可能选择性地过滤掉不开心的记忆。实验心理学的证据也显示,人类心灵有可能创造出未曾发生的记忆。

伊莱恩告诉我,莎拉学会走路和说话的年龄跟一般小孩差不多,但她在上幼儿园之前就开始阅读了。然而,她小时候常做出不寻常且高度重复的动作,尤其当她对某些事感到紧张时。当莎拉跟别人说话时,伊莱恩必须不断提醒莎拉,眼睛要看着对方。但莎拉却说:"重要的是我在说什么,而不是我在看哪里吧!"

莎拉五岁开始着迷于跟埃及有关的事物。她在八岁参观多伦多皇家安大略博物馆时,居然比导游知道更多相关知识。莎拉不像她们班上的小女孩那样喜欢彼此玩闹、互动,而把时间都花在看书和上网找资料。她颇具艺术天分,最近在尝试一些复杂的绘画,表现建筑结构中的几何变化。她想从事工业建筑之类的工作。伊莱恩很难跟上女儿的脚步,也无法限制莎拉每天都花上大把的时间投入这些活动。

这时,我请伊莱恩离开房间,我想单独跟莎拉谈一下。

"我想,你妈妈不在旁边,你可能比较愿意谈论某些事,"当她母亲一离开,我对莎拉说,"例如,你学校的同学怎么样啊,或者男

---

[1] 家族神话(family mythology)指的是家族成员间彼此共享、打造家族身份认同的家族形象与故事,但经仔细检视可能会发现与事实有极大的落差。——译者注

朋友之类的？"

"好。"她有些不屑地回答。她似乎比我更不在意保密这种事。

她说，除了马克，她在学校还跟两个女生朋友互动，她们用短信讨论功课。

"有任何恋爱的感觉吗？"我问道。

她盯着镜头看一会儿，然后说："没有。"

作为整体评估的一部分，我得问她是否使用过街头毒品或酒精，而当她大声回应"你觉得我是白痴吗"，我几乎没办法问完这一题。

我跟她解释，我对每个人都会问这个问题，但我的说法显然无法使她信服。

"真的吗？"她问道，"我没办法接受你的问题，或者，你竟然认为我会喝酒或吸毒。"

当下我觉得这个十七岁女孩好像用卷起来的报纸敲了一下我的鼻子——或许是用莎草纸的卷轴。

当伊莱恩再次加入会谈，我对她们说，我同意诊断可能是阿斯伯格综合征。如果在理想状况下，要做出更可靠的诊断，莎拉和伊莱恩都必须完成一份冗长的问卷，回答关于莎拉的社交关系、行为以及心理教育的表现等问题。而今天迫切的议题是，她们需要什么样的帮助。

我的说法证实了她们所相信的事，她们似乎松了一口气，那原本只是她们在广泛阅读并上网查资料后做出的臆测。莎拉打算明年去念大学，她想知道，如果到时候她必须跟一向亲密的妈妈分开，生活会变得如何。我们谈到了一些做法，例如"阿斯皮"①的线

①　即 Aspie，阿斯伯格综合征患者。——编者注

上支持、校园内的无障碍服务，以及莎拉可能会遇见其他面临类似挑战的学生。我想起某次的经验：我会诊的对象是一位患有阿斯伯格综合征的年轻女性，她身边站着一位与她年纪相仿、在线上支持团体遇到的朋友，陪同她来看诊。当那位朋友加入我们的诊察时，我见她穿得一身黑，用黑色毛线帽罩住额头，上面还有个英特尔标识，便问她是否也有阿斯伯格综合征。她轻蔑地看着我："这很明显吧。"

我问莎拉和伊莱恩是否还有其他的问题。

伊莱恩问："我读过的资料说，连医生也不知道是什么原因造成阿斯伯格综合征。"

莎拉的表情看起来有点百无聊赖。

我点了点头并且大声回应："你说得没错，我们不知道。"我不确定她们是否能从屏幕上解读我的姿势。

我们并不清楚有什么单一原因导致阿斯伯格综合征，事实上，我们怀疑有太多可能的原因，以至于无法提供更清楚的答案。证据显示，阿斯伯格综合征和其他自闭症的变异形式，容易出现在同一个家庭里和双胞胎的身上，这表示原因同时指向基因与环境因素。脑部影像研究显示，阿斯伯格综合征孩童的脑部结构与功能跟其他孩童都不一样，科学家推测这可能是不正常的胚胎神经发育所导致。[14]然而，即便有过多可能的解释，也好过破坏性的独断论，例如在 1960 年代，奥地利裔美籍的儿童精神分析学家布鲁诺·贝特尔海姆（Bruno Bettelheim）就主张，自闭症是"冰箱母亲"（缺乏母性温暖的母亲）造成的结果。[15]

关于莎拉得了阿斯伯格综合征，我担心伊莱恩可能会责怪自己，假如是的话，那么我得赶紧请她放心。我向她们详细说明了目前最新的研究和理论，最后提醒她们："莎拉，我认为你有一个这样的妈妈,理解什么事是你擅长的,以及什么事对你而言是困难的,对你来说非常有帮助。"

莎拉望了一会儿天花板,然后又盯着屏幕看。接着,她拉起妈妈的手,仿佛那只手是专属于她的。"完全正确,戈德布卢姆医生。"她的语调有些不屑,却又透着开心。

显然今天的评估已经完成,于是我快速总结,让她们知道我会与莎拉的家庭医生保持联络,讨论如何寻求辅助的心理教育评估,这对于莎拉追求高等教育与独立生活会很有助益。

* * *

口述完这份远程精神医疗的病历,我考虑着是否从办公室打电话给父母,或者回家再打。忆及过往那些巴芬岛的旅程,连带触动了我孩提时期在布雷顿角度过的夏日回忆,那是一座位于新斯科舍顶端的岛屿,也是我母亲和岳父的家乡,尽管他们刚成年不久就离开那里,长居外地,但仍然习惯把那里当成永远的家乡。他们都能安于生命中遭遇的困顿——贫穷、不幸、许多人缺乏教育——我的父亲从未体验过这些,尽管他长期接触许多来自蒙特利尔、生活条件更差的病人。我母亲性格坚韧,她相信人活着就应该努力奋斗,而非受限于失败或情感受伤,这源于她在儿时社区的所见所闻,她深知对于那些活在贫穷中、没有方法逃脱的孩子来说,这些特质意味着什么。

童年的夏天,我得以摆脱蒙特利尔的城市生活和父亲的管束,奔向我母亲那个无拘无束的大家庭。我母亲家位于她出生的采煤城镇悉尼和新沃特福德。悉尼是个人口略多于三万的小城,也是布雷顿角最大的社区。相对之下,新沃特福德则是个围绕着许多矿区建立起来的城镇,人口约九千,最后一座矿区于 2001 年关闭。

它在1913年成为地方自治团体，正好是外祖母年轻时从俄罗斯来到加拿大的那一年。在犹太人大屠杀让移民和救济的大门关上之前，后续几年有不少犹太家庭从欧洲搬来这里，包括了南希的祖父——如同我先前提到的，他大街上的店铺正紧邻我外祖母的店铺。

要说我在童年夏天的那些经历赋予我长大后与人联结的能力，无论是巡回会诊见到的病人，或远程精神医疗时见到的病人，实在言过其实，但早期在矿城有机会接触到不同背景的人们，确实点燃了我对人的好奇心，让我以更开放的态度，与各类不熟悉的人相处。这项特质有助于我在精神医学领域站稳脚跟，我认为，精神医学这门专业在诊断与治疗上的成功，绝对需要一种能够跨越人我之间距离的能力。

我决定等到回家再打电话给父母。开车时，我的思绪不由得飘回我母亲身上。她有一种"说客"的特质，她哄劝孙子吃东西时展现的积极态度，就像威胁一名总裁支持慈善事业那样。我偶尔把她形容为生活中慈善商店的首席推销员，将所有东西都包装成"一生只有一次"。

多年来，我发现自己特别容易受到她的影响。当我们全家决定从蒙特利尔搬到哈利法克斯时，我还是个不太有主见的十三岁男孩，我母亲告诉我这个即将到来的转变。她对我说，她有个非常好的消息，那就是我们即将搬到新斯科舍省！在我还来不及消化这个生平第一次得远离蒙特利尔熟悉生活圈的震撼弹，她又揭开第二幕："我还有更好的消息。"因为她让第一个消息听起来难以置信地好，我等不及想知道还有什么更棒的事。她告诉我，我被一所"蒙特利尔以东最好的学校"录取了，就是哈利法克斯文法学校，她不忘强调，这所学校很难进去，每一万名申请者只录取一人。听到这里,我开始对自己的好运感到极度兴奋。"还有一件事,"她补充,"你爸和我在十月中以前没办法搬过去。为了让你赶上开学,我们找了整个新斯科舍最好的家庭,他们同意让你去住六个星期。"我顿时觉得好像中了乐透。

她有效运用这些正面期待,让我准备好面对新斯科舍省的寄宿家庭,并开始期待在新学校展开的梦想。二十五年后,我看着她在我孩子身上施展同样的魔法,她总有办法转化残酷的现实(必要时将它折成两半),进而向你推销一种人生体验,无论是去上帆船课,或是尝试一种陌生的蔬菜。

我对母亲的这些记忆,和今天视频中病人提到的童年家族的记忆融为一体。在任何治疗关系中——就算我们相距千里,只靠着地底光纤建立起来的联结——也总会有根本上的相似之处。无论文化、种族和经济背景多么不同,医生与病人都是父母的孩子,同样会陷入强烈的关系动力(relationship dynamics)之中,并受到父母的心理结构所影响,而且往往是以无法理解的方式受到影响。

回到家后,我意识到我不想打电话给父母,我太累了,以至于无法假装我并不担心,也没有在等待中备受煎熬——虽然我父母一定知道我很担心。

打开家门,南希已经到家了。我走进起居室,这是我最爱的房间,两面墙都有窗,可以望见城市的峡谷。南希在电脑前研读病例。

她抬头扫过我的脸。"今天怎么样?"

"漫长。"

"你跟你爸妈谈过了吗?"

我停顿了太久。对我而言,用远程视频技术关怀北安大略病人的痛苦,比起拿起电话打给那与我相距同样遥远的家人,要来得容易多了。

"不如我先准备晚餐?"她说道,"你换好衣服,然后我们就吃饭。"

奇怪的是,直接被告知应该做什么,令我感到一阵安慰。我走上楼去,我知道在和南希吃些东西、交换一些病人故事后,我会做好准备,打电话给我的父母。

06　急诊（一）

星期三上午

当我结束壁球比赛，开车前往医院的路上，屁股下的黑莓手机震动了起来。我的车有蓝牙设备，但明确的研究证据表示，一边开车一边讲电话，用免提跟手持接电话一样危险，因为个中的风险来自认知分心，而非手部的灵活度不足。

此刻我正在休伦街上找空车位，索性先把车子停在路边，在电话转进语音信箱前摸索着手机。我怀念以前一天二十四小时带寻呼机的日子。寻呼机较不扰人，也容易让它安静，甚至可以无视它的存在。智能手机和平板电脑的发明让寻呼机就此绝迹，但是对我们这一代的医生而言，任何一种哔哔声——倒车的声音、嘈杂的十字路口——都会引起惊吓，因为那表示有病人需要帮助，而且很紧急。

"戴维，我是蒂什，"另一端的声音说，"我只想让你知道，乔治斯回来了，昨晚被警察带来的。他躁动不安，要你来看他。今早这里没有人的法语好到能让他安定下来，而且他也不用英文回应我们。我们稍早试过电话口译服务，但他更激动了。你还有多久能到？"

利蒂希娅·马歇尔是精神科的急诊护士，大家都叫她蒂什。

她来自布雷顿角岛当地一个规模不大却充满活力的黑人社区。早先当我们一起工作时,我们发现她以前常在我外祖母那间新沃特福德的服装店购物,那一刻也印证了六度分隔理论。蒂什体现了加拿大人对布雷顿角岛居民的传统印象,有趣又坦率;她总是准备好大笑,而且从未使用批判性的术语来描述病人。我除了喜欢她,也相信她的临床直觉。

我的病人乔治斯·穆伦巴是一位说法语的刚果难民,1994年,刚果因为卢旺达的种族灭绝行动而触发内战,他和家人便逃了出来。他离开得够早,没有目睹到战争的疯狂,也没有成为战争的受害者。乔治斯搬到多伦多不久之后就成为我的病人;这段日子以来,我通常在诊室看他的预约门诊。一听到蒂什传来这个消息,我感到一阵内疚,因为乔治斯错过了上次跟我的约诊,我却没有追踪原因。当时的借口是他很难联络得上。

乔治斯住在一间廉价出租房,没有自己的电话。他已经接受十年以上的身心障碍补助。他去上英文课,希望有朝一日能和在刚果时一样从事汽车维修工作。我默默记下,如果他再次错过约诊,我就跟他的社区工作者联络。回想起来,我应该知道,就算只是错过一次约诊,对乔治斯而言也是个不好的征兆,我应该立刻去了解他发生了什么事。蒂什说,他不回答英语问题,这是另一个不好的征兆。虽然他不精通英语,但是会讲简单的英语——除了精神病发的时候。

巧合的是,无论是好是坏,他被带来急诊的这天正好是我代班。我请蒂什跟乔治斯说,我跟昨晚的精神科住院医师见面交班完,就会尽快去看他。乔治斯已经有多次住院经验,我希望医院对他而言是个熟悉的地方,这里的日常作业和节奏(如晨间的教学查房)通常能让他平静下来。我也建议蒂什帮他准备一点吃的,不要有肉。并且告诉他,在我们谈话之前,我希望他先吃过东西。我知道乔治斯发病时的样子,我怀疑他已经好几天没吃东西了,这点对于任何精神病症都不会有帮助。当他生病时,他会对食物产生妄想,从越来越少的食物选项中,红肉通常是第一种被删除的类型。

一进入医院停车场,我就感到一股冲劲。不像我的某些同事,我非常喜欢轮值急诊班。二十年前,我第一次来到这家医院时,得到的"奖赏"是周五下午急诊班——那简直是一团混乱的时刻,因为同事们都去度周末了。我已经好几年没有固定排班了,身兼加拿大精神健康委员会主席,满档的行程使我分身乏术。但是我偶尔会轮班,帮生病或放假的同事代班。今天我就是帮同事代班,他要带小朋友去迪士尼世界。在我孩子还小时,我也曾带他们去过,不过此刻我宁可选择一个早上的精神科急诊,也不想再坐一次"惊魂古塔"。"自由落体"也让我吓掉了好几年寿命。

急诊的环境有一种紧张和惊奇的气氛吸引着我。就像我看到警车或消防车时,我会希望——也必须——知道发生了什么事,那同样是一种无法抗拒的好奇心。急诊的工作状态很不一样,不像我平日的门诊评估那么固定或深入;在急诊室,我的工作是要在最短的时间内判断病人是否可以离开,或者需要住院治疗,如果是后者,便必须考量病人是否自愿前来接受治疗。

我的工作也包括尽可能迅速做出决策,与病人协商眼前的下一步治疗,无论是在医院还是涉及某些形式的门诊转介。一旦步调变慢,就代表其他紧急的病人必须等待。当然,这么做的风险在于,病人可能觉得我的关注很表面,也过于注重结果,而且在强制住院的案例中,结果确实跟他们想的不一样。现实是,当我在一次轮班中要见十个不同的病人,这种情况下,的确难以表达一致的同理心。多数人对于精神科医生看诊的印象并不包含急诊室内的疾病严重程度和需求。急诊室带出了我性格中务实的一面，我更关注候诊室中的病人，而非一个接一个的预约门诊。

今天急诊的忙碌和需求占满我的思绪，让我无暇思考病人以外的事。

* * *

我所任职医院的急诊室，是多伦多最忙碌的精神科急诊，全年无休。在本市这类服务中，我们是唯一独立于综合医院的急诊室。不像综合医院，这里的精神疾病患者被列为临床业务的第一优先。这个急诊室位于医院一楼，门上有"急诊"标识，这个由多种语言组成的方阵，反映出多伦多多元的人口组成。这个标识的象征意义有些太过理想主义了，因为事实上，我们无法立即提供如同标识所暗示的不同语言与文化考量的帮助，但我们通常可以获取某些口译服务，至少会有电话口译，例如蒂什今天早上为乔治斯所做的处理。

病人以各种方法找到门路来急诊室报到。有时候，他们因为认识医生，或者过去曾经是病人，出于绝望并相信来此能获得帮助的情况下主动前来。有时是家人或朋友带他们来，因为已经束手无策。有时是家庭医生在看诊时直接把他们送来，或由社区康复治疗师送过来，因为出现自杀的可能性、攻击行为或是精神病症。他们被警察带来的情况也很常见，可能是受到惊吓的家人或邻居通知了警察，当然，如果病人的行为怪异到连陌生人都关切，那么也可能是路人打的电话。

最近，来自不同种族的移民不太愿意寻求精神医疗的帮助，原因不外乎对医疗体系不熟悉、移民政策造成医疗可近性受限，以及害怕法律后果等。[1]结果是，等到这些移民来到急诊室，危机和混乱通常已经变得更加严重了。

综观整个多伦多的急诊室，警察最喜欢我们这里。虽然多伦多的综合医院都能接收精神病患，但警察可能得花好几个小时坐在急诊候诊室，等着工作人员处理那些流血的病人、心脏病发的病人，或其他有严重身体问题的病人。这些急诊室在检伤时，往往将精神病患列为优先名单末位。但在我们这里的精神科急诊，由警察陪同而来的精神病患会列在第一优先。我们有效率地把病人转往合适的治疗环境，让警察能立刻回到工作岗位。

急诊室的空间设计既不吸引人也不受欢迎，其设计目的在于使支出降到最低，并尽可能加强安全性。简陋平淡的氛围有点像是机场的海关门，一整天数度摆荡于空荡荡与拥挤不堪之间。我实在无法将它形容为安抚人心的地方。人多时，这里感觉尤其狭窄，对难过的人来说更是如此。[2]

我从一道上锁的侧门进入小走廊，接着是第二道上锁的门，通往急诊处。当第一道门在我身后关上，我觉得像极了身处潜水艇或太空船的减压舱。当我打开门，急诊处嘈杂的人声瞬间扑面而来。我走进长长的走廊，通往一间大型候诊室，里面有一台用树脂玻璃罩住的电视。给病人坐的长凳固定在地面，以免被任意移动。候诊室有给病人通行的入口，就在电梯对面。等电梯的人可以透过窗户看到候诊室里繁忙的状态，当然，前来求助的病人也因此少了隐私。这使它无意间成了一个鱼缸，并不理想。

沿着长廊是一列个人会谈室，那是进行诊断评估的地方，不但照顾了隐私，同时也考量到安全性。桌子拴在地面上，椅子重到拿不起来，两边的门都保持开启，以免动线阻塞，每间房都有紧急按钮及闭路电视监视。

大约十年前，我曾反对一个施工项目未果，就是如今位于一楼急诊外面的检伤室与等候区，这个区块与保安办公室和急诊处两边的距离相同。检伤室是一个小型的玻璃隔间，病人进入候诊室之前，护士先在这里进行简短的评估，并判定临床上的紧急程度。病人在一张毫无遮蔽的板凳上等待筛查，由于检伤室外常常人来人往，这里感觉起来就像冰上曲棍球的判罚区或美国清教徒的围栏。如果我是病人，一定很讨厌这种暴露给路人观看的感觉。但这样的安排是为了提升现有的空间利用，而非根据实际的功能量身定做。

相对于过度暴露的检伤室和等候区，急诊室就像一个养兔场。除了沿着走廊的会谈室，还有一间负压隔离室，给患有高度传染性疾病的人使用。走廊另一端是拥挤的护士站，摆放着成排的电脑。在护士站后方有一间没有窗的会议室，医生与工作人员在这里会合去查房。

此外，会议室后方还有留观区，最多可以容纳八位病人停留至多七十二小时，以接受进一步的评估与治疗。每个人有自己的病房。在这里，有时可以解除危机，可以消退酒意，可以探索诊断的不确定性并且偶尔找出答案，也可以结合社区资源做运用。病人在出院或转为住院前，平均会在这里待上三十个小时。

我走到后方的会议室，前一班的精神科住院医师正在那里等着，他们渴望迅速交接病人后回家睡觉。在几乎占满墙面的大白板上，塞满了由多色墨水笔写上的内容：值班精神科主治医生的电话、帮助回想症状群集的口诀，以及一个三行四列的表格。每列的标题分别用来指认不同的风险因子：前置因子（Predisposing）、诱发因子（Precipitating）、持续因子（Perpetuating），以及保护因子（Protective）。每行也是用来指出风险因子，但从不同观点切入，标题为生物因子、心理因子、社会文化因子。

表格中每一格都有张清单，列出住院医师在理论上的推测，判断基因风险、心理状态、社会环境及文化因素如何解释病人为什么会在急诊、为什么生病或者为什么处于危机之中。保护因子的那格，代表可能帮助病人渡过难关的优势与支持——家庭、工作、朋友。我在前置因子／社会文化因子那一格看到住院医师写着"移民、隔绝于家庭与文化、贫穷"，我推想这是对乔治斯目前处境的分析。

我抗拒着一股擦掉白板记录的冲动。表格的内容并非不准确，只是如果你认识这个人，而他的处境被放进某个一致性的架构中，那么就只能呈现一种公式化看法。这些格子的优点是强迫医生广泛思考疾病的决定因子，以及个人的优势；缺点则是填鸭式的刻板做法，以及缺少对最重要的变因进行权衡和判断。我会教导住院医师们，前置和诱发因子比较不容易因为介入而有所改善——因为它们已经发生了——但是判断让疾病持续的因子及可修正的因子，就是我们的责任。

当我喝了太多的咖啡，或者急诊的速度比平常还慢，在这些有点余裕的时刻，我会主张倡议政策也是我们这一行的责任，诸如支持住房、就业机会、所得补助等政策，这些政策已被证实可以改善精神病患的生活品质与功能。我的重点是，无论我们在急诊做了什么努力，如果无法说服更大的社群去处理背后强大的力量，也就是导致病人需要急诊的原因，那么我们就可能再次见到这些病人。不过我的同事们各有各的政治立场，住院医师们对我的评论不是充满热情，就是不感兴趣。

急诊工作人员包括轮班的精神科主治医生与住院医师、几位护士、两位社工、一位药师、一位家庭医生、一位病房管理员，以及一位病房助理，这种配置早年被称为"勤务"（orderly）。这个古老的词语捕捉到在一片混乱的精神医疗领域中对于秩序（order）的需求。另外，某些病房助理必须由身材魁梧的年轻男性担纲，他们可以凭借着力气遏制那些因生病而变得具有攻击性的急诊病人。

急诊的精神科医生被视为精神科中的"外科医生"。相较于更知性的内科医生或是对儿童友善的儿科医生，外科医生——无论性别——都被视为医学领域中的"行动者"或"牛仔"，被同行嘲讽为"快乐的野蛮人"，他们缺乏细致精巧的特质，享受于这个医学次领域把东西修好的本质。就像任何概括性的描述，这的确有几分真实性；在我的经验里，急诊精神科医生喜欢剖析心理问题，把它打开来检验一番。这种深入目标的过程，就像动手术那样切开病患伤口，移除受感染、坏死或癌变的组织，处理可能的渗漏，并在清洗之后缝合伤口。

急诊必须直接面对病人的生命与困顿之处。许多人谈到精神科医生，会联想到那种长期的心理治疗师，但急诊精神科医生与他们完全不同。心理治疗师往往具备无穷的耐心，也会对病人渐进式的进展感到满意。当然，精神医学是一门需要兼具两者的专业，因为它必须帮助那些无论身处危机之中，或是挣扎于慢性疾病——或者两种情况兼而有之的病人。

* * *

因为我们是一家教学医院，我在接手急诊工作之前，必须先跟那些渴望学习但已经疲惫不堪的住院医师交班，他们已经值班十七个小时了。在他们报告完留过夜的病人后，我们开始分配要看的病人。今天有两位住院医师要进行个案报告，分别是尼拉吉·梅塔和珍妮弗·麦克林托克。第三位住院医师应该昨晚十一点就回家了。现在，住院医师的工作是要对昨晚的看诊做出简明扼要的总结，包括诊断的结论及治疗的计划。

另一位精神科主治医生是保罗·库迪亚克，我和他会听取报告，试图想象患者先前的精神科会谈状况，从中寻找不足之处及能够合理化诊断与治疗的证据，并辨识出可以转换为教学素材的议题。保罗在十多年前是我的住院医师，尽管他已经完成了博士学位，并且成为一个众所瞩目的学者，他仍然对急诊临床工作十分投入。他擅长此道，当混乱出现时，他总是异常冷静又实事求是。刚好他也是个优秀的壁球选手，令我沮丧的是，我常常输给他。

珍妮弗是位年近三十的女性，脸色苍白而疲惫。她的黑发往后扎成一束马尾，时尚的黑框眼镜后方是看起来像瘀血的黑眼圈，显示出她整晚没睡的状态。她向我报告一位年轻女性卢瓦娜·拉比诺维茨的个案，诊断是双相情感障碍。

卢瓦娜今天凌晨被警察带来急诊，因为警察接到噪声投诉，她在公寓附近游荡，没穿鞋子，半裸，而且大声唱歌。她很开心地跟警察坐车到急诊室，但警察一离开，她的愉悦立刻转为暴躁易怒。医院工作人员试图说服她穿上医院的罩袍，并且引导她进入会谈室，她开始争执。当她试图抓咬病房助理，医院就发动了所谓的白色代码（医院广播系统宣告的颜色代码，代表不同种类的紧急事件，白色通常指攻击行为）。

珍妮弗说："我们给她洛沙平［Loxapine，一种抗精神病药物］和劳拉西泮［Lorazepam，一种镇静剂］，以免她必须被约束。我们让她选择口服或肌肉注射。情势一触即发，最后她选择口服。接着，我为她填上表格一，让她留在急诊室。"

这种违背病人意愿给予药物的情况，只有当病人展现出激烈行为或攻击行为，并且可能致人受伤时才会发生。我要珍妮弗说明强制卢瓦娜用药和留院的理由。

珍妮弗快速念出症状和与诊断相关的否定答案（pertinent

negatives）——意即没有出现的症状——来合理化她的诊断，并且指出卢瓦娜让她做出这种临床判断的原因。我试图理解她描述的内容："话讲个不停；情绪变化大，在愉悦和易怒之间转换，失去抑制；思考形式跳跃而且结构松散；思考内容有自大妄想的特质，认定自己将来是一位歌剧演唱家，但她先前并无接受任何训练或经验。"这些短句就像我最爱的一首钢琴协奏曲，我非常熟悉，却没有明确的旋律。尽管珍妮弗的描述全面而详尽，我却无法想象这个病人的样貌或感觉。

医院的急症监护病房常常是精神疾病严重的病人抵达急诊后会待上几天的地方，我在那里工作时，总会要求那些被吓坏的医学生做一种练习。那里是个高压环境，有强烈的症状学（symptomatology），病人有严重的精神病而且激动，或者处于完全的退缩状态，甚至想自杀。

我要求每个医学生都去找一位病人聊天六十秒，除了症状、治疗或诊断之外，要聊什么话题都可以。他们可以讨论天气、运动、政治、食物或者任何事。接着，当学生回到护士站，我会问他们："那个人哪里不对劲？"一开始，他们多半答不出来，因为他们根本还没问到任何精神科会谈参考书上出现的问题。但紧接着，我要求他们只需要描述会面中所看到、听到和感觉到的东西。

令他们惊讶的是，他们的观察力让他们能够提出许多可能的假设。他们注意到病人的卫生、思考与说话模式、互动风格、情绪及观点。可以肯定的是，他们无法在六十秒闲聊的过程中得到诊断，但他们会学到，这类会面就是一种临床现象的观察，并且能在无意间提出各种必须确认或否认的可能性。而且，这种观察在初次见面的几秒钟内就开始了。

我想到作家马尔科姆·格拉德韦尔（Malcolm Gladwell）写过

一则跟托马斯·霍温（Tomas Hoving）有关的轶事。霍温是前纽约大都会艺术博物馆馆长，他能在很短的时间内，一眼看出某座古希腊雕像是否为真品，却无法仔细说明判断的原因。[3]

我不确定是什么原因让珍妮弗无法更生动地形容卢瓦娜的模样——可能是疲劳，加上希望赶快交班好回家睡觉的迫切心情。我并未建议她去做医学生的练习，这样她可能会意识到我对她的报告感到失望。她现在太累，工作也太辛苦，无法再听到任何批评。能够对其他健康专业工作者描述病人的特质以及自身的困顿之处，是一位精神科医生不可或缺的临床技能，但要对珍妮弗的这项能力表示我的担忧，可以先缓一缓。

当珍妮弗报告结束，蒂什的说法证实了珍妮弗对卢瓦娜的担忧，以及所采取行动的必要性。"当珍妮弗在夜班接手急诊室时，状况真的很糟。大半夜的，病人要求见院长。"她同情地看着珍妮弗。"我让可怜的珍妮弗和艾丽斯一起工作，艾丽斯是首当其冲的夜班护士。刚开始，卢瓦娜和男性工作人员处得还可以，打情骂俏、开开玩笑，但当艾丽斯试着让她穿上罩袍，她开始大吼大叫，不愿意进会谈室。珍妮弗靠近跟她说话，她又是发飙，又是咒骂，而且侮辱珍妮弗的外表和体重，说她这种打扮找不到男人。珍妮弗冷静而礼貌地告诉卢瓦娜，她的举止不恰当，但卢瓦娜完全失去控制，像发狂般在墙壁之间冲来撞去，抓伤病房助理蒂姆，还把艾丽斯推到墙边。她如果离开医院，肯定会落得受伤或坐牢的下场。"

相比珍妮弗先前技术性的描述，蒂什清楚明白地说明了卢瓦娜造成的混乱，以及这种状况导致急诊人员发出临床警报，做出对她进行留置与化学性约束的决定。

蒂什看着珍妮弗。"珍妮弗很有一套，我还以为卢瓦娜最后会被约束，但卢瓦娜最后愿意吃药了。"

急诊有好几组所谓的"物理性约束",卢瓦娜原本会被绑到病床上。这些约束带固定在病床架上,绕过手腕与脚踝;约束的使用、监测与移除都有严格的程序。最近医院成立了工作小组,目标是把隔离与约束的手段降到最低,并且通过密集的员工训练,大幅减少这些处置。训练的内容是攻击行为的预防及处置,以及对患者的约束进行更好的监测与审视。

在卢瓦娜的案例中,只有当镇静药物对她起了作用,让她停止攻击急诊工作人员,她才能免于物理性约束。卢瓦娜并没有因为这种相对性的自由而觉得感激,我也不期待她会感激。想被所有人认同,或想得到病人感激的精神科医生和精神卫生工作者,都不会在急诊或急症监护的环境中工作。

珍妮弗似乎对蒂什的称赞无动于衷。或许卢瓦娜的侮辱已然激怒了她,她试图压抑情绪;又或许她只是太累了,开心不起来。我在心里记下,在她好好睡一觉之后要追踪她的状况,确保她没问题,并且建议她采取某些方法,让她对病人的描述能够更丰富。如此一来,旁人才会觉得在听一个人的故事,而不是案例报告。

我问到卢瓦娜的病史,珍妮弗低头看着笔记。

"一年前,她被诊断有躁狂发作并且自愿住院,地点在圣迈克[本市另一家医院的精神科病房]。她在六个月后自行停药,没有出现立即的后果。我已经联络圣迈克的危机处理人员,传真过来的病历说明了她出院时似乎没有明显的症状。还有,最后一次门诊评估中,她的情绪'平稳'[不躁也不郁]。她应该在一个月后复诊,但此后就没有就诊记录了。这是十个月前的事。"

尽管珍妮弗和卢瓦娜关系紧张,珍妮弗还是恪尽职守地取得关于病人的临床信息。

"我们知道她是什么时候再次出现症状的吗?"

"是的。警察派了一组人马去她公寓。管理员说,卢瓦娜在一家连锁服装店担任经理,和一位女性密友同住。几周前,她的情绪变得高昂,她室友从未见过她这样。卢瓦娜不睡觉,约了几次一夜情,带着不同的陌生男子回到公寓,严重打扰到她室友。显然她室友在试图说服卢瓦娜寻求帮助之后就搬家了。管理员跟警察说,卢瓦娜对她的韩裔室友说了很糟糕的话。那些种族歧视的言论让管理员很讶异,一点也不像卢瓦娜会讲的话。她一直是个好房客。"

从珍妮弗和蒂什的描述看,卢瓦娜似乎知道按哪个按钮可以激怒别人:针对体形、穿着和种族,对室友及护士和医生出言谩骂。这里的工作人员必须忍受这样的批评,将这些话语放在疾病的脉络下思考,避免做出敌对或不当的反应;但要是发生在外头,事情可就没这么简单了。

急诊的候诊室现在是空着的;珍妮弗和尼拉吉在前一天就把所有病人都收治住院或安排出院了。护士站的白板现在也是空的,不过这个轮班结束之前,这块白板就会被填满。我喜欢用这种方式开始新的一天——和病人直接且新鲜的会面,而非接手别人的诊断与决定。

虽然候诊室是空的,急诊后面的留观区却非如此。今早有五个病人等着进行重新评估,其中一位是乔治斯。我谢谢珍妮弗和尼拉吉,并在珍妮弗收拾东西时把她叫到一旁,请她下周有空跟我约个时间聊一下。她很惊讶,这并非惯例。但我只说我想跟她谈谈如何应对有敌意且侮辱人的病人。她太累了,我可以看得出来,若非我是她的前辈,她恐怕会拒绝跟卢瓦娜相关的更多讨论。但她很不明显地耸了耸肩,谢谢我留时间为她进行更多教导,她会跟西蒙娜约时间。我很想知道她到底会不会来。

当她和尼拉吉离开后,我建议团队,我负责乔治斯和卢瓦娜,另三个病人分配给保罗和巴里·洛。巴里是刚来不久的第一年住院医师,被指定轮急诊班。

* * *

我进入乔治斯黑暗的病房。如果说候诊室很简陋,那么留观区的卧房则无疑是斯巴达式的风格——只有一张有护栏的病床和昏暗的天花板照明。房间里没有家具,因此正常大小的病房看起来很大。

乔治斯蜷曲在床上,被单盖过头。一罐密封的果汁放在角落的地板上,那是蒂什在他拒绝食物之后给他的。我以前看过乔治斯这个样子。几年前,他膳宿公寓的主管打电话给我说担心乔治斯的状况,因为乔治斯通常能融入群体生活,但那时他却不跟人说话,独自躲在房里。当时我去看了他黑暗的房间,房间的角落放着一排装满尿液的玻璃瓶,我说服他上我的车,跟我到医院来。

看到乔治斯又发作了,我实在难过,因为当他状况好时,他有着完美的微笑,态度迷人又友善,而且努力运用在夜校里学到的英文。五年前,我参加他的公民入籍典礼,这是他从难民、永久居民到公民的旅途中的最后一步。我的黑莓手机里有一张那天的照片,是在他允许下拍摄的,照片中他手握证书,开心地笑。

"你好啊,乔治斯。我是戈德布卢姆医生。"

他在被单里动了动,没有露出脸来。

我用法文跟他说了我知道的事,以及我能猜到的事——他害怕吃东西,害怕其他人,在哪里都觉得不安全。这是独白,因为乔治斯没有回应,但我假设他能听到我说话,听到熟悉的声音及母语，或许能使他心安。

"乔治斯，我很高兴你来医院。你知道这里很安全，我们的工作就是照顾你。你和我以前就经历过这些。我需要你相信我能再次帮你好起来，就像我们之前一起做到的那样。"

他还是蒙着脸。我无法判断他是否接收到我的话，他依然平静。

"乔治斯，我需要让你留在医院，并且开始吃东西，也要找出你复发的原因。显然你在家没法处理得很好。如果我们没有让你接受治疗，我担心你的病会更严重。"

没有回应。

"乔治斯，我要给亨利打电话。"亨利是乔治斯住在比利时的兄弟，也是刚果移民。偶尔当乔治斯病得太重而无法参与治疗决策时，亨利会提出代理同意书。

"你记得我们去年都同意，当你生病严重到没办法做决定，我会请亨利帮忙。如果你不能跟我说话和表达意愿，我需要填写法律表格，说明你病情严重到无法做决定。然后权利顾问会过来，如同上次那样，他会和你谈谈，看你是否想跟律师说话。"

仍然没有回应。

乔治斯已经是熟知安大略省精神卫生法的老手了。他大概住了十次院，总是先从一阵子导致他不吃不喝的多疑妄想作为开端。生病时他拒绝来医院，不过如果是被别人带来这里强制住院，他也很少抗议。有少数几次，他曾攻击工作人员，因为他的妄想使他相信他们试图伤害他。他后来总是很懊恼。

并非因为乔治斯生病时拒绝来医院，才给了我法律上的权利宣称他无法做出治疗决策。病人时常不同意医疗建议，也可能有完美的理由——至少某些情况是如此。就算病人同意医生的建议,也并不代表他们就有能力做出决策。如果病人只是不分青红皂白地同意决策,对治疗毫无理解,也不知道风险及益处,那么在多数国家的精神卫生法中便没有达到能够同意接受治疗的标准。

我今天对乔治斯无行为能力的评估,是基于我所知道的事。我先前看过他这种状态,知道是他的疾病和症状导致他的抗拒。例如不愿吃药,是因为他害怕药里有毒。对我而言,要做出这个评估,比其他初次见到他的精神科医生要来得简单。因为这个理由,我总在我的评估中记录:乔治斯病况好时曾经跟我说,如果他复发,他相信我和亨利都会做出关于住院和用药的正确决定,而且会照顾他。

权利顾问是来自安大略省病人倡议办公室的代表,在过去,当她来确保乔治斯的权利受到保障,并询问他是否对医生的决定有异议时,乔治斯不像达里尔,他从来没有上诉过。我一直无法得知,究竟是因为他内心深处知道自己需要住院,或者是他的心理状态让他无法组织完整的思绪来挑战我的评估。从过去的经验,他知道只要他一好到能够做决定,我就会撤销无行为能力的宣告,把决定权交还给他。但依照往例,这得花上几周到几个月的时间。

"乔治斯,喝一些柳橙汁吧。"我拿起饮料递给他。

"你需要水分。看,它是密封的。没有人可以在你不知道的情况下碰到它。"我记得过去几次住院,密封盖可以让他放心地认为果汁未经"加工"。

我决定留下来陪他。我回想起他过去几次住院的情形,计算着要花多久时间乔治斯才会从精神病的迷雾中走出来。几分钟后,他缓缓从被单里爬出来,剥开果汁罐上的金属薄片,把内容物喝尽。他跟我有短暂的眼神接触,但仍然保持沉默。我开始怀疑这次会面能得到更多进展。做得太多可能让他受不了,而且会激怒他。当乔治斯产生幻觉，并在脑中听到多个交谈的声音时，我必须让事情保持单纯明确的状态。

"我晚点再回来，乔治斯，我们谈一谈。"

乔治斯的病是在离开刚果不久后发作的，过去二十年来不时困扰着他。当 1998 年我第一次见到他，是他膳宿公寓的员工带他来急诊，因为他已经好几天拒绝吃喝。他相信某个宗教团体在他的食物中下毒，并且在街上跟踪他。他认为电视上说的事会引发头痛，也承认他在脑中听到声音，叫他不要吃东西，还指示他在特定时间到特定的地点。他最后被收进急症监护病房，就是我和他初次见面的地方。我们能以法语沟通，似乎让乔治斯和我产生一种联结，进而使我成为他的精神科门诊主治医生。

几年来，他的精神病有过几次反复发作。在早期，这些病在他停药之后经常发作，但自从他用长效型抗精神病药物的针剂稳定下来后，就比较少发作了。之前，他每天都得抉择是否吞药丸，现在则以每四周接受一次的注射取代。每个月的注射使他的身体变得有些僵硬迟缓，但大幅改善了他的人际往来、上课，甚至是简单的行为能力（如吃饭）。他从未对他疾病的本质展现出任何兴趣，但他很负责地出现在预约门诊，也乐于与人分享生活细节，诸如他从未间断的英语课，和刚果的朋友打牌，以及家人在欧洲的消息。

当他好的时候，关于他的症状，他顶多坦承"这是一种病"。相较于他的早期病史，如今他疾病发作的频率已经少得多，住院次数也少，住院的间隔长达六年。尽管如此，他的病在用药稳定时还是会复发，而当他的疾病接管一切，他对疾病的理解全部都会因为精神病而消失，连服药的动力也荡然无存。这使得他的病情急转直下，坠入黑暗的深渊。

＊　＊　＊

乔治斯的精神科诊断是精神分裂症，有鉴于这种病症遭到贬损的公众声誉、欠缺能治愈的方法，以及时常带来毁灭性的社会及经济后果，它可说是精神医学中最令人恐惧的诊断。病名源自希腊文"分裂的心灵"，这个词源解释了大众对此病常有的误解，被当成人格分裂，像《三面夏娃》或《化身博士》那样。相较于病名传达的概念，更精准的描述可能是破碎的意识。在精神科用语中，精神分裂症指的是一种慢性或反复发作的精神病，而精神病的定义是历经妄想（思维僵固，在相反的证据下仍坚持错误的信念）、幻觉（没有外在刺激时产生的五感知觉——听觉、视觉、味觉、嗅觉及触觉），以及前述经验为病人带来的思考、言语和行为混乱。

百分之二十被诊断出有精神病的人，终其一生将只会有一次发作（被称为短暂精神病发作）。[4]对一名被诊断出精神分裂症的病人而言，他一定经历过一段历时超过六个月的精神病，而更短的时期内（一到六个月之间），可能被标记为类精神分裂的临床表现，这使得精神科医生有时间能排除其他精神病的可能原因，以及证实病人症状若非没有消失，就是曾短暂消失之后又复发。若症状维持在一个月之内，就称为短暂精神病症，这是更中性的描述词语，不带长期罹病的暗示。

当然，当某人出现精神病症状，也要考虑其他精神科或非精神科的原因：这个症状可能是情感障碍的结果，诸如严重的抑郁症或双相情感障碍，或者因为违法药物或酒精的使用，或各式各样疾病或医学治疗（诸如高剂量类固醇）的结果。

埃米尔·克雷佩林（Emil Kraepelin）是将精神分裂症的现代

精神医学模型概念化的德国精神科医生，他以"早发性痴呆"（dementia praecox，意指过早出现的痴呆症）来形容一种逐渐恶化的疾病，而且从青春期和成年早期就开始发病。这位年轻医生的临床生涯始于慕尼黑的疗养院，克雷佩林描述在那里的病人"痴呆、不干净、半激动及完全激动"，他们欠缺治疗，"会绕圈圈、吼叫、互相打架、收集石头、抽烟，以及喋喋不休"。他注意到疏于照顾对病人产生的影响。"暴力倾向极其普遍；每天的查房中几乎没有一次不包括打架、窗户破掉或毁坏餐具。我必须缝合或包扎大量的伤口，次数实在够多了。"[5]

他逐渐确信这些神秘疾病的解答就在研究精神疾病的自然病史或进程中。他的信念带领着他探查个别病人的病史，厘清每种疾病的核心症状，而非聚焦于病人当下的表现，或在显微镜下观察脑组织——这是当时的诊断方式。[6]

克雷佩林和他的团队为每个病人填写卡片，记录临床观察，并把卡片放入所谓的诊断盒内。在与病人会谈获得更多的病史后，在卡片上持续修正。出院时，诊断会再次被记录下来。这个过程使得克雷佩林能获得病人住院的概要，并探究事后发现诊断错误的原因。他坚持受训学员在病历中必须避免使用临床术语，只能用直白的语言描述他们的观察。

克雷佩林也在机构和机构之间追踪病人，并在研究档案中记录他们疾病的演变、缓解、复发及（罕见的）复原。[7]我参与过几次电子病历的倡议行动，都无法成功使得单一病人用单一电子病历就能在多位健康照护专业人员之间流通，因此对克雷佩林坚持这项工作的重要性感到十分钦佩。

克雷佩林把早发性痴呆或精神分裂症描述为一种精神病，发病时间在青春期，接着出现恶化或"退化"的病程，最终以痴呆收场。可以理解的是,这种描述会使个人、家庭及临床医生感到绝望。1940年代,当我一位在布雷顿角的表哥因精神病症状而住进新斯科舍最大的疗养院,他的姐姐跟我说,他们家接到主治医生打来的电话,要他们对弟弟的未来放弃希望。结果我表哥的病是双相情感障碍,虽然他的病后来再度复发,但从未再次住院。他在加油站稳定地工作,过着还算令人满意的社交生活。

克雷佩林不只意志坚定,在论述上也很多产,他除了投入临床和研究事务,还写过九个版本的《精神病学》(*Textbook of Psychiatry*)。据说他1883年出版第一本书(就是内容更详尽的教科书的前身)的动机,是为了赚钱结婚。[8]

克雷佩林的门徒尤金·布鲁勒(Eugen Bleuler)于1908年写道,在其他方面符合早发性痴呆之诊断的许多病人,会在青春期之后才发展出疾病,此外,克雷佩林那种最终必然会痴呆的可怕诊断,并无法准确描述其他方面具有典型表现的许多病人。为了辨别与克雷佩林原始定义的不同之处,布鲁勒发明了"精神分裂症"一词,更准确地用以指称一种疾病,其发病年龄多变,也没有痴呆的症状,就算罹病数年后依然如此。[9]

虽然当代研究者从克雷佩林和布鲁勒的研究中获取成果,却是从相反方向着手处理精神分裂症。现代的科学眼光设想了各种可能导致此诊断的生理路径,其中包括受到环境压力因子的影响(例如居住于城市)、移民、产科并发症,以及晚冬与初春的出生日期(假说是与流感病毒对胚胎神经发育造成的影响有关),再加上遗传脆弱性(genetic vulnerability)的影响,便可能导致我们称为"精神分裂症"的临床症状。

精神分裂症患者的经验也同样复杂。希蒂伊·卡普尔(Shitij Kapur)是当代精神医学最杰出的思想家,也是广受尊敬的基础科学研究者之一,他是伦敦国王学院精神医学、心理学与神经科学研究学院的院长暨负责人。他曾指出,大脑能针对周遭环境事件及内在经验等刺激,适当地分配"显著性"(salience,意即什么是重要或明显的),而精神病破坏了这种能力。

从神经科学的观点,显著性的意思是,大脑会根据特定行为的重要程度作为衡量奖赏或惩罚的标准,并决定注意力及决策的优先顺序。一个精神病的大脑无法准确评估刺激(如某人的声音或路边的告示牌)造成的益处或伤害的相对程度,导致这些刺激受到不正常的解读,并以妄想及幻觉的形式出现。举例来说,如果我在地铁站看到一则广告,画面上的人穿着制服,我可能瞄一眼就离开了;而有精神疾病的人可能会将注意力锁定在这个广告上,相信广告暗示他有警察或士兵正在跟踪他。

卡普尔是我的老友兼同事,以他斐然的学术成就而言,他可谓令人意外地年轻。他对这种现象有丰富的理解,他这样描述精神病的几个阶段:"一个觉察与情绪提升的阶段,合并焦虑与没有出路的感觉,一股要让情境'说得通'的动力;接着,当妄想具体化、幻觉浮现,通常会松一口气并产生'新的体悟'……一旦症状显现,妄想在本质上就是推论逻辑的障碍,因为大多数的妄想信念都绝非不可能发生的事,只是可能性极低。"[10]

卡普尔提出显著性遭到错误解读的理论,解释了乔治斯疾病关键的核心信念造成的毁灭性影响。当乔治斯的精神病发作时,他深信某个宗教团体成员正在追杀他。他把所有发生在他身上的事都依据这种信念去解读。由于他不确定这些人是谁,每个他所见到的人都可能是该团体的成员。如果有人跟他对望一眼,很可能单纯的社交礼节就会变成一种恶意威胁——当然,他无法跟别人做眼神接触,也是同样的道理。

当他听到两个陌生人在聊天，凑巧出现某些跟他生活经验相关的字眼，就更加确立他的核心信念。而如果没什么相关性，乔治斯也会担心信息是否被加密了。总之，每件事都强化了他的核心信念，所以他把风险降到最低，一开始是把自己隔离起来，接着就是不吃东西。

卡普尔的研究也解释了某些因素是怎么促成精神病病人在生活中的失能。一个人若缺乏以正常社交方式回应每天刺激的能力，就会与大多数的人格格不入，不管是潜在的雇主、房东、交往对象、朋友，甚至是家人，因此精神分裂症患者往往在社会关系和工作上感到挫折。据统计，有百分之一的人罹患精神分裂症，这种疾病除了对病人带来毁灭性的影响，也对社会造成重大的经济负担。[11]

尽管卡普尔的理论阐明了精神分裂症的认知过程，但我们对这种病症的成因仍然没有掌握太多。过去三十年来，研究聚焦于几项可能的元凶，最重要的是化学物质功能失调（这些化学物质是中枢神经系统细胞间的传讯者［神经传导物质］）、遗传脆弱性，以及潜在的环境因子。多巴胺是被广泛研究的神经传导物质，卡普尔将它形容为"精神病之火的风"。多巴胺也被认为是奖励、强化及显著性的中介，而且多巴胺受体在抗精神病药物影响脑部的过程中也扮演了关键角色。尽管目前有这些互相印证的研究，但关于脑中不同网络和结构间的多巴胺浓度及其传递，与精神病和精神分裂症之间到底有什么特定关联，我们的理解仍属粗浅。[12]

诸如谷氨酸（glutamate）等其他神经传导物质，被认为是负责中枢神经系统的兴奋与刺激，而γ-氨基丁酸（GABA）用来抑制或减少中枢神经系统的反应，乙酰胆碱（acetylcholine）则以一种对尼古丁产生反应的神经传导物质而闻名，上述研究在精神分裂症的发展过程中,都具备重要的意义。这些神经传导物质都有某种程度的相关性,但任何一种神经学路径功能的失调都会造成涟漪效应,因此要辨认每项神经传导物质的特定贡献格外困难,就像把好几个鹅卵石同时丢到湖面上,随之而来的波纹就会产生相互重叠的圆圈。

数十年来,尽管许多研究已经有大致完整的结论,说明精神分裂症有家族遗传,但寻找精神分裂症之基因的研究,目前仍是千头万绪。同卵双胞胎身上有百分之百相同的 DNA,却并未总是同样患有精神分裂症,这推翻了这种病完全由基因决定的可能。然而,同卵双胞胎同样患有此病的概率,却也明显比精神分裂症的盛行率(百分之一)来得高:如果同卵双胞胎之一有精神分裂症,那么另一个双胞胎约有百分之五十的概率也会罹病。相对之下,异卵双胞胎共享的基因少得多,而异卵双胞胎之一若患有精神分裂症,另一个发病的概率则降到百分之五至百分之十——不过这仍然是一般人五到十倍的概率。

另一方面,由于有超过一半的病人没有精神分裂症的家族史,显然证明了无法单独用基因解释这种病症。如今,我们知道基因可以自发性地突变或改变,挑战了更为普遍的基因与命运之线性观点,因此有人假定——但并未证实——环境因素和基因在精神分裂症的发展上同样扮演了重要的角色。[13]乔治斯就有一位住在刚果的阿姨,据说也患有某种使她衰弱的精神疾病,但一如这些疾病一向带有神秘的色彩,我并不清楚她阿姨的实际状况。

现代报纸和媒体常用这样的标题:"发现……的基因!"然后以较小的字体揭露出这项令人咋舌的研究概要,这种内容的呈现方式,忽略了基因解释的并非疾病本身,而只是发病风险的一小部分。更常见的是,这些令人兴奋的结果并未受到其他实验室的确认。虽然有些疾病有单一的基因标记,例如囊状纤维化,但多数遗传疾病都具有多重基因影响的特质。尽管如此,健康照护领域的企业家抓住机会,让担忧的人们对着试管吐口水,接受昂贵的DNA分析,以获知他们正身处各式各样的疾病风险之中。这是一串吓人且令人沮丧的清单,但一般而言,在精神医学和医学领域的多数疾病之中,基因反映的只是风险,而非命运。

在持续了一个世纪的"让我们照个 X 光确定一下"之后,更复杂的诊断影像技术让医生找到许多疾病的原因,而精神科医生和神经科学家则希望这类近期发现、取得精神疾病之脑部影像的能力,也可以用来帮助理解、分类、预防、预测和治疗精神疾病。不幸的是,尽管脑影像的技术在应用层面大有进展,我们仍然无法这么说:"我看过扫描了,我确定你患有精神分裂症。"

然而,对于像乔治斯这样的人而言,无论他的精神分裂症症状是多么典型,在病程中某个时间点进行 CT 扫描或磁共振成像的情况并不少见,因为我们不想错过他脑中的某些异状,它可能会可怕地模仿精神分裂症的症状,而且需要以不同的方式治疗。我一直抱持着谨慎的态度,尤其对于精神病发作的年轻人,但我不记得曾经对扫描结果感到讶异。不只是医生需要寻求一份安心,病人和家属更是需要,但脑部扫描很少为出现精神病症状的病人带来解答。乔治斯的扫描报告里包含了健康的五字咒语:"正常范围内"。除了乔治斯的脑子生病了之外。

话虽如此,神经影像学研究已经对于治疗方法和病人的生活品质带来了改善,包括某些我任职的医院所进行的开创性研究,证明比传统用法小得多的药物剂量可以导致显著程度的脑中多巴胺受体阻断(一种期望的治疗效果)。这些更小剂量药物的临床结果,可以让用药病人减少不舒服或失能的副作用。

不幸的是，乔治斯一直经历着药物带来的副作用，当他的症状变得严重，他开始怀疑这些药被调包了，最后，药物的副作用使他决定完全停药。乔治斯除了错过最后一次跟我的约诊，还错过最后三次在药物注射门诊跟护士的约诊及注射针剂，这使得他的疾病复发率大大提升了。他并未回电给询问状况的护士——直到前晚落入警方的雷达范围。接受治疗是让乔治斯的症状能够缓解的最佳希望，而关于这些妄想如何使他严重地与世隔绝（也隔绝了治疗），我感到很震惊。

昨晚，警方在某个路口将他带走，因为他试图在那里指挥交通。幸好警方认识乔治斯，因为他先前曾因拒绝离开咖啡店，或径自走进车阵中而遭到逮捕；他们也知道他从未表现出抗拒或具有攻击性，但他几乎沉默不语。

* * *

我前往护士站，提醒要安排急症监护病房的床位给乔治斯。蒂什正在翻找柜台的信息，以确认急症监护病房的工作人员是否可以让他上楼去。然后突然间，她不经意地对我精心打造的心理堡垒投出了一颗曲线球。

"你妈的情况怎么样？"她问道，"她是个了不起的女人。"

我母亲在布雷顿角和新斯科舍地区颇为知名，因为她几乎独自募款创建了二十一号码头，起初那是一个地区性博物馆，纪念数百万移民在这里初次走下船舱，踏上加拿大的国土，寻找新生活。如今，这个地区博物馆变身为国家博物馆，向所有来到加拿大的移民致敬。

我听到自己跟蒂什说，我妈很好。当这些字眼一从我口中冒出来，我便瘫了下来，不确定是否要进一步解释，或者这么说就可以了。突然间,我和这位认识了近十年的和蔼女士之间产生了一种距离感。

在我决定是否改口我的故事前,蒂什告诉我,乔治斯已经处理好了,卢瓦娜是目前要看的病人之中最紧急的。然而,蒂什和我都同意,我应该先打个电话给亨利,因为现在亨利所在的比利时是白天,这个时段正好适合联系。

我很幸运。亨利立刻回拨了我给他的电话。我们以法语交谈,他代表他的兄弟对我表示深深的歉意。我从先前联络亨利和他家人的经验中得知,他们并未完全理解乔治斯的疾病,而且对他生病造成的一团混乱感到羞愧。

我向亨利保证,我很乐意帮助乔治斯,更重要的是,我们并未期望亨利飞来多伦多。他有家庭和工作要兼顾,尽管他们的兄弟关系很亲近。我和亨利说明我为乔治斯拟定的计划:住院治疗,重新使用抗精神病药物,确保他进食与饮水,并且再次与他的社区治疗团队建立联系。我们过去有过几次这样的讨论。

在亨利同意之后,电话的另一端沉默了下来。

"医生,一旦他离开医院,我们有办法强迫他吃药吗?当他好的时候,他总跟我说他会吃药,但随着他的症状出现,他会听到声音告诉他,不能相信给他药的人,然后他就改变心意了。我希望我同意治疗是个正确的决定,但我实在不愿意听到他又病了,而且还牵涉到警察。吃药一定比这个好,比上手铐或被绑起来要好。"

我跟他解释,我正在急诊室,有许多病人要看,这周晚一点我会打电话跟他谈谈,因为他问的问题很复杂。

"谢谢你照顾乔治斯,医生。我知道他相信你,即使在他谁都不信的时候。请告诉他,我希望他一切都好。我希望他健康,我们全家人都这么希望——我、莎拉,还有女孩们。"

我在乔治斯的病历上做记录,确认他无法同意治疗其精神疾病,以及乔治斯和亨利两人皆同意亨利作为决策代理人。我也记录了因为无法确认乔治斯同意住院,以及考虑到他无法进食和饮水,如果让他出院回家,会对他的安全造成直接的威胁,所以他符合强制住院的标准。我填写了法律文件,并要蒂什将文件传真至病人倡议办公室,让他们知道乔治斯住院。有时候,乔治斯和亨利对我的信任就像一副重担,面对我反复失败、无法使乔治斯维持健康的挫折中,共通的语言似乎成了我们之间薄弱的联结。

我回到乔治斯的病房,告知他这些决定。当我跟他解释其实他早已非常熟悉的表格内容,他还是躲在棉被里毫无反应。我告诉他,我把表格的复印本留在窗台边。前几次疾病发作时,他把这些文件给撕了。某次这样的行为使得他的公民申请延迟了好几年才通过。

"乔治斯,我跟亨利通过电话了,他同意现在对你最好的做法,就是跟我们待在一起,待在医院里。因为我不确定你是否同意,我必须打电话给权利顾问,请他过来谈谈。亨利要我跟你说,他希望你早日康复,尽快回家,他现在没办法来看你,但他跟莎拉还有女孩们都很支持你。"

当我提到他嫂嫂和侄女时,乔治斯从床上起身对我点头。我很想留下来,看看是否能让他吃点早餐,但我的下一位病人卢瓦娜已经等很久了,而等待对她的躁动没有帮助。我会问问蒂什,是否有时间陪乔治斯坐一下,鼓励他吃点东西。

当我跟乔治斯道再见,提醒他,我晚点会去急症监护病房看他,并且回到护士站拿卢瓦娜的病历时,亨利先前在电话中的问题让我停顿了一下;他对他兄弟的复发模式描述得十分准确。过去,有几个月到几年的时间,乔治斯的情况有所进展,然后他开始陷入多疑妄想，越来越专注于药物的副作用，而且感到不悦。在那些时候，我们会改变药物和剂量，以帮助处理这些副作用，但至今没有一项策略能够说服乔治斯持续服药。

这是件困难的事。我无法想象一直忍受着身体的慢性不适，是一种多大的折磨，而这是乔治斯用药所感受到的。但我也见到他摆脱药物时出现的混乱，而且我对亨利感同身受。当一位亲人生病并对治疗感到矛盾时，家人的角色是什么？一瞬间，我想到我的母亲。若是癌症复发，她必须在积极治疗和安宁照护之间做选择，我该怎么办？我可以想象父亲对她的抉择，但我母亲自己的抉择呢？我的抉择呢？

我在心里给自己一巴掌，将思绪放回工作上，并拿起卢瓦娜的病历仔细阅读，了解昨晚她来到急诊的原因。很难专心。我的心思飘回乔治斯和亨利的问题：一旦乔治斯离开医院，我能强制他服药吗？而我自己的问题有点不太一样：就算我可以——通过取得称为"社区治疗令"的方式——我该这么做吗？社区治疗令有时称为"辅助门诊治疗"，在许多西方国家都有。社区治疗令命令病人遵从门诊治疗，或由警方带至医院接受重新评估。比起在医院，它可以在限制性较低的环境里提供治疗，同时确保病人获得治疗。如果这么做，对我和乔治斯的关系及他对我的信任（让他度过许多艰难时光的信任），将会出现什么样的改变呢？

在安大略省不能随意发出社区治疗令，仅限于历经反复的强制住院，而且能靠治疗改善的病人。这种命令需要病人在有能力做决策的时候表示同意，如果病人无法进行决策，则必须要有决策代理人的同意，而且病人可以在审查委员会的听证会上挑战这些治疗令的正当性。与普遍的信念相反，社区治疗令并未允许健康专业工作者或任何人在违背个人意志的情况下投予药物。然而，若病人拒绝遵从社区治疗令的药物指令,他会被带到医院进行精神科的重新评估,而这就可能导致住院治疗。

人身限制、强制治疗,医生对于患有精神疾病而有自伤或伤人风险的公民拥有收治住院与治疗的权力,以及病人家属对于该类权力/决定的影响力(因而影响到病人是否被强制就医等),这些议题是某些人对精神医学感到反感的关键原因,也是让精神科受训学员晚上睡不着觉的伦理问题。要判定患者达到什么程度的风险,剥夺他们的自由权才算合理,可说是精神科医生最重要也最困难的工作。在我看来,这个议题多半与精神科医生这方的智识及道德上的争辩有关——这名病人生病时的经验和行为,可能导致自伤或伤人吗?强制住院是避免伤害的唯一方法吗?或者,还有其他比较不侵扰的选项?

这个困境跟这一行一样古老,也跟疯狂本身一样古老。我知道医院内的情况好一些,至少在多数发达国家是如此,比起过去已经改善了不少,但这对于那些以反对整个大前提为原则的人来说,可能就不太舒服,这个前提就是——对严重精神疾病患者进行强制住院及治疗。

对于具有风险的病人,精神科医生必须合理化其限制与扣留的决定,有时候,这种决定看起来像是一个没有赢家的局面。精神科医生有能力照顾精神疾病患者,并避免旁人遭受不当的后果,而在精神科医生照顾下的病人自杀或杀害别人,也削弱了社会大众对我们能力的信心。同时,某些社会大众将精神科医生的权力,视为社会上最反动及压迫的面向之象征。

我知道有些精神科医生为了避免陷入两难局面,而选择套用公式,而非就病人的个别状况去评估风险,也就是说,若非剥夺病人的自由权(就算对病人自己或他人安全仅有一丁点的疑虑),就是从来不侵犯自由权。在我看来，那些精神科医生是在避免职责中最具挑战性也最让人感到不舒服的面向，这么做背叛了病人及其家属的信任。

有观点指出，精神科医生凸显了社会滥用权力的结构。这是20世纪后半叶反精神医学运动所发出的声音，这场运动将法国社会学家米歇尔·福柯（Michel Foucault）1961年的名著《疯癫与文明》（最近于2006年再版作者去世后的译本《古典时代疯狂史》）奉为圣经。但是我并不认同这种观点。福柯将现代精神医学视为道德伪善与社会规范的堡垒，而"疯狂"本身的特质则被描述为文化建构的产物。在他的观点中，精神科医生不知情地被社会利用，成为控制边缘人、不服从者及反叛者的工具。

由托马斯·萨斯（Thomas Szasz）与莱恩（R. D. Laing）等精神科医生作家带领的反文化团体以福柯的作品为基础，宣称精神科医生制造的伤害多于益处，而且往往以暴力与伤害的手段强迫反叛的公民顺从。毫无疑问，前几个世纪并未出现任何保护性的立法，这代表病人从未享有权利。此外，家长式的心态也使得女人因为想象中的疾病（如滥交或"不似女流"的行为）而被逐出她们的家庭。

然而，现今的世界中，对于像乔治斯这样正处于险境并有潜在危险性的病人，或是无家可归的精神病患，反精神医学运动一直无法提供他们实质的帮助，而这些无家可归的精神疾病患者不断增加，彰显了疾病对他们的人际关系、住房及工作造成阻碍。近年来，有一股充沛的能量注入了反精神医学运动，也就是来自山达基教（Church of Scientology）可观的资金援助，教会成员尽责地在每一场美国精神医学会的会议担任纠察，而其名流成员（最知名的可能是大明星汤姆·克鲁斯）利用他们的号召力，阻碍人们服用精神科药物。

即使如此，世界卫生组织在 2011 年针对一百八十四个国家现况的一份调查中发现，百分之四十的国家缺乏精神健康方面的立法[14]，这使得病人及其权利很容易受到不当的对待。然而，我认为发达国家的钟摆似乎荡得离照护伦理有些太远了，所谓照护伦理，应该是国家有责任为最容易受到伤害的公民提供帮助。

我因为担任加拿大精神健康委员会主席的关系，得以对全国的精神健康议题有了更全面的理解。许多家庭报告，他们的家人罹患了精神疾病，却时常受到精神科医生的拒绝。医生无法将这些精神疾患者收治住院，直到他们威胁要自伤或伤人，或是终于获得可用的住院资源。又或者，有些医生会跟家属说，因为病人的资料必须保密，所以他无法提供任何信息给家属，尽管病人的病情已经相当严重了。我很想知道，福柯或萨斯对这些人的困境作何感受。

＊　　＊　　＊

在见到卢瓦娜之前，我看了她的病历，我的思绪瞬间远离那些关于"精神医学的社会角色"这类理论性问题，也不再犹豫着是否要跟蒂什解释我母亲的状况，而是聚焦到那些熟悉的字符，这些字符说明了卢瓦娜前晚的精神科评估。这份病历让我知道卢瓦娜的表现是一种完全爆发的躁狂发作，而且有攻击他人的病史。当我拿掉脖子上的领带——这是我在会谈一位具有潜在攻击性的病人之前的准备——我能感受到我的心理防御机制又自在地回来了。

领带一度是男性医生正式打扮的标志，不过目前正在减少。医生们的穿着从最初的工作日正式风格转变成星期五的休闲风格，其实有着诸多理由。证据指出，领带是一个传染性有机体的绝佳传播媒介，以及，领带在急性精神医学的环境下很容易受到猛力的拉扯。

刚踏进精神科时，我就发现当值急诊班必须有身体可能遭受攻击的心理准备，这让我感到陌生且困扰。我并未说出内心的不安，因为当时还年轻的我觉得有些丢脸。如今我更成熟一些，我会提醒经验不足的精神科住院医师，如何以一种能保护自己与病人的方式倾听并且回应这种焦虑，而非远离那些需要帮助的人。无论是过度使用警卫或约束，或是忽略直觉上的焦虑，都可能犯下危险的临床错误。

我进入卢瓦娜昏暗的病房。只要扫一眼她周遭的环境，就可以知道那是她心理状态的外在投射。当我接近卢瓦娜，我的肌肉立即产生熟悉的紧张感。卢瓦娜的房间乱七八糟，床单扔在地板上，她来这里的几个小时内已经开始画画，并且把图画贴到墙上。我猜护士看到她这么投入，应该会松一口气。但卢瓦娜目前人不在这里。

她在评估区护士站旁的一部电话前踱步，对着话筒大呼小叫，愤怒地把纸张揉成一团。我请她进入玻璃外观的会谈室，这个会谈室最早是一间吸烟室，在医院里还允许吸烟的年代，吸烟甚至被当成对病人适切行为的一种"奖励"。从护士站那端可以清楚看到这个空间，但这里又拥有听觉上的隐私，可说是一个与具有潜在攻击性的病人进行会谈的绝佳场所。

卢瓦娜身上敞开的医院罩袍勉强遮盖住胸部，这已经比她昨晚穿得多了。她在候诊室等得不耐烦，就把身上仅有的衣物通通脱光了。这在某种意义上是有效的，因为马上就有人来看她。她有一头经过梳理的挑染长发，在头顶扎个发结，几缕头发落到肩上，明显已经有些凌乱。她的妆容搁了好几天，浓睫毛膏的黑色斑点掉到脸颊上，眼睛周围以埃及艳后式的风格涂黑。她的脸上斑驳不堪，几块厚厚的粉底凝结在皮肤上。她踢开蓝色的医院拖鞋，我可以看见脱落的橘色指甲油。

"嗨，我是戈德布卢姆医生。我从昨晚你见到的医生那儿听说了你的事，但是，我想直接听你说话。我们可以聊聊吗？"

"你是犹太人吗，戈德布卢姆医生？你知道吗，我也是！我们是上帝的选民。哈！芭芭拉·史翠珊那首歌叫什么？人，需要他人的人，是全世界最幸运的人。我爱这个世界。你呢？你应该要去爱。你需要放松！"她以一种忽快忽慢的节奏说话和唱歌，当句子和词语从她口中不断冒出来，她还放声大笑。

珍妮弗和蒂什跟我交代过，卢瓦娜可能会有攻击性，我明白必须以友善的方式接触她，试着了解她发生了什么事。我观察到，她的性诱惑和失去抑制是一道潜在的滑坡，也知道我即将令她失望和生气——因为如果她拒绝留院，我必须在违反她意志的情况下，扣留她更长的时间。她的易怒使她把一位护士推到墙壁上，那么，她如果在医院外，会发生什么事？

"卢瓦娜，跟我说说你怎么来这里的。我想知道你发生了什么事。"

她再次大笑，朝我这边倾身，让上衣敞开。"我敢打赌你一定想知道，医生。所有男人都想了解我。昨晚有个猛男警察在这里陪我，P.C.冯。他对我好贴心，而且好帅……还有大屌！大屌冯！"又是一阵大笑。

"我不该说这个的，还是我应该说呢，戈德布卢姆医生？要说这可是件坏事呢，但千真万确！我告诉他，只要我一离开这里就去找他。你知道那些非犹太人喜欢什么歌吗？那首歌叫什么名字来着？'你听见我所听见的吗？'哈！我对贝类过敏。你还需要知道其他的事吗？那是天美时表吗？你不是个有钱的医生吗？"

卢瓦娜的思绪跳跃得厉害，正如加拿大作家斯蒂芬·里柯克（Stephen Leacock）形容的，"朝四面八方而去的疯狂"。我明白如果要完成会谈，必须控制她漫无边际的思考方式，所以我开始询问简短而聚焦的问题，关于过去几个星期发生的事。卢瓦娜讲话时不断望着玻璃墙外，似乎有什么令人分心的事，虽然那里什么也没有。她语速很快地回答问题，然后发现自己迷失在答案的迷宫里，整个过程中，她一直不好意思地对我微笑。

"跟我说说你的事吧，戈德布卢姆医生。你结婚了吗？我想一定是的，像你这么好的医生。还有孩子，你有孩子吧？我想要孩子。十个。我想我怀孕了。"

卢瓦娜的思绪从一个主题跳到另一个主题——只通过一个字或一个念头，甚至一段旋律——这是躁狂的特征，精神科医生称之为"思维奔逸"，反映出一种混乱松散的认知思考过程。她之所以把所有遇到的对象情欲化，也是同样的道理。这导致某些躁狂病人和陌生人从事没有保护措施的高危险性行为。当躁狂过去，这些病人往往会感到一股压倒性的懊悔。当躁狂平息之后，要回想发生过的事，简直是一趟痛苦的旅程。我曾和许多病人一起走过这趟旅程。

听卢瓦娜说话，我想起我在住院医师时期看过一位严重的躁狂病人，她让我见识到，精神疾病会给原本按部就班的人生计划带来如何巨大甚至是无法挽回的损害。那个女病人和她公寓里能找到的每个男人发生冲动的性行为，还累积了大量的卡债。躁狂平息之后，她对她的行为感到羞愤异常（更别提贫穷了），最后只能搬家。

我不希望卢瓦娜羞辱自己，尽管那一刻她不可能意识到这种风险。而且我也没有水晶球能告诉我,如果让她离开医院会发生什么事。我必须依赖她前几次发作的实际情况,以及我所看过各种双相情感障碍病人的丰富经验来做出判断。

"卢瓦娜,我看过你的病历。你以前发生过同样的状况。你的双相情感障碍给你带来麻烦,你现在正处于躁狂。我想帮助你。"

她离我更近了,拨弄着肩后的头发。

"我很好,戈德布卢姆医生。我只有一点点躁狂,可能四分之一到三分之一。这完全不是真的躁狂。我感觉很好,很棒!我打赌你会想跟我一样好。叫我郝小姐!"

"卢瓦娜,我认为你应该待在医院,这样我们可以提供你之前用过的情绪稳定药物,让你更像正常的自己。"

"你好贴心呢,戈医生,但我不想待在这里或其他该死的医院,而且我不太喜欢我的药。吃药让我胖了十五磅,一点也不好看。我现在好看多了,你不觉得吗?你同意对不对?我觉得我得喝上一杯。你愿意和我一起吗?"

她坐回椅子上,摆出准备拍照的姿势。

"我想,戈医生,我就直接回家了,有需要我会给你打电话的,或者打给 P.C.冯。那会很好玩。"她再次放声大笑,享受她制造出来的押韵音节。这也是一种在躁狂病人身上常见的说话模式,就像双关语,以及某种称为"音韵联接"的东西,意思是重复听起来相似的字词。我意识到,如果卢瓦娜现在离开急诊,她非常可能跟陌生男性发生危险的关系。

"如果你那么担心我,你应该陪我回家,照顾我。"

很显然,这次会谈我没有太多的进展。我提醒卢瓦娜,她昨晚是被警察逮捕的,而且她昨晚在急诊攻击工作人员。我告诉她,我不认为她平常会展现出这种让别人觉得不安全或感到威胁的行为。她的表情变化就像一朵云飘过太阳那样。

"嗯,戈医生,如果那是他们告诉你的,去他的!我跟他们说我不需要帮助,还有我要回家,还有他们应该放开该死的手。如果你不把门打开,让我离开这该死的地方,那么你也一样,去你的!"

卢瓦娜开始大吼大叫。病房助理迪米特里·波多尔斯基从护士站一直盯着这边看,他已经透过会谈室玻璃门听到她的声音;他和蒂什迅速朝我们走来,但在房间外等待着。我很高兴他们没有进来,在保护每个人的安全,以及不让卢瓦娜感到我们联合起来对抗她之间,是一种微妙的平衡。我和迪米特里在急诊和急症监护病房共事多年,他是个务实而严肃的男人,具有良好的临床直觉和冷静的态度,还有结实的身材。

我让我的声音保持坚定、平稳及缓慢。"我没办法这么做,卢瓦娜。我不会这么做的。你现在需要待在医院治疗,才能保持安全。而且越快开始治疗,你就会越快康复。你愿意待在这里,让我们帮助你吗?"这是我必须问的问题,而且稍后一定要记录我问过这个问题。

"去你的!"她尖叫着冲出房间,打翻了用餐区的早餐盘,还用力拉扯那道通往评估区外面的上锁的门。迪米特里和蒂什保持一段距离跟着她,我也跟着她,试着跟她说话。但是我越这么做,她越大声唱着卡洛尔·金的混合组曲(我刚好很喜欢,但不是在这种情况下)。幸运的是,不久,她开始全神贯注地唱歌,让蒂什送她回房间,给她第二份早餐。

就目前情况来说,卢瓦娜和我已经尽可能地去探索有什么选项。根据固然有限的信息,我必须做出急诊根本上的唯二选择:留或走。她留了下来。以理想化的人类自主权与抵抗家长主义的名义,要让像卢瓦娜这样的病人历经和我之前的病人一样的耻辱,以及承受倾家荡产的下场，在我看来是残忍而无知的。

十五分钟后，我把法律文件交给卢瓦娜（也就是表格三，这是在表格一的评估后，允许我将她扣留在医院两周时间的文件），她冷冷看着我。我向她说明她的状态，让她知道权利顾问会在二十四小时之内来看她，跟她解释她的法律权利。她将文件撕成碎片，眼睛始终盯着我看。

这份临床病历将正当化对卢瓦娜进行的强制扣留。我在写病历时，卢瓦娜透过护士站的玻璃盯着我看，显得暴躁易怒。这次会面以友善的基调开始，却糟糕地结束，虽然这期间并未出现她先前采取的那种身体攻击。是因为卢瓦娜承认自己患有躁狂，才能够接受住院的决定吗？还是药物麻痹了她的某些愤怒？这些问题在我心中盘旋，但我认为扣留她的决定是正确的。

精神科急诊最重要的工作之一，就是预防与遏制暴力，无论伤害对象是自己或他人。这项评估时常发生在暴力并未真正实现，而仅在想象、预测或威胁的阶段。在这个意义上，精神医学与其他医学专科截然不同，其他科的病人是身体生病，如果未获得治疗，就会有明确的风险；再者，其他科病人因为许多原因——如谵妄、失智或失去意识，或是无法理解疾病严重性的孩童——被判定为有风险而受到限制时，社会一般都能接受。只有精神医学的判断，是基于病人的信念、思想和感觉，而对表面上身体健康的病人做出限制自由的决定。

尽管媒体的耸动报道和刻板印象煽动了社会大众对严重精神病患的认知，以为他们无法预测，而且具有暴力行为，但其实在暴力犯罪中，只有百分之五的个案是精神病患。然而，实际的情况是，急诊精神医学及其最亲近的手足——急症监护精神医学——必须努力处理约束的议题（包括物理、化学及环境的），设法去预防病人造成数量相对少的暴力行为。

　　某些事件激发了大众对精神医学的强烈质疑，而在这些质疑中，精神医学所使用的扣留和约束，可说是除了电痉挛疗法之外最饱受批评的部分。有些人会感到愤慨：卢瓦娜，一位成年女性，独居，多数时间都功能良好，她昨晚为了避免受到约束而被迫服药；而且今天我对她说，我不准许她离开医院，直到我相信她能安全且没有风险地出院为止，这些风险包括伤害她自己，或者仅仅是让她自己感到丢脸。

　　目前，隔离与约束是急诊和住院精神科照护的日常例行作业，我希望我们正接近这个时代的终结。这包括我们必须更加强以言语进行降级（de-escalation），例如珍妮弗昨晚和卢瓦娜的接触，就获得了些许的成效，成功说服她走下愤怒和恐惧的高峰，接受药物；躁动的药物治疗被指涉为一种"化学性约束"，诸如洛沙平和劳拉西泮的组合，便是珍妮弗用来镇静和安顿卢瓦娜的方式。

　　此外，也包括与病人合作，在他们变得躁动之前，采取能帮他们安定下来的措施。举例而言，将卢瓦娜指派给像蒂什这样年长的女性工作人员，能避免卢瓦娜与她之间产生诱惑与竞争的关系，帮助她保持平静。我曾无数次帮助对精神病严重且躁动的病人实施物理性约束，我知道这对所有牵涉其中的人都很可怕，包括病人、工作人员及旁观者。我希望我能找到其他更好的方法。

　　人们会因为被约束而感到不受尊重或者觉得不人道，是完全可以理解的，即使那是临床上的必要措施。而且，病人妄想的恐惧，还可能因为现实中的约束措施而更加强化。另一方面，我见过太多病人，他们疾病的核心症状是恐惧，他们无法信任任何人（包括医生与护士），所以必要时得靠武力保护自己。因此，我不相信在我的专业生涯中，能够实现一种所谓"没有约束的精神科急诊"

的愿景。卢瓦娜躁狂发作时，她认为自己所向无敌，并且突然出现攻击行为。面对这种情况，我无法想象怎样才能不靠药物或法律力量实行扣留或约束，就让她愿意安稳地跟我们待在医院。

今天上午已经过了大半，眼前还有这次轮班的许多工作。现在已经十一点十五分，我也饿了。我问蒂什这是不是个让我休息的好时间。她挥手送我离开，跟我说慢慢来。四十五分钟后，她会让下一位病人准备好接受看诊。

直到今天稍晚，我才有时间回想，我刚夺走了两位病人的自由，就能做到不陷溺其中，而且迅速转换思绪处理其他案例，这反映的是一种专业经验，还是无情的转移注意力，或两者皆是？无论如何，要完成急诊工作的基本要求，并非对情况知道得越多越好，而是对于能做出关键决定的必要考量，知道得越多越好。

07 急诊(二)

星期三下午

午餐休息过后,我从仅限工作人员通行的那一侧门进入急诊处,我扫视着候诊室,看到了六张新面孔。

在一个角落,有三个黑人男子聚在一起,我猜年轻的那位是病人——一个绑着发辫的高瘦男子,肮脏的长裤看得出曾经是西装的一部分,过大的 T 恤罩着枯瘦的躯干。他脚蹬凉鞋,一只鞋的绑带松了。他盯着眼前的墙壁,手指玩着缠绕在左腕的编织手环,有点百无聊赖的感觉。他身旁站着两个较年长的同伴,此刻正在低声交谈。

三人的不远处是一位中年白人女子,她有着及肩的黑发,整齐地穿着裙子、衬衫及低跟包头淑女鞋,正用手机忙碌地打字。她独自一人。在她对面的是一位黑人男子,约四十五岁上下,穿着干净的黑色牛仔裤和条纹毛衣。他看起来汗流浃背,不停玩着手表。一位年纪相仿的男人陪伴着他,偶尔倾身靠近他,低声咕哝个几句。我几乎无意识地记下了新访客的躁动与注意力的状态,以及他们的仪容与个人卫生,并假定其中至少有两位今天下午会来看我,进行急诊精神科的评估。急诊室的工作必须快速掌握整体环境,同时还要监测有意义的细节和自己的内在反应。

我走进护士站，这里的人谈天说地，话题从想办法找病床到周末的社交计划，无所不包。

"谁是我最紧急的病人?"我问蒂什。她刚要去吃午餐。

"艾伦·沃尔科特，"她回答，指着那位两侧有年长同伴的年轻黑人男子，"他病得很重。两周没有说话了。"

我查看艾伦的临床记录。他只有二十岁，六个月前曾住进医院的早期精神病病房，此病房是专门为了可能是精神分裂症初次发作的年轻人所设。他前一次住院，是因为觉得路上有人在嘲笑他，并且用相机监视他。他听到不认识的人闲聊，坚称对方在污蔑他。他父亲担心地联络了社区精神健康中心，一位青少年辅导员说服艾伦接受我们初发精神病（First Episode Psychosis）门诊计划的评估，然后他直接从门诊被收治住院。

在住院的六周内，艾伦的情况有所改善，幻觉和妄想的症状随着他服用的第一种抗精神病药物而消失无踪。然而，他还是显得很冷漠，护理记录写着"孤立……难以接近"。一年前，他被社区大学退学，也不考虑重回学校或找工作。所以，虽然他精神病的热度消退了，但他被烧毁的生活并没有重建。

出院后，他持续服用门诊的抗精神病药物，也定时前往初发精神病门诊约诊。但是两个月后，不知道为什么就不再服药了，他回到加勒比海地区跟母亲同住。根据门诊记录，艾伦的亲戚认为，如果他能远离城市生活带给他的负面影响，跟家人过着多代同堂的生活，也许就能够痊愈。

* * *

精神病的现象，是精神疾病最神秘且吓人的一环——对于一般人、医学生及健康照护工作者来说都是。就算是精神科医生，也难以应付精神病在受害者身上要的各种花招。例如，原先健康的某个人，突然相信接收到科技装置传来的信息，被命令做一些反常的行为，然后逐渐无法维持个人卫生和时间管理，最后整个人陷入古怪而混乱的境地。对于所有牵涉其中的人来说，这都是令人不安且警醒的体验。

针对精神病患的脑部如何运作的相关研究，科学界约每十年就会有一些进展。而如今，我们了解了精神病发生的某些脉络，包含使用处方药或非法毒品的反应、过量的酒精摄取、谵妄（一个包罗万象的医学名词，指涉因各种原因而经历意识受损的病人）、失智，以及诸如与基因相关的颚心面综合征（velocardiofacial syndrome，一种包含腭裂、心脏缺损、典型的脸部外观及精神病风险的疾病）之类的先天性疾病。但除此之外，对于其他病因或确切的脑部运作机制，尚有许多有待了解之处。

正如医学发展史上常见的模式，某些无意间的幸运，往往促使精神病的治疗向前跃进，远超出我们对它的理解。发现治疗精神病患用药的黄金年代，是在"二战"之后才开始发展，而原本用在其他方面的药物，却在精神分裂症及情感障碍患者身上展现出意料之外的好处。

氯丙嗪一开始是被当成手术麻醉剂来研究，它是第一种广泛用于精神病患的药物。在1954年至1975年之间，全世界发展出约四十种具有相似分子结构的抗精神病药物。这些药物似乎都能减缓精神病的症状，而且减缓的程度是前所未有的。但是，这得付出高昂的代价。许多病人出现了由药物引发的帕金森病，他们变得动作缓慢、颤抖、颜面表情减少，这些症状有时会跟疾病本身的效果混淆。更长期的用药，会导致一种称为"迟发性运动障碍"的副作用，特点是不自主、类似抽搐的脸部及身体动作。而且，如同所有的医学用药,抗精神病药物并非对每个患者都有效果。

氯氮平是于 1958 年合成的一种抗精神病药物,于 1960 年代在病人身上进行试验。有报告指出,若干使用此药的病人,血液中的白细胞会完全消失,因此,这种药遭到停用实在可以理解。十多年后,这种药在严格的血液监测之下逐渐恢复临床使用,而大量累积的证据指出,氯氮平能帮助其他抗精神病药物帮不了的病人——它是这类药物中第一种有如此突出功效的药物,而且似乎能减少精神病病人的自杀想法。[1]氯氮平对许多人而言是天赐良药,包括我一位患有精神疾病的亲戚,传统抗精神病药物对他无效,加上他无法忍受其他药物产生的副作用,因此直接受益于此药。

在 1980 年代末期至 1990 年代初期,新一波抗精神病药物(所谓第二代或非典型抗精神病药物)上市。它们几乎迅速取代了前一代药物,因为医界宣称它们有更少的副作用、更好的治疗反应,甚至不止能治疗幻觉与妄想,还能治疗社交退缩及缺乏动力。当时医界陷入一股狂热,对象是利培酮、奥氮平及喹硫平(Quetiapine)——新一代药物的"三巨头"——有大量的研究指出这些药物的好处,而这些药同时也是制药产业资助研究的对象。

但是随着独立资助的研究出炉,揭露出非典型抗精神病药物和 20 世纪五六十年代的老药相比,并没有临床上的优势,因此众人的新鲜感很快就没了。针对与精神病相关、较不外显但仍使人衰弱的症状(如孤立、情绪淡漠或不活动),新一代药物的治疗并没有更成功。近期研究甚至显示,这些药物具有令人担忧的多种副作用,包括体重增加、胆固醇升高,以及容易罹患糖尿病。

就算这些药物能改善发作中的精神病,病人在开始用药后也时常抗拒服药或停药。不令人意外的是,严重的副作用很常被提及,尤其是体重增加。人们是否愿意服用抗精神病药物的原因很复杂,要找出病人的动机,是每位精神科医生的工作。

*　*　*

今天我需要确认艾伦是否再次停药了,如果是,就必须了解他停药的原因。我也必须和他一起探究他是否愿意(及能够)重新考虑用药。我从护士站的玻璃墙内观察着艾伦,他平静而沉默地坐着,身边有两个男人。蒂什说,那是他父亲和社区工作者。我在蒂什的记录中看到,他最近一趟加勒比海的旅程结束于拿刀威胁他母亲的意外事件。

当我走向候诊室,我留意着自己对于安全的直觉反应,因为我想起先前与一位精神病病人接触的经验。我知道这种小心谨慎的态度是受到内心的假设和恐惧所影响,但我也知道文献是怎么说的:黑人(及非西方移民族群)相较于白人,使用急诊精神科服务的比例偏高,如果没有强制约束,会有较高的强制住院率。[2]移民与黑人的比例特别高,有其复杂的原因,其中有一点是,在非西方移民族群中,据统计,黑人更可能经历精神疾病。也因为这些族群在社会中往往面临多种障碍,缺乏接触健康照护体系的途径,他们在获得帮助前,症状便恶化了。此外,精神科目前的大部分评估结果仍属主观,甚至种族主义的作祟也可能造成健康照护专业工作者的偏见。[3]

因为当时候诊室内还有其他病患及家属,我决定把艾伦带进会谈室,虽然我比较喜欢留在候诊区,它是个安全开放的空间,椅子拴入地面,视线可及护士站及保安办公室。我接近艾伦时感到一阵放心,因为艾伦并未踱步、躁动、责骂或威胁,也就是说,他并未显现出可能发生暴力行为的征兆。我们待在会谈室应该还算安全,这些房间全都装了摄像头。

"你好,艾伦。我是戈德布卢姆医生。"我边说边伸出了手(对年轻一点的病人,我倾向轻松一点直呼他们的名字)。艾伦跟我握了手,但没有看我一眼或讲话。我继续跟他对话。"我是今天急诊的精神科医生,我希望可以帮助你。请跟我来。你同意你爸爸和辅导员跟我们一起来吗?"

艾伦没有回应,但他的同伴站了起来。不知他们是怎么让艾伦跟他们一起前进的,我并未看到他们之间有身体接触的迹象。

在这间布置简陋的会谈室,我们全都就位之后,我再次向艾伦开口。我选了一张靠门口最近的椅子,万一有需要,可以迅速离开。关于急诊工作的准备,精神科住院医师代代相传的第一守则是:永远不要让有潜在暴力风险的病人坐在你和门口之间。

"艾伦,你可以告诉我,你今天为什么来这里吗?"

艾伦保持沉默。我转向他父亲和辅导员打听他的故事。

"医生,我们对这男孩束手无策了,"他父亲开口,柔软的口音透露了他岛屿的出身,"两个月前,他妈妈打电话来,情绪很激动,这也难怪:这男孩拿了一把刀架在她脖子上,长达七个小时。她说,他这么做完全没有原因。警察是来了,但什么也做不了,最后,这孩子才终于放下了刀,随即被带到地区医院。我的孩子很幸运,他妈妈的兄弟靠着与官员的交情,在警方的协商下,请院方特别照顾我的孩子。一个星期后,他带着一些药物回到他妈妈身边。"

艾伦盯着前面看,似乎对他父亲的叙述充耳不闻。此外,对于一连串灾难般的事件,他也显得很平静,没有受到干扰。

"他妈妈昨天打电话给我,说我们家乡的医生认为他来这里比较好,她没办法再应付他了,已经送他上飞机。我几个小时之前才刚从机场接到他。"他拿给我一沓文件,我快速扫了一遍,发现其中最有用的信息是加勒比那边医院记录的几行字，说明艾伦的最终诊断（精神分裂症）及艾伦服用的药物。

"艾伦离开医院之后，有没有服药？"

"他妈妈说他一开始有，但后来帮他打包行李的时候，在他房间里发现了各种药丸。"

"艾伦在医院过得怎样？"我问道。

"医生，奇怪的是，虽然他妈妈告诉我，这孩子状况比去医院之前好多了，但他已经两个星期没跟人说过半句话了——没对他妈妈、叔叔或表亲说话，也没有对那里的医生说话。他不再跟人说话。我说要请辅导员跟我一起去机场接他，他也只点头表示同意。我想这孩子喜欢辅导员。但是从出机场到现在，他还是一声不吭。不知道他是怎么过海关的。"

此时艾伦突然盯着我们看，从他的身体语言，我知道他开始注意到我们说的事。

我求助于一个技巧，这个技巧有时能成功用于选择性不说话的人身上。"我知道你现在没办法说话，我确定这是有原因的，"我对艾伦说，"那么你至少告诉我，为什么你不说话吧？"

艾伦缓缓张开嘴巴，眼睛一眨不眨地盯着我："因为我不想。"接着他继续沉默，移开目光。

他父亲似乎被这句话震慑住了，而我觉得自己仿佛耍了一个廉价的把戏来引人注目。某种程度上，的确如此。我继续问艾伦是非题，而他一律以点头或摇头回应。通过这种缓慢的单方面对话，我确定一定有某些事情糟透了；他仍然觉得人们在嘲笑他、奚落他。他承认在路上觉得不安全，也坦承先前在我们医院住院是正面的经验。他愿意回来住院并且接受帮助，所以不须强制住院。幸运的是，他以前去过的住院病房还有空床位，他很熟悉那里的工作人员和环境。

在场的每个人似乎都松了一口气,包括艾伦、他父亲、辅导员,还有我。我之所以松了口气,是因为艾伦虽然生病了,但没有暴力或威胁行为。他能够坦承痛苦并且接受帮助,我希望这代表之后会有比较顺利的接触和治疗过程。上次住院时,药物消解了他的幻觉和妄想,我想或许这次他的症状消失后,他能主动把握复学或工作的机会。虽然我们全都喜欢不切实际地抱着这种想法:一旦度过逆境,以后就会永远顺利,但是经验——包括疾病复发——是最好的老师。

我回到护士站写下病史和住院医嘱,为事情顺利感到开心。但我也不安地意识到,我一开始可能表现出一种先入为主的顾虑和戒备态度。我不确定以前曾经留意过这点,直到几年前我听了某位同事的演讲,内容是探讨关于种族和精神病的议题。他谈到了许多医疗上与种族主义相关的微小事件,以及这些事件对不同种族病患所造成的影响。

我想起几乎一个世纪前的家族故事,当时我祖父(他是训练有素的儿科医生)发现他不能在蒙特利尔总医院担任主治,因为他是犹太人;而我母亲(她是麦吉尔大学主修体育的毕业生)收到一封来自蒙特利尔教育委员会的信,告知她不能以犹太人的身份受聘为一名体育教师。我十二岁时,也被告知不能加入蒙特利尔的网球俱乐部,因为他们"已经接受了太多犹太人"。当然,我也明白并非所有反犹太主义或种族主义的表现都很明显,有些其实很隐蔽——从没有证据的假设到身体语言都有可能,但这些经验让我印象深刻。

* * *

我在白板上擦掉艾伦的名字,我需要对自己和别人证明这些成就和进展，这个仪式很符合我所需要的肯定：一位眼光精准的老师在我小学二年级的成绩单上第一次发现我有这种需求，而这种需求在我往后半个多世纪的成长历程中，一直没有改变。十多年前，我特别喜欢一部警探剧《凶杀：街头生活》，每一集的最后一幕，总是警探破案后在白板上擦掉案件的记录。我把自己稍微夸张地比喻为急诊室的警探，以各种会谈技巧和线索，理解我的病人发生了什么事。护士都知道我喜欢这项挑战，所以艾伦一上楼，她们便迅速拿来下一位病人的病历给我。

下一位病人是我稍早注意的那个女人，在候诊室急切地用手机打字的那位。

"索菲娅·图拉。她害怕坐飞机。"护士菲尔跟我说，一面看着报告，"三十七岁，市政府行政官员，与先生和三个年幼的孩子住在一起。她父母在她还年幼时从意大利过来，但去年回意大利享受退休生活了。我想那是问题所在。"

候诊室的人开始多了起来，索菲娅紧张地坐在那里偷偷拭泪。从她紧张的态度和焦虑扫视周围人看来，我推测她并非急诊的常客。

我带她到会谈室，向她自我介绍。在这种情况下，我对精神病患特有的直觉反应并未启动；她显然很沮丧，但并非以让我提高警觉的那种方式沮丧。

索菲娅解释，五周前，她和家人订了机票要去意大利探访父母，再过几天就要飞了。订票之后没多久，她就开始焦虑，时常流泪，反复想象这趟飞行，还在网络上大量阅读飞行安全的信息。

"你看到新闻了吗？上个月有一则报道说，一架商用客机出了意外，机身掉了一大截到海里。"她说，"最后那架飞机必须紧急降落。我知道这很疯狂，但我无法不去想这件事。我先生一直跟我说，这些情况很罕见，而且在那个事件中，每个人都活了下来。感谢上帝！但我没办法不想。如果他再跟我说一次坐飞机最危险的部分是开车去机场，我就要对他大叫了!"

我回应她，我看过那篇报道——我并非试图使她安心。关于为什么这个事件不应该影响她去乘飞机，我想她已经听过一大堆理论了，讲道理只会让她觉得自己不够理性，而且软弱。

"现在我没办法把它从我脑袋里赶走。它就像一片乌云那样笼罩着每件事。我无法享受生活，无法专心工作，最糟糕的是我睡不着。我在床上翻来覆去，不停想办法要远离飞机。"她用力绞扭着手上的戒指，用力到我担心她会因此受伤。

"所以，什么是最后一根稻草，让你决定今天来这里?"我问道。

"我觉得是羞耻和尴尬。上个星期我很绝望，我去看了家庭医生。她给我一种抗焦虑药，我想它叫安定文①，一天吃两次，很有帮助。我先生也这样觉得。但是服药间隔中我可以感到药效的消退。我担心如果飞到一半，药效退了怎么办。一部分的我认为应该取消机票，让其他人出发，但这样会令大家失望。今早我先生为这件事和我大吵一架。然后，我在来上班的路上看到你们医院的广告，一位红头发女人在电视上说她女儿的焦虑在看了医生之后好多了，所以我马上下车直接来这里。我觉得让我的焦虑搞砸这次的旅行，实在太愚蠢了。"

我对索菲娅的评估是正确的，她没有来过急诊，也从未与精神科医生或其他精神健康专业工作者谈过话。她未曾服用精神药物，直到两周前。她没有药物或酒精滥用的病史。她有快乐的童年，没有特别的创伤，至少初步观察是如此；她有一份好工作和稳

---

① 即 Ativan，药品名，药物学名 Lorazepam（劳拉西泮）。——编者注

定的婚姻——虽然她先生和孩子受够了她的担忧。

她对这次的飞行特别焦虑，我试图解读那背后的意义。毕竟过去有不少坠机的报道，有好几个事件比起她刚才向我描述的更为不幸。

"你以前坐过飞机吗？"

"有，好几次。"

"最后一次是什么时候？"

"五年前。"

"发生了什么事？"

"没什么。遇到一些乱流。"

"你当时觉得要坠机了吗？你觉得你快死了吗？"

"我想应该是吧。"她突然哭了起来，"在那之后，我们全家在假日出游，我都会要求开车去旅行，这样我就不需要坐飞机。有时候，我们得开上很夸张的距离。我知道他们受够我了，如果我现在取消机票，我先生和孩子们会理解的。让我无法这么做的是我父母。他们不年轻了，要是他们需要我帮忙，或者说——希望不要——万一他们过世了呢？我必须能够飞去那里。我想在那种事发生之前见到他们。"

索菲娅擦着眼泪。当她谈到父母，我突然想起我父亲那年事已高却骄傲而孤单的样子。超过六十五年以来，我父母一直把自己照顾得很好，让他们的孩子无须感到有照顾他们的义务，或必须时时陪伴他们，他们的生活似乎比我们更忙碌。如果我母亲……我突然意识到我漏听了索菲娅的最后几句话，赶紧强迫自己专注在她说的事情上。

我知道比索菲娅长期逃避的问题更严重的，是她的急性焦虑反应，这是由单一的惊吓事件和事件再次发生的可能性所引发。

我也知道对她的焦虑而言,最好也最有疗效的方法就是搭乘飞机。她自己也清楚。但焦虑压过这层认知,并且逼得她取消旅程——这是另一种缓解焦虑的方式,至少当下是如此。

我们谈了好一阵子,她才稍微放松下来。跟她相处很轻松,有时她甚至拿自己的困境解嘲。她对生活中许多事物非常拿手,但焦虑让她觉得什么事都做不来,还造成别人的负担。我们构思了几种可以让她踏上登机坡道的策略,也讨论有什么药物能使她保持冷静,以便撑过这段飞行时间。

我知道对某些患者和健康专业工作者而言,用药物治疗焦虑是一种逃避的策略,因为导致焦虑的根本原因更需要被理解、挖掘出来,并且通过治疗与运动将它修复。在这个脉络下,药物被视为一种把正常人类经验转换为疾病的导因,而制药产业也得以贪婪地利用这个疾病获得利益。但此刻距离出发时间仅剩几天,索菲娅没有足够时间完成一个疗程的暴露与反应阻止法(exposure and response prevention),这是焦虑症之认知行为疗法的重要特点,也是治疗她困境的黄金准则。更重要的是,只要她能完成这趟旅程——假如平安无事——那就是对她最好的治疗。

所以我们要怎么做?

"索菲娅,我会开氯硝西泮[Clonazepam]的处方给你。它是一种疗效更长的抗焦虑药物,你可以确信它会陪你度过整趟飞行,不用担心药效消退。它是一种强效药物,在飞行航程中将能有效缓解你的焦虑。"

她紧张的表情逐渐消失了。这就是她错过一个上午的工作来到这里的原因:希望我们帮她找到脱困的方法,她的困境一天比一天严重,给她和家人造成了痛苦与冲突。

"我推测,一旦你完成返航,加上战胜飞行恐惧的经验,你对药物的需求就会消失，然后就能以渐进的方式停药。但如果你的焦虑并未消失，不管什么原因，我都建议你去看心理咨询师，接受某些目标性的认知行为治疗。"

松了一口气之后，索菲娅开始谈起她的焦虑。"你知道的，医生，我仔细回想，我发现我总是处在焦虑的状态，只是以前没有这么糟，但是焦虑从来没有消失过。当我还小的时候，我会害怕有人半夜跑进我们屋子，所以我妈妈只好陪着我入睡，直到我青少年时期才让我自己睡。如果偶尔有朋友到我家过夜，我都不让他们进我房间，因为我不好意思让他们知道这种事。后来上了高中，我也没参加过学校举办的滑雪日或到魁北克市的旅游，因为我害怕摔断骨头或发生什么不好的事。我错过很多事情。如果我自己待在家时电话响了，我总是担心接到可怕的消息，例如警察打来电话说我父母死于车祸之类的。

我父母总觉得我长大之后情况就会好转，而且我不确定他们是否理解我不去旅行的原因，他们只要求我成绩好。我很高兴我先生会鼓励我们的孩子去尝试新鲜的事物，所以我的孩子们都会滑雪、打球，也非常喜欢旅游，跟我完全不同。我老是想象最糟的情况会发生，只不过以前我会找到变通方法，就像公司里 IT 人员常说的那样。而且，我认为担忧或谨慎不见得是一件坏事。"

她是对的。以前她的焦虑并非无法克服，听起来，她和她先生似乎组成了一支好的团队，她为自己打造了良好的专业与家庭生活。但如今，在多年适应和处理担忧之后，焦虑在她和父母之间形成了一道障碍。我们谈了更多关于认知行为治疗的事，索菲娅显然非常感兴趣。我列了一些私人诊所的名单给他，她在这些地方很快就能看到门诊。

幸运的是，她的工作提供了大范围的医疗保险，能支付六次之多的私人治疗。即使是近年来更简短的心理治疗模式之下，多数的治疗师也不会认为这算是一个完整的疗程，但已经足够给她带来帮助。即使在加拿大这个全体国民都能获得健康照护的样板国家，政府补助心理治疗的等候清单仍然很长；然而，私人治疗师可以为那些有能力负担的人提供立即的服务。

我所在省份的健康保险计划可以支付医生所提供的许多医疗服务，心理治疗也已获得充分的支持，但这些计划并未涵盖多数提供心理治疗的健康照护工作者，这让我很惊讶，因为这显示精神健康治疗仍残存着根深蒂固的污名。在澳大利亚和英国，政府会补助心理咨询师所提供的认知行为治疗，因为政府见证到它为民众带来的好处，以及可能减少的健康照护支出，我希望这股风潮能继续推动。

现在索菲娅显得安心了许多，对于药物能为心理痛苦带来的舒缓，以及她的保险能负担的范畴，我为她感到庆幸。我简单跟她说明服用氯硝西泮可能产生的副作用，特别提醒她不要与酒精混合服用（喝酒是焦虑乘机者一种广为人知的机场支援形式）。服药期间，如果她觉得动作变慢或者想睡觉，就不要开车。

二十多年前，我有一位二十几岁的远房表亲在多伦多遭到残忍的杀害，我陪她的父亲去停尸间指认尸体。为了让他完成这个可怕的任务，我开给他抗焦虑药物。药物并未使痛楚麻木，但能够让他度过折磨。就像许多肾结石疼痛的患者会使用杜冷丁①止痛，我当时把抗焦虑药视为一种"精神上的杜冷丁"，但我也承认，说到止痛，身体疼痛的社会正当性和接受度处于更高的位阶。

①即 Demerol，药品名，药物学名 Pethidine（哌替啶）。——编者注

很奇怪,在我表亲的爸爸面前,我直接扮演了医生的角色,我知道如果我父亲接下这个任务,他也会这么做。身为医生,我没有发抖、感觉恶心或体验痛楚的余地,我有工作要做,而且我做到了。同时,我意识到我可能开启了一条使用苯二氮䓬类药物(benzodiazepine,即安定①一类的药物)的道路,若没有适当的监控,将可能成瘾,有些人开始用这些药物之后就再也没有停过。但对许多人而言,偶尔使用药物,能在渡过难关时得到很大的缓解,光是"如果需要药物,我手上就有"这份安心,就能减少焦虑感。

索菲娅离开急诊了,带着处方、解释,以及期待——期待她能撑过这趟飞行,期待她的焦虑会消失或者能够治疗,也期待她对抗焦虑药物的需求会消失。我希望介入的这三个面向对她有所帮助,同时想起我在麦吉尔大学的老师莫里斯·唐吉耶(Maurice Dongier)多年前说过的话:研究的目标是将安慰剂效应(对于无效的医疗介入产生了正面反应)最小化,而临床实践的目标则是将安慰剂的效应最大化。

我和另一位急诊护士苏尼尔·梅塔简短讨论了一下索菲娅的案例。他跟我说,他有一位朋友在"9·11"事件之后就没坐过飞机。"或许我该带她来看你,戈医生。"他说。

接着,我开始写病历。几年前,我们医院的急诊病历从几页表单(以圆珠笔复写的那种)缩减为单一页面,这实在是个福利,它让我能用我最爱的威迪文菲利斯钢笔展现我那风格独具的字体。当工作人员或学生评论它时,我会跟他们说,在医学院教我如何不把手写字搞砸的那一天,我生病请假了。至于医院其他地方的临床记录,包括门诊区和住院区,已经全都电子化了,所以我用纸笔书

---

① 即 Valium,药品名,药物学名 Diazepam(地西泮)。——编者注

写的日子很快会成为历史的一部分。

白板填满的速度比我能擦掉名字的速度更快。今天白班的住院医师巴里·洛及另一位主治医生保罗·库迪亚克已经完成后面的工作,现在过来帮忙纾解人潮。再过几个小时,三名住院医师的团队即将接手夜班,他们会检视白板上的信息,以了解白班留下多少病人有待处理。我知道他们不会看到已经完成评估和"处置"的病人姓名;不过,有一小部分不成熟的我希望他们知道,留给他们去面对的情况,本来可能更糟的。

＊　　＊　　＊

下一位病人穆罕默德·迪巴巴是我午餐回程路上注意到的一位黑人男子。他身材高挑、秃头、面貌清秀,仍然与跟他那长得非常相似的表哥阿卜杜勒一起坐在候诊室。当我透过玻璃偷偷观察坐在椅子上的两人,刚结束午餐回来的蒂什说:"左边的那个人,他来自埃塞俄比亚。"

我再次离开鱼缸般的护士站,去跟不认识的人见面。就跟艾伦一样,这里也有一位担心病人的家属,他也许能够协助我们找出事情的原委。

"你好,迪巴巴先生,我是戈德布卢姆医生,急诊的精神科医生。护士蒂什告诉我,你来自埃塞俄比亚。"

"是的,医生,但我以前来过加拿大。我1990年时因为战争来到这里。阿卜杜勒带我来的。后来我回去了一阵子。现在我又来了。"

"你希望我怎么帮你呢?"

"我睡不着,医生。"

尽管这个开场充满希望,但穆罕默德无法对他的睡眠问题说明太多细节。不过,他说,他以前接受过精神科的治疗。

"医生,1982年时,我人在索马里,我是难民。我住过两次医院,他们给我电击疗法。"

"有帮助吗?"

"我相信有的,医生。我不知道。"

他以流利的英语轻声说话,举止优雅,礼貌性地等我问完问题,而且对无法提供我更多细节频频道歉。他对自己感到困惑,仿佛不太确定发生了什么事,以及他为什么会在这里。他重复说着:"我很抱歉,医生,我帮不上太多忙。""我很抱歉,医生,我不想浪费你的宝贵时间。""医生,我很抱歉,我很累。我睡不着。"

我想知道,是什么原因让他无法说清楚更多的细节。是从埃塞俄比亚到多伦多所经历的巨大文化转变吗?即便他以前曾经住过这里。还是旅途的困难?他在埃塞俄比亚发生了可怕的事?还是1982年在索马里的经验影响了他,是它复发了吗?穆罕默德一心担忧着无法睡觉,没有提到其他困难。

我转向阿卜杜勒,询问他认为发生了什么事。他展现了跟他表弟相同的老式礼仪,委婉地说明他的看法。

"医生,我表弟刚来到多伦多时情况还好,但两三天之后就开始不对劲了。他白天睡觉,但整夜不睡。他出门时显得很害怕,说陌生人都在谈论他,他能听到那些声音,尽管我们当时人在车里,车窗是关上的。我告诉他这很荒谬,他也同意,但还是坚持听到有人在说话。"

我转回穆罕默德身上。"迪巴巴先生,你听到别人说你什么?"

他看起来有点困惑。"医生,我记不得了。阿卜杜勒说没有人在讲话,但我听得到。也许我睡一觉就会想起来。"

"你现在听得到他们吗?"我必须了解穆罕默德此刻是否有幻

听,还有他是否接受这些声音的指示,这可能会让他或我们处于危险之中。

他摇摇头。"没有,医生。现在没有了。但在我们来这里的路上,我在车上听见有人说我欠阿卜杜勒钱。但我没有。我有吗,表哥?"

阿卜杜勒再次向他保证,同时瞄了我一眼,仿佛在说"你看吧"。

当我问到他在埃塞俄比亚是否发生了什么事,阿卜杜勒回应说,穆罕默德待在那里时,每天都会嚼食恰特草。我对这种药并不熟悉。我求证穆罕默德,他说自从他来这里之后就再也没嚼了。最后阿卜杜勒补充,穆罕默德没有地方住,不能继续跟他住下去。

"医生,我太太和我的公寓很小。我的岳父母下周要来。我很抱歉没办法帮助穆罕默德,但他需要一个住的地方。我们有能跟他一起住的朋友,但不是像现在这种状况……"他耸耸肩。

阿卜杜勒解释,穆罕默德没有钱,他安大略的健康保险卡过期了,虽然他是加拿大公民,因为他1990年代长住在这里。

我请他们稍等片刻,然后上网查询恰特草的资料。在21世纪,你想找什么资料都只需要几秒钟的时间;事实上,谷歌搜寻在零点一六秒内就找到八百万个以上的网页,包括人们咀嚼与谈论恰特草的影片。我得知恰特草是一种可能来自埃塞俄比亚的植物。它是一种兴奋剂,咀嚼时会释放类似苯丙胺特性的化学物质。嗜睡、抑郁、做噩梦及颤抖都被列在戒断症状的清单上,而由恰特草所引发的精神病也为人所记录。一篇英国研究指出,这种精神病可能容易复发。它为穆罕默德的症状提供了可能的解释,但我多年的经验提醒我,不要太快根据最初的假设贸然下定论,那可能会错失其他的原因,或做出与实际状况完全不同的诊断。所以,我起码得筛查其他可能的原因。

当我问起穆罕默德是否曾经寻求其他的帮助,阿卜杜勒提到,上周穆罕默德给他在多伦多的埃塞俄比亚家庭医生以阿姆哈拉语评估过,那位医生从 1990 年起就认识穆罕默德了。

"迪巴巴先生,我可以跟你的家庭医生谈谈吗? 既然他很了解你,也许能帮助我们了解发生了什么事。"

穆罕默德点头。"好的。我告诉他我睡不着,他开药给我。但没有效果,我还是没睡着。"

穆罕默德讲话时一直玩弄着手表,那是一支老旧的天美时表,表带是磨损的褐色皮革,他把手表沿着前臂上下移动,刮着皮肤。皮肤表面已经出现一些刮痕,看来就像用指甲刮出来的。

我到护士站打电话给那位家庭医生,希望对穆罕默德的情况得到更细致、具有文化和历史背景的观点。一位接待员让我跟他连上线。

"你记得这位病人吗?"我问那位医生。

"我当然记得,我上星期才看过他。他以前住在这里时,是我在看他。"

"你认为他发生了什么事?"

"他疯了! 他在候诊室不停踱步。他让我的接待员和其他病人都快烦死了。他一直抱怨睡不着,不停重复。我给他一些安定文和维思通①。他以前不会这样。"

电话中的语气让我了解到这位医生的门诊很忙,他和穆罕默德的会面时间也很短暂,无法提供我更多的信息。穆罕默德的症

----

① 即 Risperdal,药品名,药物学名 Risperidone(利培酮)。——编者注

状虽然定义不明、原因不明，但确实影响了他的睡眠、他的安全感，以及他对家人和陌生人的行为。

我回到候诊室，坐在穆罕默德身边。"你希望可以住院，让我们帮助你睡觉，并且了解发生了什么事吗？"我问道。

"好，那很好，医生。如果有我房间的话。"

我向他保证我们有病房，以及我们将会监测他的睡眠，试图了解打断他睡眠的原因——无论是恰特草戒断，或是某些导致二十年前他在索马里接受密集治疗的问题。在精神医疗领域，当医生试图达成一份准确而完整的诊断时，花上一段时间仔细观察病人，以便更了解他，着实有着无可取代的重要性。

"迪巴巴先生，我也会提供药物给你，这应该能让你脑中的声音安静下来，帮助你入睡。我不确定这些声音是和你不再使用恰特草有关，还是和其他脑部疾病有关，但药物确实对你有好处。我建议的药物与你的家庭医生开给你的药类似，但我希望它更有效。"

我对穆罕默德和阿卜杜勒说明，我所提议的非典型抗精神病药物可能出现的副作用和潜在风险。很明显，虽然穆罕默德对他的症状感到困惑，但他和阿卜杜勒都同意这些症状很不正常，可能与疾病有关，也理解用药的目标与风险。

阿卜杜勒显然松了一口气，他握着我的手："谢谢你，医生。这是个好计划。"

我让穆罕默德到"后面"住院，接受进一步的观察，并准备在睡前给他更有镇静效果的药物。

在急诊有两种选择：住院或出院。无论有什么样的不确定性笼罩着临床场景，无论病痛的解释多么五花八门，我们都得做出必要的决定。住院有许多排列组合，包括自愿/强制，有/无能力做出治疗决定,常规/连续观察,治疗/监测式等待(watchful waiting)。出院也一样,包括不遵医嘱/医疗人员同意,家庭医生追踪/精神科门诊服务/社区机构/收容所/未指定,用药/未用药。

对每位住院病人而言,医院内有一系列强加于他们身上的作为,反映出医院与医院文化的规则与管制。临床医生的日常——将某人收治住院——常常成为病人生命中的转折点,无论是在需要帮助、支持或庇护的面向都是如此。而对每位出院的病人而言,他们会好奇即将展开的生活是什么样子,也会对未知的处境充满担忧。

在精神科的执业过程中,有几个面向需要高度容忍其中的不确定性,让急诊病人出院便是其中之一。虽然诊断和后续处置的不确定性仍然困扰着医生(及病人、家属、律师和哲学家),但现实情况是,整个医学领域都充满了不确定性。就像见到两位放射科医生对磁共振成像的结果抱持不同的意见,或是两位病理科医生对同一个显微组织样本的解读有所争议,的确为我们这些没有诊断性实验室检查的人带来了些许的安慰。整个医学领域中,倾听病人说话并且仔细问诊,仍然是通往诊断与治疗计划的最佳道路。

* * *

下午的轮班结束前,最后一位病人还在等待着。我去候诊室找她,但没有见到人。

"她离开去停车收费表投钱,可能顺便买杯咖啡吧。"菲尔告诉我。

"我们应该担心吗?"我问道。

"她没有自杀倾向。她只是不想拿违规停车的罚单。"

目前为止,我知道她既负责任又买得起车子。不久她回来了,为耽搁而道歉。

我在代表医院为市区的律师事务所和投资银行演讲时，不时会见到许多穿着大方、干练自信的年轻职场女性，而这位米米·哈维跟她们很像，除了不健康的苍白脸色和黑眼圈。量身定制的套装松垮垮地挂在她身上，透露出她买了套装之后已经消瘦了不少。

在我进行自我介绍后，米米告诉我，她三十五岁，与一位投资银行家结婚，有一个两岁的儿子。

我问她今天为什么来这里，她说她觉得抑郁。

"是从什么时候开始的？"我问道。

"我认为是从三年前开始的。我从一个大型建筑事务所离职，搬到英国去，因为我先生安德鲁被调到伦敦分公司。我认为事情从那个时候开始就失去控制了。我们有很棒的计划；我先生的公司让我们住进斯隆广场的公寓，而且他赚了不少钱。但我在那里不认识任何人，也没有事情可以做。没多久我就怀孕了，这很棒，而且似乎弥补了家人朋友不在身边的缺憾。我会在当地的水石书店待上好几个小时，买一堆关于怀孕和育儿的书。我也在孕妇瑜伽课上遇到几位外籍人士，下课后一起喝茶。"

"两年前，我儿子迈克尔出生后，事情恶化得很快。我妈妈来陪我待产和坐月子，一切都很顺利，但她离开后，我完全没踏出家门一步，虽然我觉得这样一直待在家里很悲惨。几个瑜伽课的妈妈试图联络我，约我碰面，但我都没有回电。我试着用婴儿车带迈克尔出门，但每次好像只要我一出门，那天就会下雨。伦敦每天都是阴天让我很痛苦，带婴儿去维多利亚与阿尔伯特博物馆，也只能去个几次。当我没办法找到地方停下来喂他时，他就开始哭。我觉得大家都在看我，对我带孩子到这边来打扰感到不满。"

我在心里记下米米缓慢、从容且平稳的讲话模式，仿佛她说的是另一个人的故事。她对故事细节掌握得巨细无遗，让我想知道她是否可能有强迫型人格。

"安德鲁试着介绍我给他公司的几个女同事，还有同事的太太们，但不知为什么，我变得没有自信。在这些女银行家面前，我觉得自己既邋遢又愚蠢，她们没有孩子，不然就是有保姆帮她们打理好每一件事，而且这些太太彼此都很熟。有人邀请我跟她们喝咖啡，但她们都上相同的学校，她们的先生也上同一所学校，我听不懂她们的笑话。而且这些英国人挺难相处的，他们表面上友善，但如果你不属于他们的小圈子，就很难被接受。"

"不管怎样，事情越来越糟。每天只要一到六点，我每隔五分钟就打电话给安德鲁，问他什么时候要回来。如果他晚一点回家，我就对他大哭大叫。最糟的是，我觉得自己好像讽刺漫画里的角色——某个因为先生下班后跟同事去酒吧而失去生命意义的泼妇。我不认识自己了。我曾经以为我可以一边养儿育女，一边从事一份有价值的工作。我看不起那些留在家里的女人。"

她停下来喘口气。我猜她已经好几个月没这样跟人畅所欲言了，或许更久。她就像水坝溃堤那样，一口气释放出一本小说那么厚的内容，连她自己都吓了一跳。

"安德鲁觉得我离家人太远了，所以申请调回加拿大工作。他说如果我想重回职场，这样会比较容易。我不知道我想要怎样，我无法想象把迈克尔留给别人照顾。一年前，我们搬回了多伦多，我以为事情会好转，结果并没有，我还是觉得茫然。安德鲁想要更多的孩子，但我们都认为我目前无法应付另一个孩子。我每天早上只能勉强下床。"

"你以前有过这种感觉吗？在迈克尔出生之前。"

她点头。"其实有，那时候更糟，就像掉进泥沼一样，但八年前我爬了出来。当时我刚跟前男友分手,那是在安德鲁之前,我唯一一段认真经营的感情。我吃不下也睡不着,没办法专心工作,最后去了市中心一家私人诊所看精神科医生;她说我有抑郁症,开百忧解给我。我每周去看一次,持续跟她约诊了八个月。看医生真的有帮助,让我重新开始,也为我的生活带来很大的改变。"

当我问她,回到多伦多之后是否有回去找那位精神科医生,她点头,说医生建议她使用一种类似百忧解的药物舍曲林(Sertraline),这种药对哺乳中的母亲风险性极低。尽管如此,米米还是不愿用药,只要有一丁点的风险,她都无法接受。讽刺的是,这名精神科医生后来怀孕请了产假,米米便跟她断了联络。

她正努力忍住泪水。我想米米不习惯在别人面前哭泣,即使我是精神科医生。

"我无法相信我人在这里。我不是那种沦落到精神病院的人。你可能不相信,戈德布卢姆医生,但是我向来都很积极主动,我自己照顾自己。上大学后,我的财务独立,至少直到我们搬去英国之前。我无法相信我现在的能力这么差。这不像我;这不是我。我从来没想过会变成某个无法应付孩子的人。我快要不认识我自己了。"

我没有多说什么,只是递给她一盒纸巾,我已经无法无视她的哭泣。她擤了擤鼻涕。

"你平常的日子是怎么过的?"

"我整天都觉得不堪负荷。一早起床就很疲倦。我无法把该做的事情做好。我把该完成的家事列成清单,但这清单越来越长。我很困扰,我不想离开床铺的原因之一,就是我会想起那些必须完成却提不起劲的事。安德鲁一定认为我很可悲。他回家的时候,我还没买菜,还没打电话给水管工修莲蓬头,还没做晚餐。有时我甚至没洗澡。就连迈克尔这么可爱的男孩，都没办法让我开心起来。当他想跟我玩，我只担心还有多少事没做，或者等会儿会弄得一团乱，然后又得清理。这种情况日复一日，我看不出有什么解决的办法。"

"在我们进一步讨论之前，我想问你一些问题。"我说，"首先，你曾经抑郁到想要自杀吗？"

"哦，没有，"她说，"但有时我确实会想着，如果安德鲁和迈克尔没有我，可能会过得比较好。我是他们的负担。"

"那么，你有出现过不寻常的经验或感觉吗？可能不完全是理性的，例如觉得有人试图伤害你或迈克尔？或者相信迈克尔在某些方面不健全之类的？"

她打断我："我没有精神病，如果那是你要问的。我会来这里，是我知道我的抑郁症可以多糟糕，而我不希望那种事发生在我身上，或者伤害到迈克尔和安德鲁。"

继续下去之前，我向米米确认她抑郁症初次发作时，没有经历过任何精神病症状。"这一切对你的性生活影响如何？"我问道。

她别开目光。"自从迈克尔出生后，安德鲁和我大概做过四次。"她把头埋进手里。"我知道，我知道这很夸张。这不是婚姻，但迈克尔晚上仍然睡在我们的房间，我总是精疲力竭。安德鲁没表示什么，但是我怕我把他越推越远了。有时我会想象他对办公室的其他女人感兴趣。他当然否认，我不怪他，因为跟我在一起一点乐趣也没有。"

"告诉我，为什么你觉得宝宝晚上仍然需要待在你们的房间？"

她解释，即使迈克尔已经在吃固体食物了，但是仍会在半夜醒来吵着要喝奶，有时候白天也会吵。

"比起离开床铺走到另一间房去喂他，让他睡在我们房间方便多了。"

我必须遏制我自己身为父母立即产生的反应。我感到"怪异"，一位母亲为她已经会走路、讲话并吃固体食物的两岁小孩哺乳，这个想法暴露出我的年纪。某次我的年轻同事跟我说，最近有专家建议，母亲应该哺乳小孩到两岁为止，虽然这个建议对职业妇女来说颇具挑战性。但是米米显然已经精疲力竭了，所以，有部分的我想利用我身为医生的权威来允许她停止哺乳。

但是，我必须尽可能保持客观的立场。我问她为什么持续哺乳。

"我是家中最小的孩子，我妈为我哺乳到三岁。她有点嬉皮，某种程度上走在时代的前端。她希望我们吃的都是天然食物，不吃白面粉，不喝汽水，不吃速食通心粉。她有一个菜园，而且亲手缝制衣服。我小时候觉得很尴尬，也嫉妒那些午餐可以带奥利奥饼干去学校的同学，但现在我真心佩服她所做的事。我大姐就像她一样，"米米解释道，"她有三个孩子，她为他们哺乳直到上幼儿园。而且，自从她的小孩可以吃固体食物之后，所有的食物都是我大姐亲手准备的。我不认为她家里曾经出现过罐头食品。我有很多时间阅读和思考我想成为哪一种父母，而我意识到，在这个意义上，我想要像我妈妈和姐姐那样，确保迈克尔在成长阶段中没有暴露在一大堆加工食品和化学物质之中。"

有一瞬间，我的思绪又回到自身的经历。我想起我在二十二岁的稚嫩年纪就已经结婚，但这样还比我父母结婚的年纪长了一岁。三十五年的婚姻，目前我仍与太太快乐地相爱着。我惊讶于当年我们就这样决定结婚了，还真是一对年轻的傻子。因此，当我看到人们为一段理想的婚姻长久等待，看到他们非常谨慎地挑选伴侣,拟定计划与评估,并且为了了解最好的育儿法而努力进行自我教育和承受担忧,都令我印象深刻。除此之外,米米的完美主义对她实在没有帮助。

当我进一步探究米米的情况,我逐渐明白,米米理智上知道,即使她的儿时经验是如此,但哺乳对身体健康和情感联结有好处的时间点也已经过了。只是迈克尔已经习以为常,而她也是。这让迈克尔得到满足,但对米米来说却非如此,因为她的睡眠每晚都被哺乳给打断了。在她的抑郁中,她生而为人的匮乏感无所不在,迫使她持续提供给儿子其他人无法提供的东西。

我跟她一起回顾症状;她的经验就像阿妮娅和弗雷德里克的经验,精确地符合抑郁症的诊断。在她独特的家庭背景下,她展现痛苦的模式与其他数百万人并没有区别。

我意识到她在这里的原因,是希望别人告诉她该怎么做。这很吊诡。对我而言,要扮演旧时代的男性医生角色很容易:告诉女人该怎么对待她们的身体。但是米米具备足够的知识和经验,她能靠自己找出答案,只是她的抑郁症完全破坏了她的直觉或决断的能力,而她正以一种可能伤害孩子的方式感到痛苦(而且我怀疑,她的抑郁对她的婚姻已然造成伤害)。

我知道她显然想以正确的方式对待迈克尔,但我提醒她,对一个二十三个月大的幼儿而言,拥有一位抑郁、无法发挥功能的妈妈,比让他放弃喝母乳还糟糕。我也补充说,一旦停止哺乳,迈克尔可能会因为不习惯而强烈抗议,不断哭闹是幼儿少数仅有的行为武器。

"你不一定要接受,"我说,"但是沿着这条路下去的西奈山医院,有一个专精于女性产前及产后抑郁症的门诊,或许你也可以跟先前看过的精神科医生联络。"

她缓缓点头,眼眶再度盈满泪水。"我想你是对的。实在可悲,我竟然无法靠自己找出答案。"

"如果每个人都能靠自己找出答案,那么像我这样的人就要失业了。"

她告诉我,她认为我的建议很合理,她礼貌地谢谢我,并说会遵照我的建议。当她离开急诊室,我想知道她是否真的会这么做。

我希望我有达到一个恰当的平衡点——提供她实际的支持与建议,同时在她的育儿行为上,不推翻她的信仰或信念。我能听见我母亲用挑剔的声音批评这种做法。我母亲笃信严格的育儿法则,推广儿童自主与独立,而在她对我们童年理想化的回忆中,我们小时候每晚七点半就毫不抗拒地上床睡觉,三岁时自己绑鞋带,六岁就会写致谢卡了。

＊　　＊　　＊

产后抑郁症是一种影响全世界女性的苦难。[4]听到米米立即且全面地否认自杀意念,我松了一口气;我知道直接问母亲有关自杀的问题相当重要,因为她们可能羞于启齿,或者试图隐瞒。尽管米米抑郁症持续的时间长,影响范围大,但她没有任何失去现实感的迹象,让我放心不少。

当我询问米米这些残忍的问题,我的思绪回到十多年前一起震惊多伦多的可怕事件:一位事业有成的年轻女性,据说跟米米有许多相似之处,带着她的宝宝跳轨自杀。这个故事在精神医学界引起大量的讨论,因为这个女性曾经接受健康照护工作者的看诊,但这些专业人士显然低估了她疾病的严重程度。

要区分产后抑郁症以及它比较无害的近亲——产后情绪低落——可能很困难,而有比例更少的母亲出现精神病症状,而且受到惊吓，因此也很难说服她们揭露自己的症状。许多经历产后抑郁症的女性在怀孕之前一向精神健康良好，直到陷入产后黑暗的处境。尽管数十年来各种理论层出不穷，人们至今尚未完全了解原因。

许多人的朋友和家人或许听过或经历过产后情绪低落，但也无法理解这两者的差别。产后情绪低落是指许多女性在生产后的几个星期，会经历流泪和短暂的情绪起伏，但能够在支持与休息后得到缓解。[5]而产后抑郁症则像潮汐，可能带来精神病的表现，并将一位原先功能正常的女性击沉。

据估计，约有百分之十三的女性会罹患无精神疾病症状的产后抑郁症。[6]幸运的是，产后精神病更为罕见，每次分娩的发生率约为百分之零点一，而发病的女性先前更可能有精神病病史，或是双相情感障碍的个人或家族病史。[7]产后精神病来得很快，通常在宝宝出生后一个月内就会发作；初产妇比经产妇有更大的风险。产后抑郁症及产后精神病都可能致命。自杀是英国孕产妇死亡的主要原因，其他国家统计的比例也相去不远。

一项经常受到忽略的事实是，产后抑郁症在小孩出生后六个月内，影响了多达四分之一的父亲。[8]我没有深入询问米米的先生安德鲁过得如何；急诊室评估的时间不允许做到像门诊咨询那样周全的程度，但我发现自己想知道安德鲁过去这两年来对生活中三方的拉扯（困难的工作、抑郁的太太，以及因哺乳婴儿而被牺牲的性生活）应付得如何。一旦米米的抑郁症得到治疗，我认为转介给他们伴侣治疗可能会对他们有好处，让他们的关系重新上轨道。

*　*　*

当傍晚轮班的三位住院医师到达，仔细盯着还没看诊的病人清单，我转身擦掉了白板上米米的名字。我跟他们说，我没有处理中的病人需要交班，他们可以从头开始看新的病人。这对他们显然是个没什么用的安慰，因为等在他们眼前的又是一个无眠的夜晚。毫无疑问的，这期间时不时有半夜前来就诊的病人，比白天来的病人更混乱、更痛苦。夜晚是喝醉酒的人、游民和自杀的人最容易前来的时段，我祝福他们值一个好班。只是不知道他们对"好班"的定义是否跟我一样。

今天对我而言是个好班；乔治斯安全地住院了。此外，由于需要评估和治疗的病人源源不断，我只有不到几分钟的时间能去想到我的母亲。当索菲娅（那位有飞行恐惧症的病人）谈到害怕无法再次见到她的老母亲时，我一度自问，如果我再也见不到母亲，那将意味着什么。当米米谈到她的两岁儿子没有她会过得更好时，我再次想到我母亲为我的生命所带来的满足、乐趣，以及支持。每一次这种感觉离开的速度都与出现时差不多快，但一旦这些感觉冒了出来，我都意识得到。

当我签署完全部的病历，我一度惊讶于自己对今天的工作感到多么满足。绝大部分的精神科照护都是一趟随着时间进展、病人与医生共享的旅程，他们一起揭开一段故事，监测症状的演变，当危机和生活事件发生的时候予以处理，并发展出日积月累下建立起来的深刻治疗关系。这种长久的关系对病人和精神科医生而言，都是丰富而且值得的。相比之下，急诊室的会面所见到的是人们生命的某个瞬间，这种会面的热度很吸引我——急诊的紧急、挑战，以及面对病人展现出最糟糕的感受或行为时，我们所能提供的帮助。

某些精神科医生选择避开接触具有潜在暴力风险的病人，但是对于我们这些喜欢急诊精神医学的人而言，去预防这类有时可能致命的伤害，会为我们的工作带来一种急迫性和戏剧性。某种程度上，这近似于其他医学领域的急症监护，例如加护病房或手术室。急诊面临的风险往往是生死攸关的事，每句话和每个手势都很重要，都可能导致好或坏的结果；而由经验和训练形塑而成的直觉，时常指引着医生的反应。

　　走过检伤柜台时，我见到一位年轻女子由一位年长男性陪伴着，正急促地对检伤工作人员说话。我想，即使未来发展出更好的方式来取得精神科照护，也总会有急诊精神医学照护的需求——而且重要的是，急诊室的大门永远敞开着。

08 约束

星期四上午

　　我在办公室放下电脑包、大衣和壁球装备,星期四的首要工作是清理累积了一夜的通知——检查昨天离开急诊后的语音信箱,以及不受我时区上班时间控制的电子邮件。清空信箱是件不可能完成的任务,因为一整天下来,它以无法预料的速度塞进满满的信息。但这给了我一些打完球之后的冷却时间,帮助我设定好今天业务的优先顺序。一小时很快就过去了,在我的职业生涯中,在电子邮件出现以前,这段时间得花在手写或口述信件,或者埋首于学术论文的稿件。

　　离开宁静的办公室,我的第一站是急症监护病房,我要去探望乔治斯。经验告诉我,看见熟悉的面孔,能缓解乔治斯在医院的恐惧和混乱,而我们建立起来的关系,则是帮助他接受治疗的第一步。

　　在办公室外面走廊的尾端,我用一把特别的钥匙进入上锁的楼梯间——这再次说明了这家医院的自由是受到限制的——往下走三层楼,这里通常人烟稀少(除了工作人员因为白色代码而狂奔之外)。我回想起今早的壁球比赛,这是我本周的第三场败仗了,这次输给一个我通常能轻易打败的对手。我的表现奇差,不管是因为害怕受伤或是年纪的关系,都无法解释这次的低潮。壁球是一场心理战,我当时只顾机械化地打球,而非观察对手的位置并打出在掠过前墙并掉落地面前由侧墙反弹的制胜一击。

我抵达急症监护病房那道强化并上锁的大门。此病房自从1993年建造以来,这道门已经被破坏好几次,是被精神病患踹开的,精神病带来的愤怒和恐惧加剧了病患们的绝望感。树脂玻璃窗能让人往内一窥究竟——部分原因是,如果有人冲向门口试图离开,门不会一不小心就被打开。门上贴着警告标识:"AWOL 风险"和"高 AWOL 风险"。AWOL 是"擅自离去"(absent without leave)的意思,通常用来指涉擅离岗位的士兵,无论有没有擅离职守的意图。在我的经验里,未经许可便离开急症监护病房的病人,完全是有意擅自离开医院的。

尽管具备现代化的设计和照明,急症监护病房可谓 19 世纪精神病院的遗迹,当时的精神病院有成排上锁的病房,慢性精神病患在此受苦多年,鲜少接受积极的治疗。很难知道这些精神病院是否比更早之前还要进步。尽管小规模的疗养院、私立疯人院及医院对精神病患的供餐服务在 1700 年代有所成长,但严重的精神病患主要仍由他们的家庭提供照护。[1]直到晚近的 1817 年,一位爱尔兰的国会议员说,他患有精神疾病的选民被亲戚锁在地洞里,直到死亡。[2]至于其他幸或不幸的精神病患没有亲戚可提供庇护,可能会被发现身处济贫工厂或救济院,被用铁链绑在地板或墙壁上。[3]

遍布欧洲和北美用以安置精神病患的大型机构占有优势,是在 1800 年代发展而成的趋势。这段历史有两幅知名画作可作为时代风潮的代表,一是英国画家威廉·贺加斯于 1733 年描绘伦敦巨大的疗养院贝德兰姆(Bedlam)[①]，作为一系列八幅画作《浪子历程》的压轴；二是西班牙画家弗朗西斯科·戈雅于1793至1819年间所绘的《疯人院》，描绘衣衫褴褛的囚犯被锁链绑住，囚禁于污秽不堪的环境。这两幅画作都反映出一个残酷的现实，那就是在西欧历史上，疗养院的工作人员认为其功能是监护，他们不相信该机构有治疗或治愈此地居民的功能，也对此功能兴趣欠缺。[4]囚禁这些难以控制的居民，被视为保护工作人员与其他居民安全的必要手段。

然而不久之后，启蒙运动带来思潮的剧变，强调以理性引导个人与社会组织，并相信科学力量可以改善人类的生活。精神科医生开始思考精神病院的议题，认为在疗养院中遵循理性原则的疗法，也许能够驯服疯狂。到了1800年代初期，"道德疗法"(moral treatment)的支持者，要求对疗养院的患者施行基于常规、固定排程、同理心及善意沟通的治疗与管理，以取代先前的强迫和身体约束等方法。

这场运动的领袖之一菲利普·皮内尔(Philippe Pinel)来自法国西南部，是个出身相对卑微的精神科医生。他是1780年代革命的巴黎沙龙的参与者，受到启蒙哲学和改革派热情的影响。[5]革命后，他成为比塞特疗养院(Bicêtre asylum，后来萨德侯爵被监禁于此)的院长，随后前往萨贝提利耶(Salpêtrière)医院服务，并因为主张废止锁链的使用而闻名。

如同那些在英美支持道德疗法的同伴，皮内尔也主张，如果能提供病人娱乐、技能及一套控制的方法，便不一定需要约束。病人被视为值得尊重的个体，能够自我控制并且参与社群活动。[6]虽然

---

① 即今日位于英国的贝特莱姆皇家医院(Bethlem Royal Hospital)。——译者注

以今日的标准来看，这些是属于非常家长式的措施，加上皮内尔写到，某些强迫性的做法能使病人放心，并且激发他们对医生的信任和尊重。但是，道德疗法提出精神病患也有接受人道治疗之不可剥夺的权利，这种观点在那个时代仍是相当激进的。

虽然皮内尔的理论受到沙龙对话的影响，但是他对道德疗法的兴趣和改善精神病患群体的动力，一开始是出于个人原因。1783年，他的朋友在因"过度热爱荣耀而疯狂"之后自杀身亡，想必我们现在会称之为"躁狂发作"。皮内尔对"医药制剂"的无效感到挫折，进而探究其他的治疗方式。

皮内尔在1801年出版的《精神失常论》(*A Treatise on Insanity*)一书中，谴责当时治疗病人的方式，"那里的仆人和管理员主宰一切，获准使用恣意妄为或血腥残忍的暴力"[7]。他比较了惩罚措施和道德疗法的效果，并抗议将病人丢给未经训练且未受监督之人照顾的做法："在孤立于医院之外且不受统治者控制的疯人院中，时常发生的情况是，在管理员愚蠢的捉弄与粗暴的对待下，那些情绪平静而有机会恢复的病人，反而因此病情复发，变得暴力、激动而愤怒。"[8]

皮内尔和他的门徒让-艾蒂安·埃斯基罗尔(Jean-Étienne Esquirol)让病人和医生在诸如军事演习、砍柴和美术课等有组织的活动中一起工作，将病人隔绝于外界的压力。一如医学领域中多数的新疗法，道德疗法一开始就被高估为能够治愈疾病；然而，情况很快变得明朗，对于躁动和暴力的病人，道德疗法无法完全根除约束的需求。必要时，皮内尔也得采用约束衣与隔离措施。但皮内尔指出了一个精神医学实践的新方向，使得约束如今被视为最后的手段，用以保护病人、工作人员及家属，而非作为一种"治疗"。

使用约束——所有形式的约束，包括隔离（所谓的软垫病房，或是监狱内的单独监禁）——在一个世纪后，以政治议题重新出现在福柯的作品中。在福柯的理论中，约束——无论是以手铐脚镣进行身体约束，或通过持续观察与严格执行的时间表等作为——都只是社会控制边缘人和反叛者的方法。

尽管福柯理论的影响广泛，加上精神科药物近七十年来的进展，以及大众对精神疾病的理解已然顾及了不同的层面，我们仍然必须找个地方安置、约束那些具有潜在暴力倾向的病人。而在现代医院中，这个地方就是精神科的急症监护病房。将病人留置于急症监护病房，通常违背他们的意愿，直到治疗团队评估病人可以合理地运用自由，才能让他们回归医院的其他病房或社区。我并非为此做法提出辩护，因为急症监护病房的病人确实遭受到监禁，无论是为了保护病人，或是为了社会安定。只不过，身为投入职业生涯担任负责急症监护病房的医生，我坚信前者的观点：将病人留置在院，是为了他们好，才采取的权宜之计。

* * *

在我 1993 年来到这家医院时，急症监护病房是我临床上的第一个家。五楼当时才刚翻修，从门诊诊室改为二十三床的一般精神科住院病房及六床急症监护病房。这栋建筑在 1966 年时已经有过多种用途，作为门诊和住院设施。一位男性维修员跟我说，如果再翻修一次，整栋建筑物就会倒塌。尽管如此，后来它再次被剥光到只剩托梁的程度，而新设计的急症监护病房则利用空间进行改装。一楼急诊室延伸出来成为拥挤的危机病房（crisis unit），安置了医院中病况最紧急的病人，这次的翻修是从危机病房向前迈进的重要一步。

两年后，我成为医院的人事总管及负责医疗事务的副主席，但我在急症监护病房的工作仍未间断。在我看来，这是理所当然的事：作为医院的临床负责人，原本就该对院内病情最严重且高风险的病人负起临床责任。当我父亲和岳父担任学术和行政职务的领导人时，也都继续着第一线的临床照护工作，他们提供了我强而有力的典范。成瘾与精神健康中心于1998年创立后，身为首任主任医师，我是资深管理团队中唯一具有重大临床责任的成员（其余多半是资深行政主管）。服务病人并非我唯一的工作动力，我独有的双重工作状态对我很有利，例如，当管理会议拖沓超过我的忍受程度，我得以名正言顺地离开去看病人。

　　站在急症监护病房的大厅前，面对着上锁的大门，今天我不是单独一人。一位中年女性穿着精美的皮革外套，脖子上系着丝巾，从电梯走出来。她拿出眼镜读着门口的标识。接着她招招手，试着跟玻璃另一端的护理人员对上眼。

　　"有什么我能帮得上忙的吗？我是戈德布卢姆医生。我在这里工作。"

　　她从门口转过来看我，惊讶地发现我就站在她身后，但是她很快恢复镇定。"谢谢。今早我接到电话，说我女儿是这家医院的病人，她想见我。楼下服务台的女士送我上来。这里是什么病房？为什么门是上锁的？"

　　"这是医院的急症监护病房，这里是需要密集监测和治疗的病人接受照顾的地方。"

　　她显然吓到了。"病人不准离开？他们必须在这里待多久？"

　　我不想给这位女士敷衍的保证，但也不希望她认为无法再见到她女儿。"把门锁上是为了病人的安全。一旦他们情况稳定，就会转到开放的病房或者回家。在他们转出之前，许多人会在这里治疗几天或一个星期。"

"他们会让我见我女儿吗?"

"当然,如果她要求见你的话。"这位女士很幸运;如果病人病得太严重,无法理解住院的需求,也可能责怪来访的家人或朋友,我明白那对病人和家属而言有多痛苦。"我们鼓励朋友和家人来探访,这对多数病人都有帮助,也时常能提供重要信息给医护人员。家人可以提供更长期的观点,也能够让那些只见到病人生病模样的医生和护士知道,病人在健康时是什么状态。"

这位女士笨拙地把眼镜盒放回皮包。

"我想见她。如果她愿意的话。我上个月没什么机会跟她碰面。我一直打电话给她,但最后几次讲话时,她只是对着我尖叫。她不回家。我先生和我判断应该有什么事不太对劲。我试图说服她去看医生,但只要我一这么说,她立刻就挂断电话。她去年住院过,但不让我们去探望。现在,知道她安全待在这里,真是让我松了一口气,但坦白说,我害怕去看她。我先生没有跟我来;他常常惹她生气。"

我试图使她放心,也希望我的话听起来不会太傲慢。"很多人都会觉得害怕,尤其以前没来过这类病房的人。现实情况是,这里的病人都病得很重,但是这里的工作人员对处理事情很有经验,你可以问他们任何问题。"

一位护士前来开门。这位女士给了我一个紧张的微笑。

"谢谢你,医生。感谢你花时间和我聊聊,希望没有耽搁到你;我相信你一定很忙。"

"我是卢瓦娜·拉比诺维茨的妈妈。"我听见她对护士说道。我后悔自己没注意到,她跟我昨天在急诊室看到的年轻的躁狂女性长得很像。她的声音也让人联想起她女儿的声音。如今,我了解她担心的来龙去脉了。在我还没来得及自我介绍,说我是决定让她女儿留在这里的医生之前,她已经跟着护士走进门内。

我们的急症监护病房就像综合医院的加护病房一样,里面住的是全院病得最重的病人,包括不接受他们有治疗或住院需求的病人、行为无法确保自我安全的病人,以及可能会对他人安全构成威胁的病人。虽然身处其中的病人可能觉得像在坐牢一样——有时访客亦然——但这里仍然是医院,人们能预期这里的工作人员会试图理解他们,并且帮助他们。

而我和卢瓦娜母亲说的话是真的:多数病人转出之前,待在急症监护病房的时间不会超过一周,之后就可能被转至门未上锁且员工病人比例较低的病房,或者被送回家,因为他们疾病的程度降低了。

有少数的病人停留时间没这么短,最常见的是那些跨越精神医疗与刑罚体系之界线的病人,以及等候司法精神医学病房(forensic psychiatric unit)床位的病人。

犯下暴力罪的精神病患是司法医学体系的烫手山芋。许多精神科机构缺乏训练有素能够处理暴力犯的工作人员,而且也不希望其他病人暴露于暴力犯可能造成的风险之中。监狱主张的并非没有道理,他们无法对有重大精神疾病的囚犯提供足够的治疗。尽管如此,我们的监狱仍然可说是最后的大型疗养院,关押着许多未获治疗的精神疾病患者,他们因违法而受到司法体系的关注。

被监狱收容、患有精神疾病之罪犯人数,比被医院精神科病房收容的人数还多。在美国,芝加哥库克县监狱被形容为"全国最大的精神卫生住院机构"。无论何时,精神疾病影响了关押在此一万至一万两千名囚犯中三分之一左右的人数。[9]但全世界监狱的精神健康体系都面临人力与资源不足的窘境,导致患有精神疾病的囚犯特别容易成为受害者，而且很少获得医院环境所能提供的治疗或安全。

大多数发达国家的解决方法，是在大型精神病院中设立单独的司法精神医学病房。这些病房通常一位难求，病人可能在监狱里备受煎熬，床位要等上几周或几个月才有。在加拿大刑罚体系中有个声名狼藉的案例：阿什莉·史密斯（Ashley Smith），她是一位青少年，在有警卫看守的监狱中死于自缢，这些警卫曾被告知不要介入。

史密斯十五岁时因为朝邮务人员丢掷野苹果而入狱，她先前已经有过一连串类似的犯罪行为，而在她生命的最后一年，她承受了来自不同省份和十七个监狱及司法精神医学机构的反复冲击，这种频繁的移监，使她越来越严重的自伤和自杀行为模式无法接受一致的治疗。她从一间监狱转到另一间监狱的影像显示，监狱工作人员用防水胶带把她绑在飞机座位上。这些机构的管理员显然束手无策，不知道怎么处理这位扰人的年轻女性，据报她的诊断是边缘型人格障碍（加上学习障碍和注意缺陷多动障碍），她的病情也因为她大多数在狱中是单独监禁而恶化。虽然精神医疗机构可能无法保证史密斯能够生还，但对（让史密斯挣扎的）慢性自我伤害有处理经验的工作人员，比起聚焦安全及矫正的机构，会比较有机会能够帮助到她。

我跟着卢瓦娜的母亲和护士进入急症监护病房，然后走进护士站，这里和病房的其他空间以一道长型柜台区隔开来，柜台前有延伸至天花板的树脂玻璃。早在这个病房于 1993 年完工时，这个柜台就设在这里了，当时还没有树脂玻璃围罩着。我担心这种强化的防御工事会减少病人和工作人员自发性的互动，虽然这道能透视的屏障保护了工作人员，但也可能使病人感到疏离与愤怒。

护士乔斯·弗洛里斯在电脑前忙碌，而树脂玻璃另一端有几位病人正在踱步。病房区有公共的空间：一个小用餐区，桌椅拴在地上，电视区有几张沙发和扶手椅。一排六间单人病房面对着护士站，每个房间以附带着树脂玻璃的拉门和落地窗帘保有隐私。每个房间都有窗户，可以看到南方的城市景观。

急症监护病房多半比其他病房来得安静，因为没有匆忙的人群来来去去。这里访客相对稀少。六名病人中，有些躺在床上，用的药很重。有些则在有限空间内不停踱步，他们精神病的躁动因狭窄的居住空间而加剧，有时也因其他病人或尼古丁戒断而加剧。今天，有几个病人在看电视上演的脱口秀，一位在看书。早上的团队巡房已结束，工作人员分散开来，继续今天的工作。

另一位急症监护病房的护士伦达·塞缪尔斯坐在餐桌前，正在跟一位年轻男性谈话，这位中等身材的男性身穿宽松的牛仔裤和一件已经穿坏了的毛衣。他看起来似乎很害怕。我无法听清楚他们在说些什么，但伦达稳健的语调和冷静的态度支撑着他们的互动。

这家医院的其他病房也许就像现今综合医院的一般病房，杂乱地摆设着家具，充斥各种活动，以及因为至多二十名病人及访客聊天而增加的噪声；但是反观急症监护病房，则跟大众文化对精神科病房的描述惊人地相符：明亮、洁白、简陋、外形有棱有角，并且受到严格的控管。所有的出入口都上了锁，包括病房里通往护士站的门。监视摄像头不断提供浴室和保护室的画面，保护室的作用是安置病人，作为机械式约束（mechanical restraints）的替代方案，尤其是针对躁动的病人。

就算在急症监护病房，病人仍穿着自己的衣服——如果他们有衣服的话。在病人的诸多事物都被夺走的情况下——无论是被医院环境夺走的，或被他们疾病夺走的——这么做是试图保有他们的身份认同。但是这里不像综合医院，没有卡片、花瓶或填充玩具，即使它们是由访客带来的。这些东西必须通过测试，确保不会被拿来丢掷或变成自我伤害的工具。举凡任何可能造成伤害的东西，都不被允许出现在这里。餐具是塑料的，餐盘是纸制的。

然而，即便有这些预防措施，一个绝望而聪明的灵魂总能找到办法，结束那变得无法忍受的生命。在我担任主任医师期间，我们的住院病房屡有自杀事件，就像每一家医院会出现的情况，尽管我们努力确保这里的环境能够"防自杀"，包括把浴帘杆设计成可以防范病患上吊的形态，以及监视的作业流程等。

当一位住院的精神病患死亡，医院内外所产生的愤怒感，远超过因身体疾病住院的患者死亡所带来的影响。内科加护病房随时都有病人死亡，死于疾病，然而加护病房的工作人员很少需要为病人的死亡负责，除非有重大医疗过失。而在精神科急症监护病房中，如果一位数十年来苦于抑郁症或双相情感障碍，并有多次自杀病史的病人，在我们严格的看守下瞒过工作人员，寻求他所认为可以缓解痛苦的唯一答案，这便是我们的失败。我无意扮演辩护者的角色，但我遇过在工作人员高度看顾下设法结束生命的病人，他们的意志异常坚决，以聪明的计谋战胜了我们设下的障碍或监视。

如果无法做到让人无限期地处于身体约束的状态——一种保护措施的归谬法[①]——对一位死意坚决的病人来说，没有任何我知道可以保证他安全的方法。尽管如此，我们用尽全力寻找介于安全和自由、隐私和监视之间的平衡。急症监护病房的设计，反映出对细节付出大量心力的成果，这里试图提供某种程度的舒适，同

---

① 此指现实中不可能无限期地对病人施行身体约束。——译者注

时把风险降到最低。

伍迪·平森特是来自纽芬兰的资深护士,尽管多年待在多伦多,但他说话时,仍带着家乡特有的腔调。他在护士站和我打招呼。我从二十年前就开始跟他共事,我喜欢他与病况紧急且严重的病人讲话时那种自在的态度。他知道如何引导病人投入对话,但是一旦直觉告诉他要小心,他也懂得倾听自己的直觉。

"我打赌你是来这里看乔治斯的。我们知道你会过来。团队希望你能给他提供开药的建议。"

我找了一台没人使用的电脑,浏览乔治斯最近的电子病历记录。他傍晚时情绪平静,也睡满一整夜,但很少和工作人员互动,完全不说话。自从他从急诊被带上来之后,他没吃过东西,也没喝过液体。急症监护病房的精神科主治医生昨晚来看过他。病程记录如下:

> 已探视病人与回顾病史。他是成瘾与精神健康中心的知名病人,长期被诊断有妄想型精神分裂症,并错过最后几次的长效针剂注射。取得侧面信息后,确认为典型的复发模式,有严重的社交退缩、多疑、自我照护恶化,未进食。多次试图与病人讨论其症状、疾病及治疗,病人沉默以对。有鉴于明显的病情恶化,而且无法投入对话,戈德布卢姆医生宣告该名病人无法同意接受治疗;已通知权利顾问,也已联络病人的兄弟担任病人的决策代理人。

乔治斯的档案说明了今天稍早权利顾问已经来访,乔治斯没有和他说话。这也意味着他不会对代理决策相关的临床见解与治疗提出申诉。

我前往跟护士站仅有十尺距离的乔治斯房间，敲了敲关上的拉门。

正当我要进去时，头上的全院广播系统突然宣布："请注意。白色代码，五楼，急症监护病房。白色代码，五楼，急症监护病房。"

几秒内，一群人（包括三名警卫）进入病房区，聚集在最后面的病人房间外面。从打开的门缝，我看见稍早跟伦达坐在一起的病人。现在他正站立着前后摇晃，嘴里吐出一连串粗俗的言语，他愤怒的对象是伦达。如今伦达正被困在他房间的窗户边。他紧握拳头，在她面前晃来晃去。

"迈克，你必须把手放下。"伦达平静地说道，看着他的眼睛。"迈克，我知道你很生气，但我也知道你不想伤害任何人。刚才来到你门口的工作人员，他们来这里是要确保没有人会受伤。"

三名警卫移动至逐渐拥挤的人群之前。迈克稍停了一会，看起来很困惑。他什么都没说，但是把拳头靠得离自己更近一些，身体持续摇晃着。

在我身后的护士站，乔斯把两支针筒吸满药物，一支是镇静剂，另一支是抗精神病药物。他已经在一个白色小纸杯内准备好药丸，如此一来，迈克可以选择使用口服药，帮助自己冷静下来。隔壁一般精神科病房的护士带来一个运动包，里面装有一套约束用具，就放在迈克的门外。最后，隔壁房间保护室的门已经打开，准备好提供使用。因此，五种用来使具有攻击性的病人冷静下来的方法——以言语进行降级、隔离、身体约束、化学性约束，以及机械式约束（使用布带）——都在一分钟之内准备妥当，虽然这次的白色代码要使用哪个方法尚未明朗。

支援其他病房的护士把所有在迈克房间附近的病人及访客带走，护送他们回房，或到病房另一端的电视区。

乔斯朝迈克的房间移动，把药杯递给伍迪，伍迪已经进门，走到距离迈克两臂远的地方站定。伍迪接管了对话；迈克把注意力从伦达身上转移到伍迪所站的门口。

"迈克。你记得我吧。我是伍迪，我是护士，我们今早见过面。我们讨论过多伦多枫叶队，还有他们糟糕的赛季。我同意你的护士伦达的看法。我们在这里是要帮助你冷静下来，确保没有人受伤，尤其是你和伦达。我有一些药物能帮你冷静下来，这样我们才能讨论是什么让你这么生气。我要把药物交给你，我希望你把药放在你的舌头底下。这些是洛沙平和劳拉西泮；你以前都吃过，它们对你有帮助。"

伍迪把装有药物的纸杯慢慢递过去。迈克接过纸杯，有一度他看起来仿佛即将吃药。但盯着桌子好一会儿后，他把药扔到伦达面前的地板上，并再次朝她挥舞拳头。伍迪对警卫示意进门。

"好了，迈克。我们要把你移到床上。情况对你和伦达来说已经不安全了。我们要让你躺下，给你一些药物针剂帮助你冷静下来。"

伍迪说话时，声音一直保持清晰低沉的语调，三名警卫和两名护士迅速移动，包围住迈克。他们分别抓住他的四肢，有一位则护着他的头，同时伍迪持续缓慢地说话，在迈克被抬到床上时，逐一跟他解释每个步骤。

"你们这些该死的混蛋！"迈克大喊着，"我要告你们每个人。我要叫警察来。"他扭动身体要摆脱控制，但没有一直挣扎。

一位护士把约束用具从约束包里拿出来，和另一位同事在迈克的四肢各放上一副布带，把他固定在床上，以便安全地执行注射。在约束固定好之后，即便还没有注射任何药物，他就变得不那么躁动了。

伍迪持续小声说话,现在也可以直接看着他的眼睛了。"迈克,没有人想伤害你。你在医院里,还记得吧。我们的职责是要帮助你,让你感觉更好、更在掌握之中。只要你能控制行为,我们就可以放开你的约束。我们要给你针剂药物,帮你冷静下来,并且恢复控制。你的臀部右侧会感觉到一点刺痛。药物要几分钟才会发挥作用,但接下来你会冷静许多。一旦你能再次控制自己的行为,我们就把你的约束拿掉。接着,你和伦达还有医生会回顾一遍是什么让你这么生气。你在医院很安全。你在这里是因为你生病了。没有人会伤害你。我们的职责是照顾你。如果你需要任何东西,我们的工作人员会一直在这里陪你。这些约束很快就能完全固定,现在我要拿些碎冰块给你,让你的嘴巴感觉湿润一点;它看起来很干燥。"

伦达现在终于能够出去了。迈克不再堵住门口,她走到护士站。透过树脂玻璃,我看见她坐在一张椅子上,把头埋在两膝之间。一位白色代码团队的成员走向她,邀请她一起离开这里喘口气。

伍迪也离开了迈克的房间,并要求病房管理员打电话给总机,宣布代码已经结束。

"谢谢各位,"他对白色代码团队说道,"我想我们这边没事了。做得好。我们几分钟后进行反馈报告。"

不久,广播系统做出结尾:"请注意。白色代码,五楼,急症监护病房,警报解除。白色代码,五楼,急症监护病房,警报解除。"

在病房对面,我可以看到卢瓦娜蜷缩在床头,她妈妈坐在一旁,把女儿的手放在自己手心。她俩看来都吓坏了。

尽管有这么这必要存在的理由,白色代码仍然无可避免地有许多令人不悦之处,对所有牵涉其中的人都是如此,包括病人、遭遇代码的访客以及工作人员。白色代码在医院发生,这是人们应该获得照护、支持以及治疗的地方。白色代码遵循着一套政策和程序，依赖训练有素的工作人员执行，也受到医院当局的仔细审查，但还是可能以肢体冲突收场——尽管是受到控制的那种，其目的是避免发生更糟糕的后果。白色代码在我的医院每周都会发生，因为在此接受治疗的，都是中度至严重程度的精神病患。我希望有朝一日，精神科治疗和照护的进展能让这件事的发生频率变得更低，但是我在这里工作期间，并未见到频率明显的降低。

在白色代码期间，或可能引发白色代码的事件期间，保持冷静对工作人员和病人而言很重要。我们有工作要做：一位对病人最熟悉的工作人员要冷静地对病人说话，其他人则要监视环境安全，把其他病人带开，准备口服或肌肉注射的药物，并准备好病床和机械式约束的用具。安全人员训练有素，而且通常比较强壮，他们对白色代码呼叫的反应迅速，一如整个医院的其他临床工作人员。此外，为了让其他人安心，请他们离开也很重要，因为一大群人聚集在一起，对病患而言可能也很吓人。当呼叫白色代码时，我会离开诊室，但通常不到五分钟就会回来，因为情况已经在掌握中。

白色代码并非长时间的僵持。虽然工作人员试图提供病人几种冷静下来的选项，有时是情势使然，许多人得同时冲到病人身边，以避免病人发动攻击。当你抓住某个试图挣脱、咒骂或威胁你的人，时间似乎慢了下来。然而现实中，整个过程往往不到一分钟，几乎没有病人或工作人员会受伤。所有工作人员都必须参加白色代码反应训练。最好的白色代码团队领导人会与病人进行清楚明确、充满尊重的沟通，说明每个动作的用意。对于一个处于疑惑、害怕或愤怒的人而言，这种明确的特质至关重要。

白色代码是一种制度性的应变措施，而在所有发达国家中，允许这种制度性应变措施的法律框架都很类似。使用身体约束只有两种一致性的法律依据：病人正在从事某些活动，使他有立即性的风险、可能受到身体伤害，或者正在从事某些对他人造成同等程度风险的活动。同样在这类情况下，要在没有病人或决策代理人的同意下使用药物，只能基于相同的理由；这类药物的使用称为化学性约束，实际上，它也是一种治疗形式的开端。虽然法律规定很明确，但执行上却可能难以拿捏：健康照护工作人员必须预测在什么时间点若不进行约束，便无法避免暴力发生；然而，却又得在暴力真正发生之前予以介入。在迈克的案例中，这个时间点发生于他把药丸扔到地上，并朝护士举起拳头的那一刻。

最近有一份世界卫生组织的研究发现，许多国家仍缺乏全国性的精神卫生立法，以保障精神疾病患者的权利。[10] 若没有这类法律，便无法保证精神病患不会受到任意或非必要的限制。此外，在许多具备全国性精神卫生法规的国家中，这类法规自从 1960 年代后就没有再更新过，也没有在近期通过的法律中为病人纳入相同的保障。值得一提的是，中国于 2013 年 5 月通过第一部精神卫生法，首度为使用隔离与约束设下界限，禁止将非自愿的精神科治疗作为惩罚未诊断出有精神疾病之人的手段，并保证病人有权利与外界沟通。[11]

在精神健康体系更进步的国家，有责任执行法律的人——精神健康工作者与其他领域专业人士，他们要处理精神病患或具有潜在暴力倾向的人——通常受过所谓"降级技巧"的训练，目的是要避免使用武力。他们也要学会辨认什么迹象代表降级的努力没有成功，而什么迹象则代表必须迅速行动，以限制具有攻击性的人。降级训练中描述的三个常规阶段是：投入与病患的交谈，试图建立合作关系，以及从激动状态中进行言语降级，重点在于帮助这名被认定为威胁的人重建自我控制。一旦成功避免肢体冲突，病人和工作人员就不太会受到伤害。[12]

在迈克的案例中，伦达辨认出他的身体越来越躁动，意味着她无法以谈话使他冷静，以及出现可能遭受殴打的风险。她呼叫求援，而同事立刻展开行动，启动白色代码。伍迪接管局面，担任白色代码的团队领导人，并认为伦达已经达到她保持镇静的能力上限。他再尝试一次降级现场的情况，希望增加的人数可以对迈克传达出局面已经受到控制的信息。对伍迪而言，一旦情况显示出他无法在这个时间点不靠武力就让状况稳定下来，他会迅速移动，确保伦达脱离迈克的攻击范围，并尽可能有效率且不造成伤害地制伏迈克。

在迈克的困境中，伍迪的声音一直保持冷静，而且富有同理心。他一直提示迈克有能力重新控制自己。一旦迈克不愿服用我们提供的口服药，唯一的替代方案便是以注射方式给药，以降低他的激动。身体受约束的躁动病人在许多层面都会构成潜在的危险情况，例如，多疑妄想的症状可能会因为受到约束而强化，而抗拒约束可能导致软组织伤害。最后，伍迪向迈克承诺，只要他的约束解除，并能在压力比较小的状态下进行对话，他就有机会处理他一开始生气的原因。不幸的是，在此案例的许多层面上，使用约束都是必要的，而在我看来，这个情况已经处理得相对妥善了。

虽然我在整个过程中都和现场保持着几尺之遥，并且准备提供帮助，但这并非我的白色代码。我是一位观察者，看着整个团队工作顺利合作、循序渐进，而且颇为流畅。此刻病房回归平静，显然不需要我了。我把注意力转向乔治斯。

我打开他的房门。乔治斯坐在床头，手臂环抱着小腿。

"你好吗，乔治斯？"我说道，坐在床尾。

他不置可否地点点头，至少这是个回应。

"让你看到刚才的状况，我很抱歉。你可能还记得你自己的白色代码，当你第一次在多伦多生病的时候，在你认识我们所有人之前。我印象中，你认为我们全都想把你送回刚果。"

他再次点头，但没有言语回应。

"你昨晚睡得怎么样？你吃了吗？"

睡眠从来都不是乔治斯的问题，无论在院内或院外，也无论他处于精神病发作或者是健康的状态。虽然某些有精神病的人会不睡觉，但那并非乔治斯生病的模式。在乔治斯的案例中，我问起他的睡眠状况，更像抛出一个社交问题，这问题无法告诉我太多关于他临床表现的信息，但能让我为他建立起某些正常的状态，并且显示出我很关心他的健康。

"我没吃东西。"另一方面，进食则是乔治斯精神健康的绝佳指标。

"可以跟我说为什么吗？"

"我不知道。"

"是因为不安全？你害怕吃东西吗？有人叫你不要吃东西吗？"

"可能。教徒。我在路上看到他们。他们不希望我吃东西。"

"你在这里也听得到他们？"

"对。我想是这样。"

"如果你能吃东西，你会想吃什么？"

"可能是麦香鸡。"乔治斯终于给出答案。

当他的精神病变得严重，他总是要求这个。在完全停止进食前，他一天会吃两次同样的东西，持续个几周。每次他的疾病复发，这个模式都会反复出现。我不知道对乔治斯而言，是什么跟麦香鸡有关的事确立了它的安全性，至少我不知道一开始为何如此。多年来，我有过某些妄想被下毒或强迫性担心细菌的病人，会因为完全密封的食物而感到放心；相较于他们，乔治斯生病时的饮食选择令人难以理解。麦香鸡可以接受，巨无霸汉堡却不行，而其他速食连锁店的鸡肉三明治也没有达到他的安全标准。数年来，乔治斯的品牌忠诚度对于试图说服他进食的工作人员造成一些压力，尤其自从医院附近没有麦当劳之后。

"乔治斯，你知道为什么这件事又发生在你身上吗？"

"不知道。"

"是你的疾病，乔治斯。你和我以前经历过。乔治斯，你需要一些药物和食物让你再次恢复健康。这里的医生和护士会给你一些你之前错过的药物和针剂。这能帮助你好起来。"

"我不知道。"

"但我可以确定，乔治斯。你相信我吗？"

"可能吧。"

我回到护士站，伍迪正在写白色代码的报告。他抬起头，示意我更新一下乔治斯的状况。

"他仍然有精神病症状，当然。不吃东西而且仍有妄想。他认为他再次听到教徒的声音，即使在病房里。"我说，"但我认为他会吃药——至少他提到麦香鸡。"

"我可以在午餐时间帮他买一份，"伍迪提议，"我会开车去登打士街和巴佛士街的交叉口，那里有一家麦当劳。"

我谢谢他，并建议如果乔治斯愿意吃东西，治疗团队可以问问医院厨房，看他们能做些什么来满足乔治斯的食欲。我解释，当乔治斯处于这种状态，他并不躁动，反而是退缩。如果治疗团队可以让他进食，走出房间并且讲一点话，也许可以让他谈论自己对药物的需求。

"我想试着让他不需要经过一番挣扎就能吃药。他在比利时的兄弟已经提供治疗的代理决策。一旦他恢复用药,应该能在几天内转出急症监护病房。"

我补充,重要的是,请他认识的社区工作者来探望他。

"我们必须让他们重新联系上,而且我应该打电话给他的房东,确保他没有被驱逐的危险。"

我希望我们没有太迟;他的房东认识乔治斯好几年了,而且喜欢他。但你永远不知道以后会怎样:当乔治斯像这样生病的时候,他的食物会在公寓里腐坏,难免引来其他住客的抱怨。

乔治斯很幸运能有这样的房东,愿意容忍像他这样的房客:生病时把自己孤立起来几个星期不说,还把几瓶尿液和腐败的食物放在房间里,而且不洗澡。乔治斯的房东把照顾房客视为自己的责任,这些房客很多都处于不幸之中。不是所有有慢性精神疾病的人都这么幸运。对大多数的房东而言,提供精神支持和住房给社会上不幸,尤其是有无法预测的爆发或怪异行为的人,并非是一门好生意。结果,这些人只得沦落到破败的廉价旅馆或收容所,或者流落街头。这种情况实在太多了。

你不需要受过健康照护的训练,就能轻易辨认出那些数不清的精神病患,他们无家可归,在城市街头的肮脏睡袋里缩成一团。据报有高达百分之六十七的无家可归者有精神疾病的病史。[13]在加拿大,一个全世界最大的针对精神疾病与无家可归的研究计划,证实了在其他治疗进行之前优先提供住房的价值。为此,联邦政府在这方面资助的金额高达一亿一千万加元。

这个计划也确认了先前纽约市的一项研究结果,并为之提供了更多细节。"住房优先"指的是一种立即性、稳定且补助房租的住房形式，被随机分派至"住房优先"组的研究参与者，大多能维持稳定的居所，而且他们的生活品质和他们在社区发挥功能的能力都将有所改善。[14]对于那些有家可归者，其意义在于得以花更少的时间待在监狱、收容所和急诊室——这些都是非常耗费资源的地方。

但乔治斯亟须从急症监护病房获得的是谨慎的支持、治疗及监测，这些照护需要很高的员工病人比例才能提供。除了记录他服用的食物与液体，确保他获得药物，还必须让他投入对话，将他从他的内在世界拉出来。他的疾病危害了他的健康，但并未威胁到其他人。若这次发作像前几次那样，那么几天内，他的精神病便会开始消退，而他对食物的接受度和对这个世界的投入，也会逐渐恢复。看到他再次生病让人沮丧，但他的复原能力至今从未令我失望。

我在他的病历上输入一篇记录，借此留下我探访的电子轨迹，然后跟伍迪聊起我最新的纽芬兰笑话。距离我们十尺之遥的迈克仍然处于约束中，因为药物注射而睡得深沉。他醒来之后，约束将被解除，而且会由护士评估。

我离开时途经卢瓦娜的房间，看见她和母亲正在玩牌。我问这一班负责卢瓦娜的护士乔斯，我是否该过去打声招呼。

"我觉得先不要比较好，"他说，"昨晚她从急诊上来后难以入睡，而且辱骂工作人员，差点就要触发白色代码。"不过今早她在见过医生并且同意服药后，情况已经好多了。

"看到你，她可能会再次激动起来。"他说，"也许明天吧，戈医生。让她好好睡一晚之后。今早她愿意洗澡，状况不错，而且现在她母亲正在探望她。昨天她从急诊上来，我们必须对她母亲说，她还没准备好接受探望。昨晚她母亲跟她通电话，她在电话中还大发雷霆，说她必须离开这里。今天她状况稳定多了，也比较冷静，似乎很开心见到母亲。"

我非常佩服睡眠能使躁狂之愤怒平静下来的力量，即使那是药物所引发的效果。它把脚从油门上拿下来，有时很迅速，而我希望那是卢瓦娜的情形。这正是急症监护病房的美丽之处，不管是从治疗还是学习的角度来看；有时候一两天之内，就能目睹巨大的差异。

*　　*　　*

我从上锁的门离开急症监护病房，当门在我身后咔嗒一声关上，我想起在这个封闭空间内度过的十年职业生涯。多年来，关于是什么吸引我们投入这份工作，我和急症监护病房的工作人员有过几次讨论。毫无疑问的，原因是，我们可以获得丰富的回馈。

例如，一位病人坚信他被留院是因为政府的阴谋要堵住他的嘴，而且医院的食物被下毒。几周后他神智清明地出院，相信是疾病导致他的妄想，也同意与另一家医院的治疗团队合作。一位慢性抑郁的女性，在搭配伏特加吞下一整瓶抗抑郁药之后住院治疗，她被调养到一定的程度，使她愿意思考一种可能性：她能够拥有未来。能看到这些改变，就是来这里工作的原因。

在急症监护病房中，病人疾病恢复的步调及恢复的程度，对于那些喜欢在这里工作的人来说，具有同样大的影响力。虽然来到这里的病人都处于严重疾病的痛苦中，但病情改善的速度与幅度也时常是惊人的，这让病人、家属及工作人员都松了一口气。

至于那些较轻微的精神疾病，改善速度往往比较缓慢，或者需要适应与慢性疾病共存的现实。急症监护病房的病人处于巨大痛苦中,同时有着极大的需求。当他们处于恐惧、混乱及不确定之中,提供他们冷静安心的支持与解释,并且获得他们的信任,才是迈向成功治疗的第一步。药物在恢复的过程中是个关键因素,但只代表了工作人员花在病人身上时间的一小部分。

＊　＊　＊

是我岳父纳特的身影,激励着我勇于面对那种在急症监护病房病人身上所见到的强度和危急程度。他六十年前受训的故事启发了我,当时他在一家波士顿医院负责数百名病人的病房。在那个抗精神病药物出现之前的年代,对精神分裂症的治疗是基于精神分析的原则。在个案讨论会时,主治医生会描述病人在接受治疗后所获得的重大进展。但纳特很快学到,应该相信经验老到的勤务人员的临床评估,因为他们花在病人身上的时间更多。纳特是一个团队的领导人,也知道怎么让人感觉受到尊重,至于那些被他认定为"狗屎"的事,他向来愿意挺身挑战,无论在我们这一行之内或之外。而且他显然喜欢直接与病人接触。

然而,我不是他。我更为温和,更会回避冲突,也更愿意迎合他人。当我年轻时,这些特质不只让我觉得自己跟他不同——而且是比他更差劲。他有一种强悍的特质,我的 DNA 里就是没有(除了我母亲贡献的那部分之外,所以新沃特福德的饮用水里可能有某些成分)。

在某种意义上,我和纳特很相似。急症监护病房不适合逃避做决策的人。临床医生需要能够迅速评估情势,需要与无法避免的模棱两可情境共处,把握机会,并且能够忍受遗憾。我们乐于接触各式各样快速轮转的病人,也喜欢急症监护病房的行动力,这种强度有助于形成一个有凝聚力的团队。临床上与病人的相遇经验通常很难忘，尤其是对医学生而言。那些具社会科学背景的学生进入精神医学领域时，往往抱持着怀疑的态度，怀疑精神疾病只不过是正常状态之下的某种变异形式。但是当这些学生受训结束离开时，这种怀疑已经少得多了。

我认为急症监护病房的工作很适合我，原因很多。我喜欢看见病人迅速恢复这种立即性的反馈，而且除了病情改善的速度，吸引我的还有症状的严重程度。这么说似乎有些奇怪，但我不认为我的长处是治疗那些被嘲弄为"担忧的健康者"的人。我不同意这个贬义词，也不相信人们努力寻求精神科帮助，会只是为了微不足道的症状或无聊的求知欲。事实上，他们这么做，是因为他们很痛苦，即使他们依然能在日常生活中发挥功能。

此外，更急迫且激动人心的精神科诊断也很吸引我，一如某些内科的专科医生更喜欢在加护病房的环境工作，而非待在门诊或充满老年或慢性病患的一般内科住院病房。我喜欢急症监护病房，也是因为我对独处的忍受度很低——无论是工作或在家。对我而言，跟着团队工作，比起独自面对病人更有乐趣，也有更多的机会能去教育、学习、联结以及领导。

但在这里工作的人，必须要能够忍受失败——自杀、病人出院后不到四十八小时就被警察带回来、在一阵快克可卡因的狂欢中把得来不易的清醒吸食殆尽。还有暴力，无论是威胁的或真实的。这些并非每天都发生，但也够频繁的了。不像多数的精神病患对自己造成的风险高过对其他人，急症监护病房的病人可能具有无法预测的攻击性。这里的工作人员身上永远少不了愈合的伤口和疤痕，显示出面对变化多端的病人必得承受的风险。就像任何急症监护团队，急症监护病房的这群人有自己的应对策略：黑色幽默及同袍之情，这种情感来自知道多数人认为你们是疯了才会做这份工作。我也喜欢（而且怀念）这些面向。

我在急症监护病房期间，曾经有几次真正感到害怕——那种令人恶心的惊恐似乎就在你眼前展开，而你无力控制。有一天，我站在急症监护病房中央，一位体形庞大、浑身肌肉的男子朝我大步走来。他在三天前入院，因违法的类固醇使用而引发精神病；他当时正在参加宇宙先生健美比赛的地区预赛。在他病得严重时，他相信他是约瑟夫·门格勒（Josef Mengele）基因工程的产物。门格勒是恶名昭彰的纳粹医生，犯下许多医学上的残酷罪行。他对我抱持着怀疑与不满，因为我是医生，又是个犹太人。那天早上，他用手指戳在我的胸前。

"我知道你在做什么，医生。我确实知道你在干些什么。"

我看到护士站的病房助理动了起来，准备好要移动。

"让我告诉你一些事，医生。我知道你的把戏。我会寄信——寄到《好色客》《阁楼》《梅菲尔》，还有《花花公子》。因为我告诉你，罗森布卢姆医生，我记得你的名字！"

"没错，"我回应道，我松了一口气，他对我所认定的威胁，是要寄一连串的信件给男性色情杂志，"我的名字是罗—森—布—卢—姆。"

没有启动白色代码，只有短暂的交锋。几天后，这场景又来一次，当时他的精神病已经消失，跟发作的速度一样快。他再次跨越急症监护病房朝我大步走来，在接近我的时候猛然张开了手臂。我紧张起来，想着"妈的"，我开始害怕这不像三天前那么好过了，这次我可能无法以警告信脱身。这家伙可以轻易地揍我一顿。不料，他抱住我，具体来说，是大大地熊抱了我一下（我几乎要消失在他层层纠结的肌肉中）。他想说谢谢和再见。

急症监护病房的工作人员确实精疲力竭，或者，也有人选择离开这个封闭环境，以接触不同面向的精神健康照护，那些面向无须触及病人从生病至复原、横跨时间的旅程。也有些人选择转至社区工作，甚至完全离开精神健康的领域。

我注意到在精神医学领域，最困难的住院工作通常是由一个部门中最新来的精神科医生完成。刚完成住院医师训练并希望获得工作的聪明年轻人，会被分派到急症监护病房或住院病床，作为进入学术中心或社区医院的立足点。许多人一旦清偿了这些义务，便立刻转到压力较小、风险不那么高的工作。

急症监护病房曾以一种与门诊临床工作不同的方式，耗尽我的心神。大多数的傍晚时分，我会打电话逐一询问今天访视的病人过得如何——因为在他们处于疾病急性的痛苦之际，几个小时内，病情就可能有戏剧性的转变，可能变好，也可能变坏。每天早上八点，我们的团队聚在一起，回顾最新的临床状况，并决定需要先看哪些病人。

今天在那里的感觉很好。看到卢瓦娜和乔治斯踏出第一步，走出精神病的与世隔绝，并重新和我曾经的工作伙伴建立起关系；我过去经常和他们分享我的工作和生活。今天，这份工作完美地分散了我的注意力。但或许——就像壁球——它是年轻人的游戏了。

09　偏离原轨

星期四下午

　　当我一边吃午餐一边回复着邮件，我感到不安，而且不知所措。早上我造访急症监护病房，沉溺于我对这里十年前（可说是我职业生涯中最忙碌、最集中、最高强度的时期）的回忆，相对于我在这周所感受到的分心，有些状况让我心烦意乱。我碰触不到自己感受之下的情绪，或者更精准地说，我认为我无暇也没有意愿探究得更深入。

　　今天下午第一个约诊是马克·布莱尔。我是在上周见到他的，在多伦多一所私立学校对家长的夜场演讲会场，讲题是关于精神健康、青春期及成年早期。这场演讲是由我所属医院的慈善基金会协调而成；学校捐款给医院，以感谢这场活动。这些活动有双重目的，那就是提升疾病意识与募款。相对于儿童医院，对精神科医院而言，要达到上述目的，是一场艰苦的战斗。

　　现代医院面临的现实情况是，他们永远在举办活动，寻求捐款人的支持。每年我所发表的四十多场演讲中，有些是为了特定听众提升公众意识而做的演讲，包括学校、工作场所和健康照护机构。这并非针对特定疾病所做的学术演讲，而是以平易近人的语言讨论一系列的精神疾病、污名，以及希望和实际的状况。

我尽可能要求主办单位找一个共同演讲人,通常是一位年轻人,谈论他自身的疾病与复原过程,他们的分享远远比我的演讲来得更有影响力。而且重要的是,我不想让一个问题持续下去:医生替病人代言,而非与病人一起演讲。同样地,目前最好的医疗方式,就是健康照护专业人员与病人以伙伴的关系共事。募款和研究也一样,尽管后者是社群层次,而非个人层次。"没有我们的参与,就不要帮我们做决定"(Nothing about us without us),这句标语已成为一种战斗口号,提倡精神疾病患者及家属在精神健康服务的设计、执行、提供及评估上,都必须主动参与,而我同意这个观点。

幽默感有助于这些夜场活动的进展。我拿自己及我儿子们的青春期趣事开玩笑(尤其是它现在已经结束了),似乎可以化解一些现场的焦虑。我向听众中的家长保证,他们的儿女最终一定能恢复表达完整句子的能力,而非只是咕哝、叹气,或者翻白眼;我也保证,关于青少年的私生活,孩子总是只对父母透露他们认为该说的事。我引用我在青少年时期为了某些作为而对父母胡诌的理由——他们肯定老早看穿了我的诡计。

每回正式演讲之后,总会安排一小时的讨论时间。有些家长会举手发问,勇敢揭露他们的挣扎,或不具名地透露出他们孩子的挣扎。有些人则以匿名的方式,在提问卡上写问题。有一次在某所天主教高中男校的演讲,我面对两百名家长听众,后头还坐着好几排神父,他们双臂交叉,眉头深锁。在没有事先筛选问题的情况下,我大声念出提问卡上的听众问题:"我太太和我应该跟儿子分享我们婚前性行为的经验吗?"这当然完全不是精神科的问题,但当我把视线从卡片移开,目光扫过那群神父,我停顿了一下。

"嗯,诚实为上策,"我说,"而且说实话比圆一个谎要简单得多。然而,如果你们一人说我们有做,另一个人说我们没做,这不也说明了那次的经验是多么难忘？"

现场爆发出一阵大笑，让我迅速进入下个问题。

见到马克的那晚，我已经对漫长的一天感到疲惫。但当我望向观众席，肾上腺素仍然像平常一样迅速激增，所以我不认为我疲惫得很明显。后来，我在客气的掌声中回到桌前，观察到一位坐在我旁边的高挑男子。他穿着显然要价不菲的灰色西装，疲惫程度看来跟我差不多。他因为超薄智能手机上频繁的短信而分心。我以为他从事金融业，而他的国际同事横跨各时区，他只能获得最低限度的睡眠；我也以为他正在回复商业电子邮件。

他抬起头，见到我正在看他。"我太太。"他解释，"我们十五岁的孩子跟她过不去。我可能要离开了。"

我同情地点点头。"这年纪可能不好应付。"

"对我们而言确实如此。你今晚有些地方讲得不错，尤其提到每个家庭或多或少都曾受到精神疾病的影响。几年前，我在我工作的银行听过你演讲。你当时讨论的是精神疾病和它经常在青少年时期发作。"

他把椅子挪得更近，似乎做了某种决定。"我的孩子情况一团糟。上星期，他在墙上捶出一个洞，并且威胁我太太简，逼得我们必须打电话给警察。他已经被三所学校退学，我们不确定他能在现在这所学校待多久。他翘了一整个学期的课，和他的哥们儿一起吸大麻。我们的房子是个战区。天知道我们邻居怎么想。简已经请假没去上班了。每次我必须出城时，我就紧张得要命，我不知道当我回来时，每个人是否都平安无事。"

我低声说了几句关于此事我感到遗憾之类的话，但他几乎没停下来换气。"还有你们这群人。我实在没有太多好话。我们看的第一位精神科医生说，这是多动症，让我儿子吃兴奋剂。药物把他变成一具从来不睡觉的骷髅。我们看过一堆人——精神科医生、治疗师。接着，有天晚上我儿子失去控制，我们带他去当地的急诊室，他们把我们转介给他现在正在看的精神科医生。

一开始，这位精神科医生认为这一切都是焦虑引起的，建议进行认知行为治疗，并鼓励我们参加家庭治疗。萨姆不愿意参加家庭治疗，但他倒是参与了一阵子的认知行为治疗。他说还不错，而且有点帮助，但还不够，所以这位精神科医生让他吃百忧解。我不确定那药对他是否有效，但萨姆不愿继续吃药，因为吃药让他一直流汗。这位精神科医生已经是最好的了，但连她都说无法排除是双相情感障碍，尤其因为我太太的兄弟也是严重的躁郁症患者。她说她无法确定，除非萨姆停止使用那些毒品。"

他吞了几口葡萄酒。

"我无意冒犯，戈德布卢姆，但为何你们这一行不能振作点，给我们一些真正的答案？简和我没办法理解孩子被贴上的这一堆标签，更别说是药物了。简看了很多书，她说，甚至连精神科医生都无法真正了解像萨姆这样的孩子发生了什么事……真的吗？"

随着马克的音量提高，桌边的人向我们投以好奇的目光。我注意到他的酒杯已经空了，几分钟前才刚斟上一杯。

"听起来真的很辛苦。"在下任何评断前，我停顿了一下。我意识到如果我回应了，至少还得半个小时才能回家。但无论如何，我还是问了："你们调适得怎么样？"

马克往后靠回椅子。"坦白说，我们并没有调适好。"他继续道。上星期他们报警后，警察打给儿童援助协会[①]，让他感到很屈辱。

同为父母，无论我经历过何种担忧、愤怒或是无能感，都无法

[①] 在安大略若有牵涉儿童的福利事宜，必须联络 Children's Aid Society（参见 http://www.torontocas.ca/）。——译者注

与马克所形容的相提并论，但我明白那种感受——羞耻于身为父母，无法按照你所知的方式行事，以及耻于孩子身陷麻烦，而你却无法帮忙。精神卫生体系辜负了马克与他儿子，马克为此感到愤怒，而在他的愤怒底下，很明显看出马克既挣扎又绝望。

"你何不来找我看诊？我们可以谈谈发生了什么事，或许我能为你和你太太推荐一些资源。"我很谨慎，不说出任何医学上跟他儿子有关的见解。对于他儿子所获得的多种诊断，这对父母显然已经感到很困惑，不需要多一位能提供帮助的陌生人再来蹚这趟浑水。我从皮夹拿出名片递给他，我并不确定他是否真的会来跟我谈谈。

在将名片收进夹克口袋前，他盯着名片上的信息很长一段时间。我感受得到他对于向我开诚布公的犹豫不决。

"我也许会去找你。简一直告诉我，如果我再这样下去会心脏病发，我需要找人谈一谈。只是我不认为这么做会有帮助。但是谢谢你的好意，还有你没有直接甩掉我；这些事一定常常发生在你身上。"

他是对的。在这些演讲之后，确实很多人找我寻求临床评估和治疗，而我通常不会承诺什么。但马克有些地方令我担心，我说不出那是什么，于是才有此提议。我知道对于像马克这样的人而言，尽管他喝了几杯葡萄酒，鼓起很大的勇气，才能向我寻求帮助，但我想确保他不会后悔。此外，我不喜欢我们这一行被认为没有用处。虽然我知道我无法解决他儿子的问题，但我希望能给这个男人提供一些工具，使他顺利度过他儿子这段令人困扰的青春期。

我们见面的隔天，他就打电话给西蒙娜预约时间，找我看诊。

＊　＊　＊

今天是一周之后，由于有人取消约诊，马克走进了我的诊室。

他看起来比在募款那天还高,打理得更好,可能因为他没有在约诊前喝上几杯葡萄酒,这绝对是个好现象。我估计他比我年轻个十岁左右。我在募款那天以为他更年轻,但在阳光下,我看见他茂密金发下有着灰色的鬓角。在谢谢我为他看诊之后,马克跟我说,他不确定自己为什么来这里。

"当我告诉简,和你谈过之后,你说我可以找你看诊,她马上就要我来。"他停顿了一下,"我对跟精神医学有关的一切感到怀疑,就像我跟你提过的。我父亲在我十七岁时把我踢出门,说如果我想上大学,就得靠自己。我担心萨姆的这一切来得太容易,他不了解事物的价值,我也担心我们宠坏了他。"

我感激马克的诚实,人们对于精神医学的戒心很常见。我解释说,我们可能很难在早期就完全明白精神疾病会怎么发展,还有它代表什么意义,而至于是什么导致萨姆的困境,我猜这种不确定性,正是他和简从医生那边听到这么多种可能性的原因。

他放松地靠回椅背,所以我抓住机会,看看是否能问他一些跟他相关的问题。我的目标是找出什么是他目前最迫切需要的。

他笑了,痛苦的表情中蕴含着一丝温暖和自嘲的幽默。"当然。为什么不呢?既来之,则安之。"

我先从弄清楚细节开始,关于萨姆的问题,以及这些问题对马克和他太太的影响。我思考着,马克的叙述中特有的内疚和自我怀疑,在那些孩子患有精神疾病的家长之间其实相当普遍。很少有疾病会使父母以相同的程度责怪自己。纯粹的基因疾病或先天缺陷可以是内疚感的来源,孩童时期的意外或烧烫伤或许也是,或者,也有人相信早发型糖尿病的孩子,是因为被喂食了太多糖……但治疗团队很快就会破除这些家长的想法。

相较之下,患有精神疾病的孩子的家长——令人难过的是,还有许多他们的亲戚、朋友、同事，甚至健康照护专业人士——认为孩子的困境有很大一部分要怪罪于父母的不良教养。在过去的历史中，我们这一行在相当程度上促成了这种残酷且具破坏性的看法，尤其是早年的弗洛伊德学派精神分析师，把大部分的精神困扰都归因于亲子关系之间未解的冲突。

"跟我说说萨姆小时候的事。"我说。

带着困惑和失落的神情，马克对我娓娓道来。他显然是一个称职的父亲，他会换尿布、半夜给婴儿喂奶，而当萨姆年纪稍长，他教他踢足球，开车送他去参加冰上曲棍球的练习。

"我认为我们是一对优秀父母，尤其是简，"他说，"她一定啃过上百本育儿书。她知道当爸爸这件事对我来说无比重要，更甚于我的工作。"

马克停顿了一下，我感受到一股不确定的比较感。

"早在萨姆出生前，我就承诺过，我不会像我爸一样。他把一切留给我妈，除了那条腰带。我开车载萨姆去过一千次曲棍球比赛，遍布整个城市，直到去年为止。我爱这些开车的时刻。如今我很怀念，因为萨姆已经不再打球了。现在除了永无止境地打游戏，他还跟朋友抽大麻。他不愿让我为他做任何事，除了给他钱花。而我不会再那么做了，我知道他都花在毒品上。"

在我看来，他对于一段失落关系的怅惘回忆加重了此刻的愤怒和挫折。他——及整个家庭——需要能设定期望及界限，并且度过冲突，也需要从内疚感中解脱。

仿佛他能听见我的思绪，马克开始说起他和太太被责怪的经验。

"有位精神科医生说，萨姆还小时，似乎对我们的依恋关系不佳。简很崩溃。简拿了一些关于依恋关系的文章给我看，我告诉她那是胡说八道,医生根本是刻意要找理由。八成是因为我们跟他说,萨姆还是个婴儿时很爱哭闹,一岁之前他常常不睡觉,让我们很抓狂。"

我在心里暗暗做了个鬼脸。在我们精神科住院医师必须参加的儿童与青少年轮训中,我的住院医师同伴和我都学过依恋理论,其原始概念是由出身美国、在加拿大长大受教育的心理学家玛丽·安斯沃思(Mary Ainsworth)和英国精神分析师约翰·鲍尔比(John Bowlby)于1960年代所提出,但目前依恋理论的应用,已经远远超过其原始概念。他们的理论模型认为,人格发展来自婴儿与其主要照顾者的早期关系。此模型的主要结论对1960年代的育儿方式产生了巨大的影响,那就是,为了在心理上健康成长,"婴儿和幼童应该从他母亲(或永久母亲代理人)那里体验到温暖、亲密而持续的关系,在这段关系中,两个人都能获得满足与享受"[1]。

早年的育儿指南主要受到行为主义的影响,认为儿童是根据环境制约而发展,环境制约的过程包括儿童学习对正面或负面刺激做出反应。最知名的例子,就是由行为心理学家约翰·华生(John Watson)所撰写、1928年出版的《婴幼儿的心理照顾》(*Psychological Care of Infant and Child*)一书中,作者劝告父母(尤其是母亲)不要以展现情感来扼杀孩子,因为这将损害他们独立发展的能力,不管是情感面向或实际面向。[2]书中的某一章节甚至出现了让人觉得坏事即将发生的标题:"太多母爱所造成的危险"。[3]

然而,在鲍尔比和安斯沃思的理论中,一位反应积极且情感丰沛的母亲,能够给孩子一种可预测的被陪伴的安全感,让孩子有信心去探索外在宽广的世界。这两人的论文出版几十年后,逐渐失传的是,鲍尔比从来都不只是单纯强调父母与孩子之间的关系,也强调社会网络的重要性，以及经济与健康因子会影响健康的母婴关系。在早于希拉里·克林顿的立论①中，鲍尔比写道："正如同孩子完全依赖父母以维持营养，除了最原始的社群外，所有的父母都一样依赖更大的社会提供经济支持，尤其是孩子的母亲。若一个社群重视孩子，必定也会珍惜其父母。"[4]

尽管我的母亲没有研读过这些关于育儿的理论模型，但她却在直觉上掌握了依恋理论。当我九岁时，她教我怎么乘市区公交车，那是我人生中第一次乘公交车，她开车跟在后面。她告诉我，要坐在靠近司机的位置，跟司机说我在哪一站下车；但她也提醒我，如果我觉得害怕，只要从公交车后窗看出去，就可以看到她的车。我回头看了一次，那便是我需要的一切安慰。我认为我在那一刻意识到，我还是依靠公交车司机指引比较好，比起依赖开着一辆1962年粉蓝色希尔曼明克斯敞篷车在公交车后面奔驰的女性要好得多。

在我独自乘公交车的几十年后，依恋理论已经成为神经科学研究某一迷人分支的基础，这个领域研究的是安抚人心或破坏性的关系如何形塑神经生物学。但那些依恋理论的支持者将其视为评估育儿能力的可靠基础，或者说，是一种优良育儿的独立模板，这点远超过理论提出者原本的主张。而对于像马克和简这样的父母，他们认为萨姆的问题是源于缺乏教养，而且他们显然已经因为这种论调而产生内疚感，依恋理论徒然成为另一种他们用来鞭笞自己的鞭子。

"萨姆一岁之前的哭闹和不睡觉，一定很让人难受。当事态平

---

① 希拉里曾写过《举全村之力》(*It Takes a Village*)一书，从各层面探讨儿童权益与政策，其典故出自谚语"倾全村之力才能养育一个孩子"(It takes a Village to raise a child)。——译者注

静下来之后如何？"

"照顾萨姆是一大挑战。简有时会说，他一出生就这样。他总是与众不同，做什么事都不先思考，而是按照自己的冲动行事，而萝西就比较节制而稳重。"形容他的两个小孩时，马克微笑了起来。"简和我以前常说，生两个孩子，让我们各得到一个迷你版的自己。我小时候跟萨姆一样，总是身陷麻烦，身上到处都是擦伤和瘀青。简则冷静得多，处事谨慎，做决定前一定仔细思考。结果萝西跟她越来越像。"

听到马克这样分析他两个孩子的差异，我觉得很有趣。这反映出我自己也是家长的经验：我的两个孩子打从出生起，就展现出相当不同的人格特质及处事方式，一直到成年。在我担任精神科住院医师期间，当爸爸之前，我曾读过两位1950年代在美国执业的儿童精神科医生斯泰拉·切斯（Stella Chess）和亚历山大·托马斯（Alexander Thomas）的著作，印象深刻。他们是率先针对儿童的气质（temperament）进行系统性研究的研究者，他们的研究成果对于精神分析聚焦在育儿环境、将育儿环境视为孩童发展结果的主要决定因子，形成一大挑战。

儿童气质之纽约纵向研究（New York Longitudinal Study of Child Temperament）始于1956年，该研究收集了一百三十八名白人中产阶级儿童和九十五名社会经济地位较低的波多黎各儿童的资料，包括育儿方式与行为，从婴儿时期追踪至八岁。这些儿童接受精神科医生的会谈，被施与感觉、神经学、心理学及智商的测试。

利用这些资料，切斯和托马斯描述在约三分之二的儿童身上，有三种明显的气质模式："易养育型的儿童"（easy children）占总数的百分之四十，他们有规则的生物节律（睡眠、食欲、肠蠕动等），对新刺激有正面反应，而且面对改变时能适应良好。"难养育型的儿童"(difficult children)约占百分之十,其生物节律不规则,抗拒新的刺激,无法适应改变,并且必须花很长的时间才能适应新的情势。他们常常因为容易受挫而发脾气。第三类则是"慢吞吞型的儿童"(slow-to-warm-up children),约占百分之十五,对于新的刺激有些微的负面反应,但反复暴露于刺激下,就能逐渐适应,开始展现正面的兴趣和投入。不像那些难养育型的儿童,他们的反应较轻微,无论是正面或负面反应,而他们的生物功能也比较没有那么不规律。至于其他约三分之一的儿童,则显示出各式各样的行为模式,似乎全都在正常范围内。[5]

切斯和托马斯相信,精神科的介入措施,应该包括重视家长期待与儿童气质之间的合适程度,并且通过提供家长教育与建议的方式,让家长学习辨认并配合他们儿童的气质,以减少冲突。对于马克和简来说,这可能意味着要考虑到萨姆的睡眠、食欲及能量爆发等日常节律,对陌生人和新经验的自在程度,控制冲动与专注的能力,以及在他和父母的关系上,对于个人空间和身体接触的相对需求。切斯和托马斯的成果挑战了千篇一律的育儿建议,并指出不同的儿童需要他们生命中的成年人展现出不同的反应。通过说明孩子出生时的个人特质如何形塑亲子关系,切斯和托马斯避免了将天性与教养过度简化的二分法。

在继续说下去前,马克停顿了一下,把眼镜拿下来,仿佛难以忍受眼镜的重量。"我也想知道,我的孩子是不是因为我们经济上的富裕而受害。我混得不错,毋庸置疑。我一直很幸运,就算遇到2008年的金融海啸也一样,但我的某些同行可就没那么幸运了。所以我的孩子拥有一切——私立学校、露营、冰上曲棍球、滑雪,在超棒的地方度假。"

"我一点都不认为,是你和简对孩子的慷慨,才造成萨姆的挣扎。"我回应，"事实上，反过来才有可能是这样。关于儿童家庭的经济状况与发展的关系，任何相关的研究都反驳了这种令人惊讶的常见信念——富裕会宠坏小孩。思考这件事更好的角度是，你和简拥有经济能力，帮助萨姆获得了他所需要的治疗和教育。"我理解马克对于富裕生活的内疚感，以及他担忧富裕的生活对孩子价值观造成的影响。但同样的问题在于，贫穷被尊崇为孩童的道德教室。

迈克尔·拉特(Michael Rutter)教授是英国杰出的儿童精神医学研究者，他的整个职业生涯都投注于理解社会与经济因子如何影响孩童的精神健康。在接受神经科医生与儿科医生训练后，他在学术休假期间，自费到纽约与切斯和托马斯一起工作，后来被任命为英国第一位儿童精神医学教授。直到退休前，他都担任伦敦精神医学研究所儿童与青少年精神科的主任。

针对儿童精神健康，拉特主持当年最大的长期追踪研究：怀特岛研究。十至十二岁之间居住于怀特岛的整个群体，于1964年开始接受调查，以寻找精神疾病和身体障碍的证据，并于1969年再度进行调查。另一项追踪研究，则比较了怀特岛儿童与居住于内城区伦敦自治市的十岁儿童。研究发现，居住于伦敦的儿童患精神疾病的比例是怀特岛儿童的两倍[6]，拉特将此现象归因于——在针对其他可能的影响因子进行严谨的统计分析后——伦敦比起怀特岛，有较高的贫穷家庭比例。[7]

受到拉特的启发，其他研究者也开始使用流行病学调查，以阐明社会及经济因子对儿童发展的影响。其中一项最大的调查，是由美国疾病控制与预防中心所资助的负面童年经验研究(Adverse Childhood Experiences Study)，将各种范围的负面童年经验(如贫穷、忽视与虐待儿童及家庭功能失调)与后续健康问题的风险做了关联。研究显示，诸如酗酒、抑郁症、缺血性心脏病、意外怀孕及肝脏疾病等各种结果，都更可能在历经负面童年经验的人身上出现。[8]

我无法给马克简单的答案，究竟是什么原因造成他儿子的困境。我认为流行病学研究（诸如拉特的成果和负面童年经验研究）为这个藏宝图提供了理论模型，这个理论奠基于依恋、气质、社会经济与心理逆境，以及脑部发展的变异，这些全都提供了可能的途径，甚至还可能有更多途径。而宝藏本身当然是一项可靠的研究基础，针对健康的人格发展及其潜在的障碍，提供我们完整的科学理解。

近年来，我着迷于一个新兴的科学领域——表观遗传学（epigenetics）——可能就是那个宝藏。这个名词由英国发育生物学家康拉德·沃丁顿（Conrad Waddington）于 1940 年代所提出，他将表观遗传学描写为"一个生物学的分支，研究基因与其产物的因果互动，前述产物使表现型［phenotype，所有生物的可观察之特征］成为现实"[9]。我的医院是阿特·彼得罗尼斯（Art Petronis）博士研究时的基地，在表观遗传学这个迅速发展的领域中，他是世上最重要的研究者之一。他是一位高挑、充满热情的立陶宛移民，曾和我谈论我们从这个波罗的海国家所获得的共同遗产——除了两件事：我的家人在他移民过来的一百多年前就逃至加拿大生活，以及我的家人移民是因为遭受到迫害，而非研究生涯的进展。在彼得罗尼斯为我介绍这个领域的几年后，我那个由脾气暴躁的中年人所组成的读书会决定要读一本表观遗传学的书，那是由科学作家兼病毒学家内莎·凯里（Nessa Carey）所撰写的著作。

凯里这么形容这个新兴的科学领域："无论何时，两个基因完全相同的个体，却在我们能测量的某些方面有所不同，这就是表观遗传学。当环境变化造成生物学上的后果，而环境变化本身消失成遥远的记忆后,其后果会长久留存下来,这就是表观遗传学发挥了作用。"[10]我们对于基因抱持的旧有观点是,基因是我们无法改变的命运。但除了相对罕见的疾病外,基因只会增加或减少疾病发生的可能性,而环境因子却能开启或关闭这些基因。子宫的环境与早期的社会经验似乎都对表观基因组(epigenome)产生了直接的影响,也因而影响到认知与行为。

在青少年的脑中可以见到神经元的快速生长、组织及可塑性,意味着表观遗传学过程可能也在青少年的发展阶段扮演主动的角色。[11]在我有限的理解中,表观遗传学有一天可能会带我们发现生理学上的途径,找出逆境与外在环境的损害是如何破坏孩童天生本有的活出生命的机会,甚至能帮助我们学习如何阻止这种恶化过程所造成的永久性结果。如果DNA是定义生物潜能或天性的种子,如果我们的环境和关系是后天教养的景况,那么表观遗传学对于解释这两者的互动,可说拥有无穷的潜力,并且能有意义地超越二者择一的限制。

马克用一个问题把我带回当下,这个问题暴露了儿童精神医学目前的挑战,这个挑战质疑了目前的风潮、诊断正当性,以及可能有害的治疗。

"萨姆的精神科医生暗示,他可能有潜在的双相情感障碍。你怎么看待这件事?我以为没有检验也没有脑部扫描能够说明这个诊断。我不理解为何这么严重的诊断能靠医生与萨姆和我们的谈话就得出结论,似乎我们只能等着看会发生什么事。"

我停顿了一下,这场谈话让我如履薄冰。儿童双相情感障碍可说是目前精神健康专业人士意见分歧最大的精神科诊断。意见不一的原因,并非一般人有时所想象的,可能误诊了普通青少年的狂飙时期;事实上,它反而是一场学术上的争辩(但对现实世界有重大影响），讨论的主题是：具有反抗和暴躁行为的幼年孩子（时常被发现合并有注意力的问题），是否正在经历一种早期形式的双相情感障碍？还是一种注意缺陷多动障碍的变异形式？或者，这只是显著的喜怒无常与人际关系模式，需要某种介入措施，但尚未达到成年人双相情感障碍独有的持续、广泛且深沉的情绪波动。这三种可能的诊断需要截然不同的治疗，也会产生不同的结果。这三者当中，双相情感障碍的诊断近年越来越流行，尤其是在美国，小至三到五岁的孩童，都有因为假定的躁狂诊断，而被投以抗精神病药物治疗的案例。

我对马克解释，儿童早期双相情感障碍的诊断，很大一部分来自约瑟夫·比德曼（Joseph Biederman）医生的思考结晶，他是一位才华横溢的哈佛临床医生与研究者。在 1995 年一篇他与同事珍妮特·沃兹尼亚克（Janet Wozniak）合著的文章中，比德曼让"儿童双相情感障碍"这个新概念广为人知。他宣称，先前被诊断为注意缺陷多动障碍的未满十二岁的儿童之中，许多人有躁狂症状。[12] 2008 年时，精神医学界内外皆加深了对这项诊断的怀疑，据报当时比德曼没有坦承他和他的研究机构在 2000 年至 2007 年间收受药厂一百六十万美元的资助，其中包括利培酮的制造者强生公司（Johnson & Johnson），以及奥氮平的制造者礼来大药厂（Eli Lilly）——这两种药物都是比德曼在儿童双相情感障碍上，建议用来使情绪稳定的。[13]

与这个争议相关的棘手议题是，给双相情感障碍之成年人的药物处方，有重大且可能致命的副作用。许多儿童精神科医生对于投药给孩童感到困扰，尤其是在不知道药物对发展中的脑部的长期影响，以及担心代谢问题（体重增加、容易得糖尿病等）等情况下。

双相情感障碍并非唯一一种儿童精神医学与药厂亲密且危险共舞的疾病。我在这个领域的同事形容，他们有一种被人欺骗利用的愤怒感，是以研究的形式遭受到欺骗。当时在著名学术期刊发表的新一代抗抑郁药物选择性血清素再摄取抑制剂（SSRIs），原来是代笔之作的产物，知名学者把名字放在基本上是制药产业营销部门的刊物上。他们受到哄骗，因此，当他们对病人家长谈到这种第二代抗抑郁药物时，传达出比这些研究所应得的要正面得多的评价，结果在更新的证据出现后，这个事件导致了社会大众对于药厂的疑虑，也开始质疑儿童精神医学作为一门专业是否够格。

　　我对马克解释，我想他已经听了许多关于萨姆的诊断和治疗建议，我不确定是否应该再加上我的意见。

　　"我认为那位精神科医生，是因为知道你太太的兄弟有双相情感障碍，也担心药物滥用的影响，所以要你静观其变，并建议在使用药物前，先尝试家庭治疗与认知行为治疗，这些做法都是在帮助你和萨姆，虽然听到那种观点一定很挫折。我佩服她的诚实和谨慎。这些用来治疗双相情感障碍的药物中，没有一种能直接治疗或免于副作用，所以除非诊断清楚明确，否则治疗的风险可能高过任何可能的好处。"

　　马克点头告诉我，萨姆对那位精神科医生反应良好。那位医生的意见是，若萨姆没有投入治疗和努力减少毒品使用，做什么都没用。马克也提到，萨姆从未抗拒去看她。似乎在警察打电话到家里后，萨姆还告诉简，他和精神科医生认真讨论去参加物质滥用治疗计划的可能性。

　　"如果萨姆相信她，还跟你太太说她的建议，那么这位精神科医生显然做对了某些事。要让萨姆这年纪、有这种问题的男孩持续接受治疗并不容易。如果可以，我会听取她的意见。在我听来，她似乎是个值得信任的人。"

马克点点头。"简也这样说。我确实很欣赏她敢于诚实表示她没有答案;或许我只是无法接受没人有答案这件事。"

一阵很长的停顿。

"马克,你正在挣扎的问题,跟我们大家遭遇到的问题一样,包括家长、老师和精神科医生。我们全都想知道青少年的行为问题——尤其是危险又容易受伤的那种——有多少能单纯归因于他们的发展阶段,而什么才算是跨越了那条线,达到精神疾病的程度。我认为你正在厘清某些答案;替萨姆看诊的精神科医生显然要告诉你,他们认为有某些正在发生的事,已经超出了能以青少年焦虑及需要设下界限的不良行为来解释的范围。

"有些可信的研究说明,大多数青少年在多数时间都很开心,不会挣扎于抑郁症和药物滥用。[14]那些确实有着潜在问题或容易生病的青少年,绝非简单好处理的个案,而且需要仔细注意与治疗。我说这些不是要吓你,而是要强调,我认为你和简为了帮助萨姆所做的努力是重要而且必要的。还有,萨姆很幸运,你们夫妻如此投入帮助他,而非视他为一个坏孩子。"

马克脸红地把目光从我身上移开。"我很高兴你这样想。你这么说,对我很有帮助。"

我打从心底相信,如果马克和简能继续照顾萨姆,并且跟医生合作,让他回到发展和学习的正轨,萨姆仍在发育中的大脑可能会以他们希望的方式运作。但养育一个像萨姆这样有严重问题的孩童,需要很大的承诺,而马克今天之所以在这里,是因为他和简都认为,他并没有对压力调适得很好。

我想起在募款活动上观察到马克喝葡萄酒的量,我问他目前喝酒的状况。他坦承,他靠喝酒来应付许多压力,也承认这破坏了他和太太与小孩之间的关系，更无疑地为萨姆树立不好的榜样。

我在此必须小心谨慎。我不希望马克有一丝念头认为我把萨姆的困境责怪于他喝酒；这并不精确，也过度简化。如果马克是可靠的——而我认为他确实可靠，他之所以喝得比较多，是为了处理他儿子问题带来的压力。更重要的是，任何责怪的暗示而非指出前述两者之间可能的关联，都会大幅降低马克本人寻求治疗的可能性。在我的经验中，很少有家长需要别人来责怪他们，要他们为孩子的问题负责。我的职责是建议马克，通过处理他自己的心理问题，也许可以间接地帮助到他的儿子，虽然这显然没有任何保证。

"从你跟我说的事情中，我同意你对自己的评估，你的饮酒是一种对于处理困境的反应。虽然在这个时间点可能不会影响你的健康或工作能力，但在我听来，这似乎对你和简的关系造成额外的压力，而且可能使你对家中发生的事感到麻木，结果也可能使你们夫妻俩更难共同处理萨姆的问题。我听你说，喝酒让你比较不会对萨姆生气，但我猜这也可能让你比较没办法感受到他和简发出的暗示。你觉得呢？"

马克在回应之前花了一点时间思考。"你知道的，这是个好论点。在两三瓶啤酒下肚后，我就不太在意发生了什么事，这些事变得不像生死攸关那么紧要。虽然一方面感觉好多了，但另一方面也留下简独自应付萨姆。我不想让萨姆认为，相较于大麻，啤酒才是压力和冲突的解答。"

目前一切都很好。

"你认为这是你准备好处理的问题吗？如果萨姆看到你努力减少喝酒，他可能就不会倾向于将自己的行为合理化。这并不一定代表你要完全戒酒。我知道有些不错的地区计划聚焦于称为

'减害'［harm reduction］的方法，意思并非完全戒酒，而是努力确保你喝酒的量维持在安全范围内——不管在医学上，还是心理上。"

马克的饮酒并未达到严重的程度，这让我不必从非正式建议者转为主治医生角色，将他的情况汇报给有关当局，我因此松了一口气。他明确地告诉我，他从未酒驾，简也能证实这点。如果我得到的是另一种答案，我在法律上便有义务要通知安大略交通部，他是潜在的危险驾驶人。

"医生，这想法很有意思。另外，那位精神科医生建议我们去做家庭治疗。我们试过几次说服萨姆参加，但他都拒绝了。你觉得这件事的优先顺序如何？"

我的岳父纳特大力推荐家庭治疗在照顾精神疾病儿童过程中所产生的效用。我的大部分同事被训练要以一对一的保密关系为患者提供持续的照护，但是我主张所有的精神科治疗都应该涉及家庭，而儿童精神科则必须纳入家庭，至少在父母愿意的情况下是如此。没有家人的帮忙，孩子是没有办法康复的。将孩子从家庭之中移出是可悲的第四选择，必须在父母没有能力或恶意虐待的情况下才能成立。然而，家庭治疗对家庭的时间和金钱无疑是很大的负担，也超出许多家庭的能力。我先把这个问题放一边，没有询问马克更多关于他们试图让萨姆去参加家庭治疗的细节，因为我不希望他被太多的建议与转介压垮。

我跟马克说，我想青少年物质滥用治疗计划应该会提供家庭治疗，作为该计划进行的一部分。此外，如果萨姆的精神科医生同意，再试一次可能会有帮助。

马克看了一下手表，他已经在我这里待了快一个小时。从我超过三十年临床经验所调控的内在时钟，我知道我必须继续今天的工作了。

马克谢谢我为他看诊。当他离开时,我知道我很幸运,身为医院的资深医疗顾问,我的津贴不只来自某些我提供的社区演讲,也来自扩大服务范围时必然会产生的约诊,就像与马克的这次会面。

像马克这样的家长需要答案,以理解他们孩子痛苦的来源,但距离我们能提供解答的那一天,恐怕还得花上几十年。他们需要帮助,以理解给他们孩子使用之药物与心理治疗的潜力(与极限)。他们需要帮助,跟这个日益复杂的体系打交道,以获取他们孩子所需的治疗。对马克而言,诸多可能的诊断及提供给萨姆的治疗建议,已经成为一道难以跨越的障碍,使他无法得到一个明确的解释,关于他儿子究竟哪里出了问题,以及那些建议代表着什么。但是我希望简和马克能成功找到有效帮助萨姆的方法。在儿童精神健康体系中找到出路,不该是件依赖运气、地理位置或是特权的事。

不过,马克和他的家人是幸运的。他们住在加拿大的大城市,拥有各种治疗选项。他们有家庭与财务资源,能够支持萨姆的治疗,而这男孩的精神科医生可以为他们转介相关的计划,我有信心这能提供他们充分掌握状况并且达到平衡的方法,来处理萨姆的精神科问题。

* * *

"老板,斯坦·施瓦茨在你的内线留了言。很重要!"西蒙娜说道。

达里尔·奥泽的表哥斯坦很少打电话来,除非是询问某些要给达里尔的建议。

我一面在语音信箱听取留言,一面整理桌上的东西。答录机中,斯坦的声音一反常态地小声且迟疑。他说,今天下午稍早,达里尔从他公寓的阳台跳楼身亡了。

一切事物突然静止下来。

我把这段留言重播了好几次,仔细聆听是否错过什么,但我无法阻止思绪回到两天前与达里尔的见面,眼前出现他皱巴巴的花衬衫、没刮胡子的脸,以及他缓缓的微笑。

我坐到桌前盯着窗外,试着回想在我们的政策与程序指南中,那些依规定要进行通知和记录的步骤。接着,我在办公室的宁静与隐私中,把头埋进掌心哭了起来。

我不轻易哭泣,也很少哭。在我三十年的临床执业中,这并非第一次遇到自杀的案例,但这是第一次遇到我认识了这么久,而且很熟悉的病人自杀。这也是第一次有病人在我判断他可以安全出院后,在这么短的时间内自杀身亡。我回想起他那时说的话,如今我意识到,这是他对我最后说的几个字了。他当时转身离开诊室,一只手放在我的肩膀上说:"这很难。"

达里尔显然已经受够了。受够了他的人生错过了科技、亲密关系,还有生儿育女。我打电话给他的母亲西尔维娅。她说,这是达里尔生病的几十年来,她最害怕发生的事。我们谈到他的天分、他的怪癖,以及双相情感障碍让他付出可怕的生命代价。她让我谢谢医院里的每个人,谢谢他们曾为达里尔做过的事。即使在悲伤中,她还是不忘慷慨地表达感激。她会写电子邮件告知我丧礼的细节,并且欢迎我随时到她的公寓坐坐。我承诺下班之后会过去一趟。

达里尔离开我诊室时所说的遗言,不停干扰着我的思绪。为何我没有阻止他?为何我没有请他坐下,询问这句话代表什么意思?我知道我只是在做困兽之斗。虽然筛查自杀意念并记录结果是临床常规的一部分，但临床医生已经逐渐发展出一种速记法，可能是某种表情、某种走路姿势、某种说话模式——某些敲响熟悉警钟的事物。

对达里尔而言，当他抑郁时，他露出的典型"马脚"是他无法完成一个句子；他的动作会慢下来，充满挫折感，并且流下眼泪。两天前，我完全没见到这些迹象。我永远都无法知道是否他早有自杀的念头，只是没有显露出来，或者，他是今天才突然冒出自杀的念头，导致冲动跳下阳台。

我强迫性地在心中回顾着达里尔杂乱无章的治疗历程，反复思索我指引他的选择，想知道我是哪里辜负了他。在我们的关系中，我对他很熟悉，他依赖我也信任我。周复一周、月复一月，他的名字出现在我的日程上。我对工作投入的特质，意味着不会安排固定且规律的约诊时间，他接受这一点，并仔细留意不要让约诊的间隔超过他认为必要的程度。每次的看诊，都反映了一次特定的对话、一则笑话，还有一次恳切的求助。

我打电话告诉南希这件事。她也是医生，并在我们晚餐时共同分享病人状况的对话中认识了达里尔。我们多半不知道对方病人的名字，但我们发现跟彼此倾诉病人的故事，能帮助我们减轻责任的重担。从这方面看来，我们的饭桌有点像是以前医院设置的医生休息室——同事之间能坦然并私下讨论临床上的不确定性与困境。同时，我们也都遇到过身边不少对此事表示惊讶的人，讶异于我们不知道自己的另一半就是某人的医生。

今天，南希给我的安慰来得及时又真切，她没有说一些老生常谈的话。

"戴维，我很遗憾。我知道你有多喜欢他。这件事对他可怜的家人来说是多大的打击。对你也是。糟透了。"

南希明白我不希望别人告诉我"没事的"或是"这在意料之中"，因为此刻这两个词都不是真的。我只需要某个我所信任和爱的人能明白我强烈的失落，让我从骤然的孤独感和辜负病人的感觉中得到舒缓。逻辑和悲伤的关系，充其量只能算是远房表亲。人们认为我是一个好的精神科医生，但是达里尔的死，说明了我的本事如何呢？是的，双相情感障碍的病人有显著的自杀风险，但那是所有的双相情感障碍病人，无论接受治疗与否。然而这次是达里尔，为他治疗的可是我啊。

我研究过探讨精神科医生对病人自杀观感的文献，多年来数量增加得不多，尽管调查显示，多达半数的精神科医生都曾有病人自杀离世，且约有三分之一的精神科医生是在住院医师训练时承受这种失落的。[15]不幸的是，我常常有机会提供支持给病人自杀身亡的受训学员和同事。我提醒他们，发生这种事情，部分反映了他们选择治疗那些病情更严重的病人，以及这类悲惨的结果虽然痛苦，却无法避免。我常问他们，他们是否会信任一位宣称他的病人从未死于癌症的肿瘤科医生？如今，我感受到这种观点能提供的安慰是多么有限。

每位医生都与风险共存。从我们写下药物处方笺或病历上的医嘱的第一天，我们就明白我们有伤害或杀害一名病患的力量。我们对此大开玩笑，利用医学界最普遍且实用的防卫机制。然而，尽管努力不被麻痹，但一位对这层认知不感到敬畏的医生，就称不上是可靠的医生。

精神科医生与不同种类的风险共存。精神病患的自杀或罕见的他杀行为，被视为可以预防的，但是如果病人是死于胰腺癌、中风或终身的糖尿病，却不会被这样看待。虽然肿瘤科医生可能会因为对癌症末期病人说，医学上无法准确预测他还能活多久，从而饱受批评，但人们对于精神科医生无法预见病人的自杀决定，或者无法预见病人施展暴力的可能性，看法则苛刻得多。

研究者试图寻找更多自杀倾向的客观指标，包括生物学或行为方面，成果好坏参半。虽然有证据显示，自杀有家族群集的现象（海明威家族就是一个著名的例子），但研究者却无法辨别出所谓的"自杀基因"。与自杀倾向相关的神经生物学特质（血清素系统的扰动，或是与人类压力反应相关之激素的扰动）都不甚明确，因而实用效益非常有限。

在我们可以测量血清素之副产物的案例中，具有说服力的科学证据，能将脑脊液中浓度减低的血清素代谢物和严重的自杀企图结合在一起。但是，在被认为有自杀风险的病人身上施行脊椎穿刺的可行性——以及证据本身的限制——都使得这项研究结果只能算是科学上的有趣发现，仍然无法改变临床做法，或者提供精神医学一颗预测自杀的水晶球。

星期一的时候，除了我的临床经验与判断，我没有其他的诊断检验可以参考，而上述两样都让我失望了，我因此辜负了达里尔。如今他已经不在了，西尔维娅正在她家里等着我。

达里尔与双相情感障碍共处超过三十年，其中不乏友情、笑容，甚至是浪漫的成分。但是对于我或对大多数认识他的人来说，这三十年充满意义的生活，如今因为他去世的方式而蒙上阴影。相比之下，死于癌症的人普遍会受到表彰，被誉为跟病痛"打了一场勇敢的战役"，而且称他们的丧礼是生命的"庆典"。

这反复的思索对我没有好处。我整理好桌面，开车前往北多伦多西尔维娅的公寓。她的住处挤满亲友，多数我都不认识。但我认识西尔维娅和她的女儿，我们哭泣着彼此拥抱。西尔维娅把我介绍给每个人，说我是达里尔多年来的医生，而这些陌生人热情地感谢我。我回应他们的谢意,虽然我心里满是失落与挫败。他们告诉我许多关于达里尔的事,让我可以更了解他。而当我们一谈到达里尔,大家都情不自禁地笑了,因为达里尔是如此风趣,喜欢逗乐他人。或许,那就是我们之间的联结,他的联结和我的联结,跨越了医生与病人的界限,健康与疾病的界限,成功与挣扎的界限。

但今天,我想不起有任何笑话留在我的脑海中。

10 怀疑

星期五上午

早上刚过八点,我就抵达办公室,星期一上午的住院医师乔希正在门外等着我。这星期的初始,我看着他评估一位门诊病患,而从那时到现在,已经发生了许多事。

"早安,戈德布卢姆医生。你今天早上有去打壁球吗?"

我的表情一定很惊讶。我的球拍放在体育馆,装满汗湿运动服的袋子放在车里,所以我不确定是什么泄露了我的行迹(除了我那红得像甜菜根的脸蛋和沉重的呼吸)。

乔希有点不好意思。"我忘记我们今天的会谈什么时候开始,所以问西蒙娜,什么时候应该过来。她说你通常打完壁球之后就会直接过来,所以我猜你到的时间应该不会比八点早很多。我不想迟到。"

显然乔希有足够的洞察力,知道他星期一的评估并没有让我印象深刻。我问他会不会打壁球,他说会,他从大学时代开始打,最近加入了一个市区联赛。我考虑提议来场比赛,但得确定今早进行的状况如何再做决定。一起打壁球可能不是个好主意,基于各种原因,尤其考虑到乔希比我年轻三十岁以上,身材健壮,而且就他自己说,他很有竞争力。如果根据我们这周一起完成的评估,我需要给他一个负面评价，在我们准备好一起打壁球之前，要维持我们的关系，可能需要费一番功夫。

这次的评估有个好的开始。乔希先行读过今天的病人资料。我要他总结一下重点。

"他是一位医生，一个社区医院的病理科医生。根据他的家庭医生的看法，他有焦虑的问题。而家庭医生想知道，这个病人是否有创伤后应激障碍［post-traumatic stress disorder，PTSD］。"

"有其他需要注意的事吗？"

乔希微微一笑。"有的，我们的病人并不是唯一焦虑的人；我以前从来没有评估过医生。我想知道，他是否知道自己即将让一位住院医师给看诊。"

我向乔希保证，我们诊室的工作人员会告知全部的病人，他们将让住院医师看诊；但我也补充，如果病人担忧这点的话，这是个值得处理的议题。我也告诉乔希，住院医师可能比病人还要焦虑，因为很多医生选择到教学医院就诊，是因为这里的次专科化跟创新程度比较高，他们反而能够接受让医学生和住院医师看诊。这正是发生在我身上的事。我记得有一次，我的膝盖需要进行半月板撕裂的手术，就在麻醉药让我失去意识之前，有好多学生和住院医师对我进行评估。我当时还问外科医生，我是否能拿到医学继续教育的学分。但那是我的膝盖，不是我的心灵。

我跟乔希聊起在我还是个低年资住院医师时所感受到的焦虑。当时，我被指派进行长期个人心理治疗的第一个个案，是一位不久前刚拿到执照的社工。

我们初次见面，她就问我："你是第几年的住院医师？"

"第一年。"我用勉强听得到的声音回答。

"真不敢相信。我所认识每个正在接受治疗的同事，都是给真正的精神科医生看诊的。"

幸运的是，我的急性焦虑和她的急性失望随着时间而递减，最后，我为她治疗了三年的时间。但我清楚记得当时的感受，紧接着她的哀叹之后，我觉得自己就像弗雷德·弗林特斯通①那样，因为太太威尔玛的批评而立即缩小成正常尺寸的十分之一——完美再现了羞愧和耻辱的经验。

"你以前看过创伤后应激障碍的病人吗？"我问乔希。

"看过几次。我曾经在急诊看过女病人，她们陷入过往的性侵害经验所带来的创伤。我也看过一些受到折磨的难民，大多数都会做可怕的噩梦，伴随着糟糕的焦虑，他们的生命因为可怕的经验而大受打击。如今，当我听到这个诊断被误用，就觉得很烦。我所见到的，并不是人们在提到这个诊断时会想到的那种琐碎小事，例如挡泥板弯了，或打曲棍球造成的脑震荡之类的小病小痛。我很幸运能看到一些真正的东西。"

他的话让我起了鸡皮疙瘩。"'幸运'似乎是个不恰当的用词。我懂你的意思，这些临床经验帮助你了解创伤后应激障碍，你也觉得拥有这些经验很幸运，但是对那些病人而言，可不是如此。重要的是，我们要让病人知道，他们对我们来说，不仅仅是一个有用的教学案例而已。"

乔希涨红了脸。

我继续说明。"我同意这点，创伤后应激障碍有变成流行语被滥用的危险。我会试图跟对方谈论它的历史，这往往比跟病人解释《精神障碍诊断与统计手册》的诊断准则，能提供更多的脉络。"

战争让我们见识到，当人暴露于极其强烈的事件中，可能会产

---

① 美国动画电视剧集《摩登原始人》中的男主角。——译者注

生痛苦的症状,例如往事突然重现、做噩梦、逃避引发回忆的事物、抑郁、焦虑,以及物质滥用。接着,这些症状开始对人们的功能产生影响,例如关系出现问题,并且难以维持工作。电影情节时常把战争给浪漫化了,但经历过战争的士兵可不这么认为。

第一次世界大战之后,人们称这些症状为"炮弹休克症"。这个名词后来被英国军方禁止,"二战"时则称为"战斗应激反应"。"创伤后应激障碍"变成同样症状的主要诊断,这个标签被贴在越南战争和第一、第二次海湾战争,以及阿富汗的美军退伍军人身上。在加拿大,创伤后应激障碍在更近期被重命名为"作战压力伤害",加拿大退伍军人部将之定义为"由作战任务所导致的持续性心理困境……用来描述范围广大的问题,包括经诊断的医学状况,诸如焦虑症、抑郁症及创伤后应激障碍……或其他状况,可能较不严重,但仍然会妨碍病患日常功能的运作。根据个人及其经验的本质,症状与伤害的表现不一"[1]。

这些关于作战压力伤害与创伤后应激障碍的标签,是为了解释并正当化这些伤害与症状的存在,将这些伤害与症状联结至创伤事件,而非责怪与污名化病人。从实际面来说,这也确保了病人能跟那些因战争而造成身体伤害的人,获得同样的支持与服务。但描述同一现象的病名却必须不断调整,我认为这意味着反复去除疾病污名的企图并未成功。

我询问乔希是否准备好要看病人了。

他点点头。"谢谢。我准备好了。"

乔希打开通往西蒙娜办公室的门,我们的病人坐在那儿扫视着书架。

"齐格勒医生吗?我是乔希·莱特纳医生,我和戈德布卢姆医生一起工作。请进。"

一位身材瘦高、发际线后退、胡须花白的男人进入诊室。他穿着黑色牛仔裤、格子衬衫，还有一件看来像上个世纪留下来的浅褐色皮夹克。乔希为他指了一张舒服的椅子。我坐到会议桌的另一边，病人默默向我示意之后，乔希说话了。

　　"齐格勒医生，欢迎来到评估门诊。在开始前，我们先跟你自我介绍，并且说明今天会谈怎么进行。我是精神科第五年的住院医师，戈德布卢姆医生是我的督导。今天的会谈由我来进行，戈德布卢姆医生会全程在场，可能在最后问你一些问题。我们的会谈时间约一小时，我会问很多问题。在最后，你也有机会问我们问题。我们希望尽力理解发生了什么事，以及可以怎么帮助你。首先，你希望我怎么称呼你？"

　　"叫我菲利普就好。我在这里不是医生。"他轻声说。

　　"好的，那我就叫你菲利普。但是我必须对你老实说，我没办法忽略你的医生身份。这或许会让事情变得更简单，或许更困难——对我们都是！"

　　这和我在本周开始时看到的乔希是不同的人——更自然，比较少死记硬背，准备好适当地使用幽默感，以坦承对病人和医生造成困难的原因。当我记下这些改变，我想知道是什么造成了乔希的改变。

　　乔希对菲利普的工作性质展现出真诚的好奇心。这位医生的专业是癌症诊断。他在一间病理实验室担任全职的工作，自从二十年前完成实习后，在临床上就与病人没有直接的接触。这提醒了我，在医学这一行的职业光谱中，踏进医学院大门之后，有上千条路可以走。

　　乔希补充说明，因为菲利普是一名医生，所以会谈中，如果乔希得知一些关于特定的事实，或许必须提报给安大略内外科医生协会（CPSO），也就是安大略省所有医生的监管机构。在安大略，依规定需要强制提报协会内个别医生的情况，目前仅限于对病人的性侵害，但这种弹性在不久的将来可能有所改变，比照与其他省份或国家类似的法律框架，诸如英国、澳大利亚和美国各州，这些地区对强制提报医生有着更广泛的要求。但目前为止只有"自由提报"的规定，意思就是不强制要求。但即便如此，当有证据显示一名医生无法胜任或丧失工作能力时，仍然建议并允许其他医生提报其状况。[2]

菲利普点点头。我注意到他在剥着指甲周围的皮，这显然是无意识的动作。

"在我这一行的工作里，我已经被犯错给吓坏了。继续问下去吧。"

我注意到，乔希尽了告知菲利普关于提报义务的责任，同时也让菲利普做好了能自在谈话的准备。这是个不容易掌握的平衡，他做到了。

乔希得知菲利普十年前离婚，与前妻共同拥有两个青少年儿子的监护权。他独居于离医院不远的公寓。他把自己的问题形容为"过去一年来压倒性的焦虑"。

乔希请他进一步描述这种模糊的经验。这一刻很奇妙，他们两位都是病理科医生，就好像在有两个镜头的同台显微镜下，讨论眼前的发现。我觉得自己相对隐形了，这是个值得肯定的迹象，显示两人有很强的互动。

"焦虑是连续性还是偶发的？身体上、情绪上，或者两者皆有？"

"一波一波地袭来——有时候每天都有，有时候会间隔几天。那是很强烈的身体感觉。我第一次发作是在一年前，有一晚我独自在公寓里,我很确定是 MI[心肌梗死,一种心脏病发作]。我只能勉强呼吸。我的心律不齐,胸闷气短。我觉得头晕,手指也麻木了。当时我想:'终于来了。我四十八岁,离婚,独居,我的清洁女工两天后会发现我的尸体。'我打给 911,央求他们带我到另一家不是我工作的医院。那家医院把我留过夜,对我进行全套评估,还找了心内科医生半夜前来急诊,确保我没事。我很确定他们多做了这些,只因为我是个医生。当所有检验结果都显示为阴性,我实在感到丢脸。急诊医生说:'这只是惊恐发作。'我觉得自己像个笨蛋一样。我没有'真正的'诊断,似乎让他们失望了。"

乔希谨慎评估此后菲利普惊恐发作的频率,通常是每周一两次,但有时几乎每天发作;他也谨慎评估相关症状及持续的时间。他注意到,菲利普人生的前四十七年里,都没有过惊恐发作,因此,他有意把一年前首次惊恐发作的脉络,挖掘得更深入一些。

很好。他有留意到要收集支持诊断的证据,也投注了应有的注意力于脉络上。这不是照本宣科的会谈。

"我仔细回想了一下。第一次发作在一个特别忙碌的工作日晚上,那天我帮休假的同事代班。下午稍早,一位外科医生——已经打开病人的肚子——从手术室送一份冷冻切片到病理实验室来进行快速判读,以确定手术需要切除多大的范围。我把切片判读为良性,并通知手术室。但某些事让我有点心烦。正如我说的,当天实验室非常忙碌,我几乎快被一大堆等着判读的病理标本淹没了。突然间,我发觉我看错片了!我三度检查标本上的病人身份,重新来过,并请同事跟我一起判读,结果是侵袭性的癌症。我赶紧打电话回手术室,还好外科医生还没缝合,因此才能继续进行切除。他谢谢我的再次确认,但我脑袋里全是那些病理标本被错误判读的案例,死于误诊、癌症没被诊断出来的病人,或完全健康的组织被切除的病人,还有那些犯错的病理科医生名字出现在报纸上,并且受到医学会的处分。"

"你觉得自己一直想着那天的事吗?忧心忡忡、往事突然重现、做梦,甚至做噩梦?"

菲利普的家庭医生曾经提到创伤后应激障碍的问题,乔希正在追踪这些问题,并将特定的问题融合到会谈中,而不打断会谈的节奏。

"没有。我没有一直困在这件事中,我是担心下次可能又会犯错。我想象着被起诉,失去工作,无法抚养我的孩子。"

有人可能会主张,菲利普相信在他检验失误之后,立刻经历了一次心脏病发,这符合创伤后应激障碍刚开始时必要但不充分的诊断准则——病人暴露于真正的或具威胁性的死亡、重伤或性暴力。然而,乔希有效排除了此诊断,因为经过询问,菲利普否认任何定义疾病的症状:反复、不自主闯入心头的回忆,以及梦见创伤事件;回忆重现,仿佛创伤事件重演;感受到强烈或延长的心理痛苦、明显的生理反应,持续逃避创伤事件相关的刺激;暴躁易怒、悲观、失眠、不信任人、过度警觉,以及不顾后果或自残行为。[3]

"你的睡眠状况如何?有任何入睡或维持睡眠的困扰吗?"乔希问道。

"除了起床尿尿,我似乎还行。"

"你有不去上班,或避开特定案例的情况吗?"

"我负担不起。从那次起,我见过那位外科医生好几次,也为他判读其他的案例,但是我会检查结果至少三次才会放心,我的工作速度也因此慢了下来。"

从菲利普对检验失误的描述,以及他的回应中,乔希已经获得足够的信息,能够回答家庭医生的问题。他感到满意,于是继续探究菲利普其他方面的精神科病史。

乔希询问菲利普，自从完成病理科住院医师训练之后，过去十五年来的职业生涯轨迹。菲利普从未经历专业上的困难，也从未陷入困境。他觉得比起临床照护的混沌世界，他更喜欢病理学在智识上的乐趣及严谨态度。但就在他几乎犯错的隔天，他一反常态地去探视那位外科病人——"我需要确认他还活着。我在实验室，每天看一大堆癌症的病理切片，我的职责是要告诉外科医生，在那些切片中有没有发现癌症，而不是从病人身上来判断。但是我那天差点搞砸了。"

"以目前来说，有什么念头或事件会引起你的惊恐发作吗？"

"就我所知没有。这些发作仿佛有自己的意志。目前为止，我工作的时候还没发作过，只有当我独自一人在家时才会发作。可能因为那时候没有其他的事可忙，只能胡思乱想吧。但是坦白说，我不知道有什么特定的原因。"

"惊恐发作时，怎么做会对你有帮助？"

"有时候，在发作得太强烈之前，我会打电话给我的孩子、兄弟或朋友，这蛮有效的。但是我不能一直打扰别人，有时候，一杯伏特加也可以达到同样的目的。"

我察觉到自己坐直了身体，这是个无意间做给乔希的身体暗号，暗示病人刚说了某些值得注意的事。

菲利普打开一道重要的门，而乔希踏了进去。在话题无缝的接轨中，乔希探究了菲利普的饮酒状况，包括频率、数量、脉络，以及后果。乔希的会谈内容周详且问法自然，他判断菲利普的饮酒量并未增加，或是对工作能力造成损害。菲利普非常坚持酒后不开车，他在工作或值班待命时也不喝酒。每件事情都很清楚明白，因为乔希有系统地询问了可能会使菲利普或他人面临风险的行为。

在安大略省,依规定,医生被强制要求必须向交通部提报那些他们认为会干扰病人驾驶能力的临床病况(在其他辖区则是酌情行事),这有可能令病人恼怒,并且破坏治疗关系。南希身为眼科医生,对象是年老视力衰退的病人,她比我更常需要在看诊时处理这件事。人们会因为失去自主能力而受到打击,尤其是当这种提报影响到他们的生计时。

"那毒品呢?"

沉默。菲利普把视线移开。

"这就是困难之处。我对于必须告诉你的事并不感到骄傲。我可能对安定文上瘾了。我觉得我来这里真像个白痴。我不是不了解风险,我都四十九岁了,老天爷!不是十四岁。在我年轻时,大概十五到三十岁间,我几乎每天抽大麻,但是从来没抽超过一卷,顶多两卷。这是唯一可以真正使我放松的东西,让我脑袋关机。大麻从未妨碍过我的学业。我的前妻可以接受这种事,甚至跟我一起抽,直到我们要生孩子。然后她开始唠叨着要我停止,说抽大麻让我变笨了,没办法表达情感——我不知道那代表什么意思。这是我们分开的原因之一。她总是在一整天的工作后,想跟我谈谈我们的婚姻出了什么问题,而我只想抽大麻。好笑的是,在我们分开后,我终于放弃大麻。我想她是对的,我不希望孩子们看到我抽大麻,还觉得那是 OK 的。我并非真的想念大麻,直到惊恐发作。"

虽然表面上,菲利普焦虑的发作是在工作几乎犯错之后才开始的,但是我想知道,某种亚临床程度的焦虑,是否同时驱使他使用大麻,也为他使用大麻所遏制。许多病人曾告诉我(有时是难为情地说),大麻比起任何药物或心理治疗对焦虑的控制更有效。

"接着,是那次因为焦虑去急诊,他们给我一些安定文。这药带给我从未体验过的舒缓感，比大麻更好。他们给我一些药，我很快就吃完了。我的家庭医生人很好，愿意替我补充药物。后来，我不想等到焦虑发作才吃药，所以我早上要出门上班前，就先来一颗安定文。只要半毫克，就帮我撑过一天。当我回到家想放松一下，我会吃第二颗，有时一次吃两颗。你知道，我晚上一个人待在公寓，老是想着那些发生过的事，怀疑自己，担心未来。"

"你没吃药的时候，觉得怎么样？"

菲利普停顿了一下。

"再也没有不吃药的时候了。上回我看医生，家庭医生打电话给药局开了一个月分量的处方药，我可以拿三次药。我不想面对他，我想对他来说，不用帮我看诊还比较轻松。但是我知道在他再次替我更新处方之前，会坚持要我去看诊。"

"你最多一天吃多少药？"

"我很少这样，但如果我没有跟孩子在一起，周末我曾吃到四五颗。我说只在周末吃这些数量，不是怕你提报；我来这里，是因为我不希望病情严重到连工作时也要吃这么多药。还有，我可以预见，如果我现在不赶快改变，后果将不堪设想。话虽如此，目前只有惊恐严重的日子，我会吃四到五颗药，但是我担心这种日子会越来越频繁。我认为在那些没有规律的日子里，像周末，没有事让我分心是最难熬的。我试着出门看电影，结果情况更糟，因为置身在一群不认识的人之间。我也想过上健身房，但一直很难有动力。"

"很显然，你认为安定文是个问题。"

"真正的问题在于，安定文对我真的有效。我已经到了没有药不能过日子的程度——而且我不知道如果家庭医生不更新处方，我该怎么办。我根本不知道要怎么在街上买到药，或者其他类似的东西。但是我需要它。这就是我认为自己可能对它上瘾的原因。所以简单讲,对,我想我的麻烦大了。"

他的困境和索菲娅不一样,索菲娅是我两天前在急诊见到的那位没办法乘飞机的女性。虽然他们都在焦虑中挣扎,但索菲娅已经学会要怎么与焦虑共存,并且去适应。她找到了"变通的方法",例如以开车代替坐飞机旅行,跟她的家人一起享受假日,而且她有一位支持她的丈夫。她也设法让焦虑控制在某个范围,大多数时候都能成功,直到危机来临。这个危机的触发点,是她意识到要探望她年迈的父母亲,除了乘飞机,没有任何替代方案。相较之下,菲利普正经历他第一次持续的显著焦虑,而他的变通方法——安定文——可能比起焦虑症状本身,对他的心智更具破坏性。

安定文学名为劳拉西泮,是一种有力的抗焦虑药物,属于苯二氮䓬类药物。安定文在几天或几周的短时间内对于处理压倒性的焦虑和失眠非常有用,但对于有个人或家族成瘾病史,或没有其他资源能处理问题的病人而言,也具有高度的成瘾性。安定文跟安定属于同类型的药物,安定在1960年代时以"妈妈的小帮手"的恶名广为人知,这种药物通常由善意但想法传统的医生开给不快乐的家庭主妇使用。因为她们背负着女性主义者贝蒂·弗里丹(Betty Friedan)所谓的"无以名状的问题"(problem that has no name)。

对于菲利普的揭露,乔希的回应具有令人惊讶的同理心,而且不带批判。他收尾会谈的方式是调查菲利普的早年生活、医疗及家庭病史,以及目前的社交功能。这些再度正中红心。

"性行为方面如何?"得知菲利普自从离婚后只约会过几次,乔希问道。

"我一直逃避约会。我无法想象自己在线上约会,近年来似乎大家都这么做。还有，工作跟带小孩的时候，我几乎没什么机会遇见其他人。而且工作时，我遇到的多半是住院医师，这显然越界了。我的多数同事跟实验室的工作人员要么已婚，要么就是有对象了。"

他停顿了一下。"所以没有性行为。我会上色情网站，感觉也没有多好。我想我的大儿子杰克最近用我的笔记本电脑做作业之后，应该知道我在做这件事。他没说什么，但我注意到浏览记录被删除了，他似乎觉得尴尬。我其实很讨厌色情，这不是我的作风，但就像安定文一样。我只是觉得当我疲劳地回到家，上网放松比拿起电话或找朋友出门要来得简单。而一旦上线，我似乎没办法停下来。我常常一看就是几个小时，浑然不觉。在我意识到它之前，已经是凌晨三四点了。这让隔天的工作雪上加霜。"

在分享了对这种行为的羞耻感之后，菲利普似乎松了口气。我很高兴看到他和乔希相处自在。这是乔希未来临床医生工作的好兆头。虽然如此，我想知道菲利普会不会对女性住院医师也一样坦言无讳。我发现，一般而言，住院医师不太愿意询问病患有关性方面的想法或行为，尽管性事在多数成年人的生活中非常重要。多萝西·霍恩(Dorothy Horn)是一位有天赋且坚强的家庭治疗师，她和我岳父一起工作，她说治疗中看待伴侣的首要原则，是要"想肮脏的事"。

我自己在会谈尾声的提问是一系列次要的额外问题，大多是为了提示菲利普，我在整个会谈过程中的沉默并非因为不专心。我对菲利普表明，乔希的会谈概括了我认为必须处理的所有面向。我看见乔希听到这点时嘴角微扬。正如先前跟乔希讨论过的，由我带头提供评估给菲利普。不像乔希星期一对阿妮娅的评估，这次在反馈前不需要事先进行总结。今天乔希和我步调一致。

"菲利普,今天你愿意对我们坦诚实在不容易,这对我们很有帮助。你让我们能理解这些日子以来,你的头脑里是什么感觉,还有你生活中所经历的挑战。过去几个月对你而言,显然是段艰苦的历程。"

我继续解释,为了回答菲利普的家庭医生所提出关于可能的创伤后应激障碍,我们并不认为这项诊断适用于他。无论何时都有坏事发生在人们身上,而人们最常见的反应是复原力(resilience)。菲利普持续工作,而非逃避错误发生的职场;而且,虽然他的险些犯错显然带来了极大压力,但并未超出多数医生的经验范围之外。过往的创伤或压力事件,未必能解释某人变得抑郁或焦虑的原因,却可能击中某人的易受伤害之处。在菲利普的案例中,显然有某些关于那次差点犯错的事情引发了重大焦虑,这层焦虑后来渗透到他生活的其他面向。

我告诉他,想要复原,就必须找出是什么跟那次经验有关的事引发了焦虑。

菲利普点点头,在他确认没问题之后,我继续说明。

"我们同意你的自我评估,你把使用安定文和上色情网站形容为上瘾,这两者确实阻碍你进行其他能帮助你感觉好一些的活动。你比我们更清楚,要停止用药是件困难的事,因为当你焦虑、疲劳或寂寞,它们能帮助你冷静下来。莱特纳医生和我都认为,你将可以靠专业帮助处理这些问题。"

我们一起给菲利普提供一系列的建议,包括转介给安大略医学会的医生健康计划,以处理苯二氮䓬类药物滥用及加剧问题的焦虑。虽然此计划跟任何临床医生有着相同的提报义务,但它独立于监管机构(例如安大略内外科医生协会)。这个计划的个案管理师能帮助经历精神疾患或物质滥用的医生、兽医及药师,寻求专门的治疗。目前我们不认为菲利普达到提报给协会的标准,但我们告诉他,像他这样的情况,如果没有立即处理药物使用的问题,我们担心他可能会达到需要提报的程度。我们也告诉他,他来求助是个好现象。

我跟菲利普说,关于我们的评估结果及治疗计划,我会通知他的家庭医生,告知他最新进度。我会对他的家庭医生说明,虽然菲利普有某些需要处理的问题,但并没有创伤后应激障碍。而如同我对大多数病人所做的,我推荐了一些关于惊恐障碍的书籍给他,作为专业辅助,这些书籍能让他更了解并掌握问题。

我也推荐某些关于强迫性网络色情方面的阅读材料,并提供他城市里私人精神健康计划的名单,这些计划为那些同样挣扎于这类问题的人经营病友团体。过去十年来,这类病人越来越多,因为科技创造了机会,使人能靠上网就获得刺激多巴胺产生的经验,这在互联网出现之前是不可能的事。根据菲利普的说法,他渴望真实生活中建立起来的关系,虚拟的关系永远无法满足这种渴望。

在菲利普焦虑和使用安定文的问题之外,还有某些引发危机的因素,因为他将独自迈向半百的里程碑。我想知道,如果他成功处理了上述急迫的问题,接下来会面临什么样的挑战。

"菲利普,一旦你觉得能掌控这些议题,你可能会想理解,你是怎么走到这一步的。我的感觉是,你是一个总是在努力工作、努力抚养小孩的人。现在你就快五十岁,而你的孩子也长大了。也许该是时候把你的心思转向让你更享受人生的事物上了。我们给了你很多建议,首先你需要按部就班进行,一旦你摆脱安定文,觉得不焦虑,也更喜欢自己的时候,欢迎回来和我谈谈。如果你有兴趣,我们可以转介适合的心理治疗给你。我会把这个选项留在写给你家庭医生的信上。"

除了他儿子，菲利普对其他人有种失去联结的感觉，在我看来，这似乎是他容易上瘾的根本原因，不管是药物或强迫性的上网行为。我想知道乔希是否正在寻找心理治疗的病人，因为他和菲利普显然建立了很好的联结。我认为菲利普会是绝佳的人际心理治疗(interpersonal therapy，IPT)人选，此疗法聚焦于人们如何根据早期经验中对关系的看法，来决定他们在往后关系中的行为；前者往往对后者有不良影响。人际心理治疗是一种在一定时间内聚焦的疗法，有科学证据的支持，也呼应了早年漫谈心理治疗的主题。我喜欢这个疗法的实际和效率。

菲利普离开后，乔希和我进行回顾。"除了你年纪增长四天外，你认为今天的会谈比周一时进步这么多，原因是什么？"

"我觉得我从一开始就抓到他的点。不只因为我们都上过医学院，还有那种害怕犯错的感觉；我知道那是什么感觉。"

乔希比平常更卸下心防，因为他跟我说，菲利普在急诊时被告知他的痛苦是源于心理因素，那种菲利普被人看不起的感觉激怒了他。

"这让我想起某些内科老师听到我决定要走精神科时的反应。这让我很生气。这个人需要的帮助，跟任何有心脏病的病人一样。"

我决定利用他对菲利普的认同，来强调指导他的重点。

"乔希，我通常讨厌使用技术性行话，但在这个案例中，可以说你对病人的认同激发了同理心。当病人的世界和经验跟你自己的世界和经验大不相同的时候，就像星期一面对阿妮娅的个案，你的挑战是要找出如何与病人产生联结。你今天的会谈很棒，部分原因是你和菲利普的经验产生了联结。研究自己对不同病人的反应，能教会你很多东西，不只帮助你了解病人，也能帮助你了解自己身为精神科医生的优势和弱点。"

他点点头。"你说得没错。当我的心理治疗督导想跟我谈谈对病人的移情［transferences］，我会觉得那对我而言就像某个心理学术语。但是今天的经验告诉我，你说得很有道理。"

他停顿了一下。

"对我来说，要跟男性病人产生联结容易得多。"

我希望乔希对这次的自我揭露感到自在。我告诉他，觉得与自己同性别的对象进行会谈比较容易，并非少见的事。

"这就像你们都讲同一种语言。当然这有风险，有时会让人基于错误的假设而犯错。"

我跟他分享自己的经验。当我第一次面对有进食障碍的女病人，那对我来说简直是个全新的世界。我花了好几个月的时间，才真正了解病人的感觉。而我的女性同行似乎更容易理解病人对体重和身形的担忧，虽然这些担忧备受扭曲，甚至极端到危险的程度，但仍源自一种文化上的共同现实。

"继续跟你的心理治疗督导讨论这一点。探索你对不同病人的反应，将能够以一种可能带来惊喜的方式，帮助你调整自己的会谈风格。"

* * *

送乔希离开时，我顺便提醒他要来找我约时间打壁球。然后，我查看下一位病人是谁。我最近没有为柯尔丝滕·哈尔平看诊，但有长达八年的时间，她每两周会出现在我约诊的日程上。柯尔丝滕是在几个月前联络我的。在好一阵子的电子邮件往来后，我们约定见面了解近况，并讨论某些治疗选项，她想听听我的意见。时间点很巧，我刚对乔希提起我在职业生涯初期曾经挣扎于了解某些病人，而柯尔丝滕就正好是其中一个。

我第一次见到柯尔丝滕是在 1980 年代末，当时我是个年轻而急切的精神科医生，刚展开职业生涯，担任专攻进食障碍的研究员。她第一次来我诊室时，我惊讶于她那危险的消瘦身形，以及浑身散发出的亮眼的才情和魅力。她的青春年少及她那危及生命的疾病，唤起我心中即刻救援的热情。

当我开始接受精神科的训练时，并无意专攻进食障碍。1984年，我在麦吉尔大学接受最后一年的精神科住院医师训练，而我前一年的时间，大多花在临床精神药理学病房及精神分裂症追踪门诊。我发表了几篇小型论文，参与了几项药物治疗研究，并学会测量抗精神病药物的疗效与毒性。借着频繁接触精神分裂症患者及其家属的机会，我想在该领域接受进一步的学术训练。

接着在 11 月，我去犹太总医院参加一场全天的研讨会。讲者跟我素未谋面，我对他的讲题也一无所知：进食障碍。讲者保罗·加芬克尔（Paul Garfinkel）是一个身材高挑瘦削的男人，蓄着短络腮胡，行事缜密，他当时是多伦多总医院的精神科主任。我在这一小时中所听到的，是我整个住院医师生涯中最有影响力且最投入的一场演讲。进食障碍对我而言是个全然陌生的课题，而他对此病的观点整合了生物学、心理学、文化、家庭及正常发展——所有的主题都很吸引我，因为这些主题固有的复杂性，非常需要以多元观点来看待。

人们对厌食症的关注已经超过一百五十年的时间。厌食症主要（但不限于）发生在女性身上，典型的发作时间是在十四至十八岁之间，有少数的精神疾病所展现出的多种身体状态——包括惊人的消瘦——会造成健康问题及提早死亡，此病是其中之一。这种剧烈的体重减轻现象源于严格的饮食控制，有时过程中穿插着暴饮暴食，接着就是努力清除摄取的卡路里所展现的疯狂行为。对于厌食症患者而言，身体成为自我评价、自我定义与极端控制的象征，这种极端的控制，最终使人成为自己体重的奴隶。

节食的行为在西方社会很普遍，但厌食症却相对罕见。厌食症比节食极端得多，节食通常是一种暂时性的做法，以减轻适量的体重（而且随着时间进展，节食的成功率非常低）。虽然节食常常是患上厌食症的第一步，但厌食症的激烈程度可是把节食远远抛在后头，因为厌食症有严格的卡路里限制，还有对体重与身形的苛刻要求，这些是患者对个人身份认同的主要表现。

在保罗的演讲结束后，我上前跟他打招呼，顺便自我介绍了一下。我提出一些问题（我现在完全想不起来），而他真诚且饶有兴致地回答了我。除了回应我的问题，他还热诚地询问我的未来规划。我含糊其词地表示，希望能到美国某个精神分裂症的热门研究机构学习。他肯定已经感受到我对这种被称为"进食障碍"的未知领域充满兴趣，因此邀请我参加在多伦多的一场关于进食障碍的会议。我非常期待这场会议能够反映出该领域的研究成果，立刻就答应了。

几周后，我抵达多伦多，见到了加芬克尔的同事和学生。1980年代这段时期，进食障碍的学术成果和新的临床发展突飞猛进，而多伦多总医院正是核心之一。我看到一个高度合作的团队，包括了精神医学、心理学、社工、护理、作业治疗等不同领域的专家，他们对研究充满热情。相较于麦吉尔，那时的多伦多似乎充满了资源和机会。而在麦吉尔，预算很紧张，医院摇摇欲坠，政府对于招募新的精神科医生施加了严格的限制。

回过头看，在我那四年的住院医师时期，遇见保罗之前，我一定见过进食障碍的病人。但我没有想过要去理解，也不知道如何去理解。我的无知提醒了我，培养觉察能力和敏感度的训练是多么重要。

在多伦多的那场会议后，我改变了原有的规划。我申请到由加拿大医学研究委员会资助的研究员职位，在保罗的监督下工作。当我获得这个职位，南希和我计划带着我们刚出生的儿子搬到多伦多。我们同时完成我们的住院医师训练，南希在她训练的最后几周生产，不久，我就在多伦多总医院担任研究员及精神科主治医生。

我的新职位需要我和女性讨论她们的身体，以及如何看待自己的身体。在我的医学训练或精神科训练中，从未着力于这方面的准备。很快，我对一个由体重计、照镜子及关于食物的详细规则所支配的世界便不再感到惊讶。身为一个未受限制的杂食者，我很惊讶得知食物被分类为"好的"或"坏的"，从麸皮马芬到马铃薯片，无所不包。我仿佛进入一个充满量体重仪式的世界，而目标是保持在"两位数"以内（一百磅以下）。在这里，问别人"你觉得我哪里胖"显示出一种自我审查、评判及自我厌恶的心态。我一开始担心询问别人的身材观感，会被视为好色的表现，但实际上，普遍来说她们会有松了一口气的感觉。尽管身为男性，我还是有专业上的理解，明白这些使她们感到羞辱的扭曲感知和信念是如何渗透到生活之中的。

很令我惊讶的是——相较于某些1980年代的政治信条，认为只有女性可以帮助女性——对我的某些病人而言，我的性别反而是个优点。她们告诉我，她们比较能信任我对于她们的体重和极度消瘦的看法，相对于看待其他来自女性治疗师的评语，她们甚至在其中感受到某种同性之间的竞争关系。

1985年至1993年间，我在精神科会诊和治疗时看过五百名进食障碍的女性,她们影响了我对女性美貌和自己身体形象的看法。如果说,我曾经希望能变得瘦一点,那么这些深刻触及女性挣扎于苛刻卡路里限制的经验,无疑把我从这种渴望中给解放了出来。我近距离见证了体重过轻带来可怕的身心摧残、对身体形象的扭曲看法,以及失序的进食与节食的恶性循环。突然间,当我翻阅杂志,我会敏锐地察觉到时装模特儿那种纤细的身材简直是不可思议的,她们身上唯一突出之处便是巨大的乳房。当我知道更多这些女性经历了什么才能达成这种消瘦程度,例如采取半饥饿、催吐或灌肠,以及毫无乐趣的运动等方法,这些外表条件对我来说已经失去了诱惑力。

要治疗进食障碍的患者,首先必须建立起信任的关系,这些患者难以信任自己,更不用说信任别人了。若要与她们紧密合作,投入渐进式恢复体重这个具有高度威胁性的工作,信任感至关重要。这意味着定期量体重、讨论进食计划,同时也要把她们的认同感与体重计上的数字分开。这意味着必须挑战她们根深蒂固的信念(这种信念是一种全有或全无的思考方式,例如"我若不是瘦的就是胖的,我若不是最好的就是最糟的"),并帮助她们探索多数人都生活在其中的灰色地带,提醒她们要对此病带来的医学并发症甚至死亡威胁保持警觉。

对病人来说,接受治疗意味着把绝对的控制权让给医生,即便生命中许多层面失去控制的感觉往往才是问题的来源,而进食障碍其实是一种解药——尽管它是种不良的适应方式——结果证明这种"解药"时常比"疾病"还糟糕,这些疾病包括完美主义、失调的思考模式、压倒性的生活改变,以及病人常提及的创伤。

早年我在多伦多受训时,就深受进食障碍所牵涉的医学及文化观点的吸引,或许是我希望能从中找到答案来帮助我了解病人

（如柯尔丝滕），以及了解她们为何容易得了这种威胁生命的疾病。普遍的看法是，这种疾病是近期才出现的，而且跟执着于身材纤瘦的文化有关。然而研究这个主题的历史学家指出，表面上为了特定宗教目的而进行的极端禁食，除了古希腊及埃及文献中有广泛的记载，早期的东方宗教中也曾经出现过。[4]

在中世纪，为了追随瑟纳的圣加大利纳的典范（1380 年，圣加大利纳三十二岁，因加诸自身的营养不良而死），自称处女的女子让自己挨饿。这些被称为"奇迹处女"的女性不吃不喝，并且拒绝身体的排泄功能。这些无视人类生存本能的极端行为所展现的含义在于，某些超自然力量使得年轻女性进入一种超凡状态，或许是天使将天上的食物放进她们嘴里。人们普遍认为这些女性的动机是为了寻求名声，其中许多人确实得到了想要的结果，因为各种不同医疗、神职和政治机构的成员纷纷前往探访她们，去证实她们的说法。

直到 17 世纪末，人们才开始思考，自我饥饿可能具有心理学的基础。1694 年，理查德·莫顿爵士（Sir Richard Morton）描写了两位病人，在他看来是罹患由抑郁与焦虑所导致的"神经性消耗"。[5]

历史上还有一群知名的厌食女孩，这些少女在 1860 年代的英国和美国因为禁食而成名，英国女子莎拉·雅各布（Sarah Jacob）就是一个例子。莎拉在进入青春期之后便停止进食，声称不需要任何形式的营养，她成为吸引游客拜访的名人，也为她的家庭带来金钱和名声。一组医疗团队前往观察这个奇迹，并请护士全天候观察莎拉，确保没有人暗中给予她水或食物。六天的观察期结束后，莎拉显然越来越虚弱，护士请求医生和莎拉的父亲强迫这个女孩进食，结果雅各布先生拒绝了，或许是不愿意失去家里这棵摇钱树。而再过十天,莎拉过世了。[6]

威廉·威西·古尔爵士(Sir William Withey Gull)或许听过莎拉的案例,这位杰出的英国医生率先提出"厌食症"这个词。他原先认为这种主要影响年轻女性,使其瘦弱苍白、无精打采的疾病,有其生理上的原因。到了1873年,古尔的结论是"我相信缺乏食欲,是因为生病的精神状态"。[7]

与古尔同时代的查尔斯·拉塞格(Charles Lasègue)医生,一开始是为巴黎警方工作,他为检查过的罪犯撰写详细的鉴定报告,并逐渐受到精神医学的吸引。他在1873年发表了关于歇斯底里厌食的论文,而同年,古尔在伦敦的临床协会发表演讲。他也描述了厌食症病人的细节,让人惊讶地联想到当今临床教学查房时所描述的病人。

> 一个年轻女孩,年龄介于十五至二十岁之间,苦于某些她公开或隐瞒的情绪。一般而言,这与某些真实的或想象的结婚计划有关,与出于某些同情的暴力有关,或者与某些或多或少意识得到的欲望有关……起初,她在进食后会感到不舒服,出现模糊的饱胀感、痛苦,以及饭后的胃痛,更确切地说,是从开始用餐就出现了……病人心想,要解决这种不确定且痛苦的不舒服,最好的办法就是减少进食。

拉塞格描述了这种疾病从早期阶段开始的发展过程,直到后来渐渐拒绝各种形式的营养。他的描述也符合当今厌食症的身体征象和症状,包括便秘、月经没来、皮肤干燥、晕眩、苍白、贫血、心血管异常等。他指出这些病人所展现出来的过动行为,并将病人形容为追求一个"疲惫不堪的生活世界"。[8]

20 世纪，尤其后半叶，人们对于进食障碍在医学上的兴趣有了爆炸性的增长。临床医生受到安塞尔·基斯（Ancel Keys）说法的影响。基斯是生理学教授兼美国战争部顾问，阐明了这类病人与饥饿的受害者之间共同的医学并发症，包括诸如低基础代谢率等内分泌异常，生殖激素减少，蛋白质流失导致体液累积在病人的四肢（称为水肿），电解质不平衡（尤其因为呕吐）及其可能带来的心脏损伤，以及如果太快提供病人正常分量的营养，而非以少量的食物渐进式地增加，则有危及生命的并发症之风险。[9] 因此，以缓慢的过程改善营养和恢复体重，被公认为这些病人必须采取的医学及心理治疗。

此外，20 世纪晚期出现了一种"新的"进食障碍。杰出的英国精神科医生杰拉德·拉塞尔（Gerald Russell）也是一名进食障碍领域的专家，他在 1979 年描述了一种称为"暴食症"的疾病。这种疾病的特征是病人以不受控制、快速的方式一口气吃下数千卡路里的食物，而后通过呕吐、泻药、剧烈运动及其他猛烈清除食物的方式，刻意排空食物。此病会出现在厌食症患者的身上，但有时在体重正常的人身上也会见到。

对于研究进食障碍历史起源的学者而言，他们的问题在于：自发性的自我饥饿、不规则摆荡于吃太多或太少，以及自行引发的呕吐等。这些行为在旧时的记录中，是否为当代的进食障碍的原型？只是这些原型根据当时的文化而表现出不同的样貌。或者，他们其实描述了另一种截然不同的疾病，只有症状（不管是自发性的自我饥饿或自行引发的呕吐）是一致的，但作用机制（包括社会文化的压力）却截然不同？比如说，头痛便是后者的一个例子。头痛是历史上常见且遍布各地的症状，却有许多可能的原因。

我倾向医生们最常支持的解释：厌食症的核心症状（也就是

面对进食和体重增加时有自发性的自我饥饿和对身体的自我厌恶），在强迫、完美主义及心理易受伤害的病人身上出现，多半是受到文化因素的影响。举例而言，只有在 20 世纪，以及最近的特定文化群体中，这种把瘦到不自然的女性身体视为具有美感及吸引力的看法才广受认可。在过去，有进食障碍的女性与追求纤瘦的美感，两者之间并没有关联，当时反而把饥饿解释为与宗教虔诚或医学症状有关。但如今，大多数（并非全部）患者都把极度纤瘦的外表当成一种追求美丽的心愿。

在精神医学领域内，精神病本身（妄想、幻觉及失去现实感）也适用于类似的典范，其核心症状在不同的历史时代始终如一，但精神病脉络之下的内容却随时代而有所不同——无论是中世纪对于恶魔附身的恐惧、战后关于中央情报局监控的妄想、1960 年代外星人控制心灵的精神病体验，以及现在关于恐怖分子活动与网络阴谋的妄想。

* * *

西蒙娜打电话告诉我柯尔丝滕到了。当她进入诊室——在我们初次见面的二十三年后——我的第一反应是，她完全没变。因为每个人见到柯尔丝滕的最初反应，往往是震惊于她有多么瘦，而当我突破这种反应后，马上明白过来她当然已经上了年纪，就跟我一样。我不希望她看出我对她外表的反应，于是上前跟她握手。

"柯尔丝滕，很高兴看到你，好久不见了。我们最后一次见面的时候，我头发还是黑的。"

对于柯尔丝滕·哈尔平而言，自从她成年后，在她所认识的人——或者认识她的人——之中，她都是最瘦的那一个。她身高五英尺六英寸，过去二十五年来的体重介于六十五至一百磅之间。

她四十七岁,患厌食症的时间远超过没有厌食症的时间,此病对她的健康造成了毁灭性的影响。她有严重的牙齿问题,骨骼年龄像是八十岁的女性。她因瘦弱而无法生育,最近发现有肾衰竭的早期征兆。她是个聪明能干的女子,但自从二十五岁开始就没有带薪的工作。

就算我认识许多厌食症女性,瘦弱程度不一,但是柯尔丝滕瘦骨嶙峋的样貌还是突破了我的防线。我面临着无法帮助她的挫折,而在此刻,我感到自己一无是处。

“从我上次见你之后,你过得怎么样?”她坐下时我问道。

柯尔丝滕跟我提到她参与的活动、她的先生,还有他们一起去旅行。她得意地说,在挣扎于酗酒问题十年后,她已经维持清醒十五年了。如今她正为其他寻求复原的酗酒者担任导师和支持者。

“我可以不喝酒,却无法克服我的进食障碍,这仍然让我吃惊。到底为什么会这样,过去几年来我想了很多。或许我属于那种做事比较极端的人吧,不是全有就是全无。禁欲模式对酗酒者而言是理所当然的办法,但对厌食症却并非有效,因为我无法完全戒绝食物。另外,我也认为,让自己投身于支持其他在复原之路上挣扎的人,以及我的志愿者工作,能使我无视长期生病的风险,说服自己我还行。有时,我认为进食障碍是我唯一能享受乐趣的方式了。我不再喝酒了,我不再偷食物狂吃了——我答应过自己。我承诺为那些正在康复的酗酒者提供帮助,还有,我要当个好老婆。但是,狂吃和排空是我少数还能享受乐趣的事。”

我对柯尔丝滕说:“几年前,我记得我们讨论过,有关于这个疾病如何持续地发展,人们如何卡在限制食物、狂吃和排空的无限循环之中。我能看得出你明白这个循环,却逃不出去。我希望我当时能给你更多帮助。”

柯尔丝滕原本直挺挺地坐着，直到此刻才放松地靠回椅背。

"你知道，我还清楚记得那些找你看诊的时刻。我喜欢你。我喜欢我们的会面。我只有喝太多才会错过跟你约诊。我记得我喜欢讨论你办公室的藏书，还有你在桌上放一张你儿子们的相片。"

柯尔丝滕停顿了一下，拨弄着婚戒，婚戒在她骨瘦如柴的手指上显得沉重。"我希望你不要觉得被冒犯，但我希望以前你可以做得更积极，催促我去接受治疗。我现在明白这病是怎么回事了，而且我如果能早点明白，就有机会能逃离魔爪。为什么你或我父母——任何人——没有更强力介入？"

这是个好问题。为何我不介入？我意识到我无法给她答案。对我来说，这种无言以对实在很不寻常。为何在二十五年前，当她的疾病还没有这么顽固时，我没有更积极介入或给予指示？是什么阻止了我？我曾在好几个时间点试着说服她参加密集治疗，而有时当她的体重减轻就像流汗一样轻而易举，我挣扎着是否应该在未获她允许的情况下强迫她住院，以避免即将来临的死亡。

"柯尔丝滕，老实说，我无法完全确定我为什么从未强迫你接受治疗。我确实考虑过几次。我想我是担心失去你这个病人。我第一次见到你时，你刚离家，独立自主对你来说至关重要。我猜我是害怕，如果我做了某些事，让你觉得我背叛了你的信任，你可能永远都不会再看医生了。"

要赢得某人的信任（当对象是厌食症患者时，尤其是个挑战），并以破坏病人自主感的方式掌管他们，权衡这两者是精神医学领域中走高空钢索般的冒险举动。约莫在我治疗柯尔丝滕的同一时期，我使用《精神卫生法》赋予的权力扣留了另一位厌食症患者伊莉丝。那时，她的体重只剩七十磅（可怕的体重），我怕她会死，尽管她并不想死。虽然伊莉丝至今还活着，但她有慢性而严重的体重过轻——而我夺走她选择权的行动,确实终止了这段治疗关系。或许,我不想以同样的方式失败两次。我永远不会知道,如果没有强制住院,伊莉丝是否会死亡,但我的确知道,此后她就拒绝让我看诊了。

柯尔丝滕会随着时间过去而了解精神科医生暂时掌管控制的价值吗?我知道柯尔丝滕喜欢我,当时我是否不想破坏这个关系呢?许多其他病人,尤其是双相情感障碍或精神病患者,都曾历经强制住院到自愿住院与门诊照护的过程。他们跟我谈过,当他们的人身自由和选择权被夺走时,他们几乎要抓狂,但后来他们感谢我的介入。

我对柯尔丝滕的治疗,和我对显然有精神病的患者的治疗,两者间之所以有差异,或许是因为进食障碍带来了关于自由意志和强制治疗是否恰当的问题,此病比其他精神疾病带来的疑问更多(可能除了物质滥用之外)。一位纤弱的年轻女性被精神科工作人员强行按住,在鼻子里插入鼻胃管,这种形象并不符合我们具有同理心的精神健康治疗的理念。

更重要的是,不像某些病人对现实的认知与行为标准会受到精神疾病的影响,许多厌食症病人除了身形非常瘦弱之外,其他方面似乎就像正常人。尽管柯尔丝滕病情严重,当我遇到她的时候,她的工作是律师,一心一意保持专业上的生产力,正如她要保持危险的低体重那样。

然而,难道一个人相信体重只有健康体重的百分之五十就是肥胖的,就如同精神分裂症患者相信他们被中央情报局植入监视器那样,也算一种妄想吗?妄想被定义为固定的错误信念(尽管证据是相反的),但我们并不认为有进食障碍的人有精神病(虽然某些临床医生和研究者主张这一点[10]),而且没有证据显示,能缓解精神分裂症患者之妄想的抗精神病药物也能对进食障碍患者特有的思维障碍产生影响。

如果一名精神分裂症患者深信她必须切开头颅才能移除植入物，那么大多数人会相信，以健康照护体系限制她，使她无法对自己做出无法挽回的伤害，都是合理的作为，即使必须采取暂时性的强制治疗，以及作为最后手段的物理性与化学性约束。但因为许多复杂的原因，对于那些因疾病而造成无法挽回之身体损害的厌食症患者，要强制他们接受治疗的观念，比起强制精神分裂症患者接受治疗的观念，争议性大出许多。

强制治疗的想法之所以令人不舒服，部分是因为社会往往否认或未能理解这些疾病有多么致命。厌食症是精神医学中死亡率最高的疾病之一，但那些把厌食症视为只是女性成长过程中某个不正常阶段的人，似乎对此浑然未觉。就算厌食症没有让患者丧命，也会使患者的寿命缩短将近二十年。[11]每五位厌食症患者之中，就有一位死于自杀，而多数患者则死于致命的身体并发症。[12]

我在这个领域进行临床与研究工作的八年中，有许多参与进食障碍计划的女性死于此病造成的医学并发症，包括电解质不平衡和心律不齐。某些临床医生会因为厌食症对病人造成的高风险，而选择离开这个领域；至于留下来的医生，则在反复面对病人死亡之后，培养出了一定程度的复原力和毅力。一位主持过进食障碍计划的同事，在面对那些正考虑接受密集治疗的病人及家属，并鼓励他们使用所有能利用的资源来治疗之前，对他们说："我参加过太多次病人的丧礼了。"

"你觉得会有什么不同吗，柯尔丝滕?"我问她，"我记得你跟我说过，如果有人告诉你必须吃东西，就会有帮助。我记得你说过，在你最糟的时期，只有请你先生到餐厅为你点菜，你才允许自己吃东西。"

她点点头。"那段时间真是疯狂！这些食物规则全都跟我的强迫症有关。你还记得吗？那时我如果没有用吸尘器把大厅到门口的地毯都清理一遍，就没办法踏出家门。我有一大堆的原则，许多都跟吃东西有关。我记得那时只有在餐厅吃东西会感到安全，我先生会为我点菜单上没有的菜。因为某些原因，我只能对那样的食物放心。那是少数我能够享受食物、感到放松并细细品尝滋味的几餐。这么做一阵子有效，接着突然就没效了。"

"或许这么做对我有帮助。让我住院并对我强迫喂食，让我知道，如果不这么做，我就无法离开医院，也让我知道，如果我一直拒绝吃东西，会被插鼻胃管。当然我明白，我讨厌这种做法，可能会和你对抗。我不知道答案是什么。"

柯尔丝滕可能不需要鼻胃管喂食。进食障碍患者的强制治疗很少需要用到鼻胃管。熟练的精神健康工作人员会对病人施予坚决且具同理心的压力，加上适当的病友支持，多数病人都会有所回应，自愿从嘴巴进食。当然在某些时候，病人认为自己无法从嘴巴进食，也可能被迫接受鼻胃管。多年来，病人向我解释，她们能抵抗进食障碍无情指令的少数方法之一，就是有其他人让她们不得不这么做。或像柯尔丝滕所说的，使用十二步骤计划①的语言，把自己交给更高的力量。

此刻，柯尔丝滕愿意跟我分享生命中正面的事物，仿佛是要让我知道，我的付出没有那么失败。我猜她已经感觉到我的不安，我知道她有一种深具同理心的天赋，一种如两面刃般的能力，把他人的需求放在自己之前。"这些日子以来，我的人生没有那么糟。我

①　十二步骤最早是由戒酒匿名会（Alcoholics Anonymous，AA）提出来的一套行为准则，用以治疗成瘾。——译者注

已经逐渐接受发生在我身上的事。我有先生、房子、朋友、在团契的工作，还有爱我的侄女和侄子；他们这几年来带给我许多欢乐。"

当我们两人都直接面对明显的问题时，中间有好一会儿的停顿。柯尔丝滕打破沉默。"我想我会喜欢自己的小孩，但对我来说，那已经是不可能的事了。如果我是个好妈妈，或许可以帮助我摆脱进食障碍。我永远都不会知道答案。"

为什么是柯尔丝滕？为什么不是任何一个 20 世纪七八十年代住在多伦多的人？她们受到同样的文化影响，认为女性理想中的身材必须是极度消瘦的，而对于百分之九十五的女性而言，这在生理上除了是不可能达成的目标外，还是有害的。此疾病在不同的家族之间是随机发生的，这点在我看来很残酷。当柯尔丝滕成为我的病人后，她时常巨细无遗地跟我解释她在其他女性身上感受到的竞争压力，包括那些与她非常亲近的女性。她不停地比较她们的衣服尺寸和体重。

"柯尔丝滕，你记得这一切是怎么开始的吗？"

她叹了口气。"我记得。过了这些年，记忆还是这么鲜明，实在令人难过。这好悲惨，真的。我总是很瘦，但从来没有人跟我解释过青春期的身体就是会有变化。我当时十四岁，身高五英尺六英寸，体重一百二十五磅。我没有意识到，体重增加和身形变得丰满是那个年纪自然而然的事；我吓坏了，以为我要变胖了。接着，某天我认为自己实在太胖了，决定节食，此后我从未停止节食。我也参加长跑。我记得我妈也总在节食。在那种年代，多数女人都是如此。"

我点点头。"从我的儿科同行告诉我的观点，还有我自己见识到的，女孩子在青春期早期经历的身型变化有多么令人困惑。如果一个女孩在心理层面容易受伤——就像你当时那样受到焦虑、强迫倾向、完美主义，以及你父母离异的影响——她出现这些身体变化时，没有获得身边人的支持或肯定，那么，她的身体形象就很可能会遭受到破坏，有时是不可挽回的。就像你一样……"

我们沉默了一小段时间。或许我们都在想象，如果她的环境没有对着十四岁柯尔丝滕的进食障碍扣下扳机（美国研究者辛西娅·布利克［Cynthia Bulik］所提出的比喻），那么她的生命历程会是什么样子？

"戴维，我想听听你对安·克尔［Ann Kerr］的看法。"柯尔丝滕突然直呼我的名字。这是她第一次直接叫我的名字，透露出她已经认识我很久，但不再把我单纯视为她的医生的心意。她提到一位我相当熟悉且敬佩的治疗师。"显然安已经发展出一套方法，聚焦于长期患有厌食症的女性身上。我想去看她。你觉得如何？"

我对柯尔丝滕说，我认为，她如果能去看安的话应该会很棒。另外，她现在已经深刻地理解了进食障碍的代价，我建议她和安一起朝向某些实际目标努力，这对于改变现状能带来真正的希望。

我真的很高兴柯尔丝滕没有放弃要好起来的念头，但我也担忧，在多年的疾病之后，她有多少能力可以促成有意义的改变。基于柯尔丝滕的洞察力，我知道她也这么担心着。我欣赏她的韧性。或许即使经历了这么长时间，她的生存本能仍然可以打败进食障碍，这并非没有可能。而她所获得的成功，也不必然要以体重的数字来衡量。

但是，再次见到柯尔丝滕，面对她长期挣扎于疾病之中，我感到非常痛苦；达里尔的死，也让我在专业上一反常态地变得脆弱。这动摇了我划分过去的错误与后悔的能力，而那正是我每天治疗病人并给予他们希望的日常工作中，所必须具备的切割能力。尽管如此，我痛苦地认识到，要保持真诚，必然得回头去看待过往发生的一切,才能从经验中学习。我知道柯尔丝滕今天对我说的——我希望你以前做得更多——这个意见会在我心中徘徊不去。

当然,当我不再着力于进食障碍这个领域之后,针对这种疾病的研究还在继续进展着,不过任何显而易见的治疗方法,目前仍然未露曙光。在 20 世纪八九十年代,我们希望百忧解可以保护那些达成恢复体重之惊人成就的病人,但我们对这种药物的希望,却因为一项 2006 年的研究而破灭了:该研究显示,用药病人与未用药者的复发率,并无明显差异。[13]

一开始,人们对于所谓"新一代"抗精神病药物所带来的可能性感到兴奋,认为它可以帮助体重低至危险程度的女性,但后来才了解,这些药物的疗效顶多只能说不好也不坏。至今,要逆转厌食症的危险饥饿,食物本身仍是首选的治疗方式。唯一相对来说有希望的,是研究显示厌食症儿童与青少年在治疗过后往往表现得更好,尤其在进行家庭治疗之后,这支持了一个理论(及柯尔丝滕的懊悔),那就是,如果早期就被诊断出疾病并且积极治疗,介入可能会带来更好的结果。[14]

"我和厌食症共处的时间,超过没有生病的时间,"柯尔丝滕说,"多数时候,我无法想象没有厌食症的生活。厌食症让我付出很大的代价,但它也总是在我身边。厌食症以一种奇怪的方式为我定义了我自己。没有厌食症,我甚至不确定我是谁。这并不是说,我不渴盼如果没生病的话我的人生会有什么样的不同。但是厌食症的确在我的生命中占据了这么多时间、这么多能量,以及这么多心理空间。"

"柯尔丝滕,或许你见到安的时候,可以跟她谈谈这点。你给自己机会去想象,如果没有进食障碍,你的人生、你剩下的日子会是什么样子,我觉得这点非常重要。"我说。

我从工作中学到,永远保持希望的能力是必要的——对我和我的病人而言都是。一份具有争议性的文献指出,对于那些挣扎于进食障碍数十年、恢复机会似乎早已不存在的病人,应该使用安宁照护的方式。[15]支持这种说法的人认为,唯一合理的途径是让病人及家属做好准备,接受病人即将早逝的残酷事实。

然而,有一小群研究者也提及持续治疗慢性疾病患者的重要性,而我更受这种论点吸引。可以预测的是,这些临床医生往往借鉴大量治疗进食障碍病人的经验,而且在治疗态度上抱持着足够的谦虚,他们不再认为迫使病人尝试另一种治疗是他们的职责。他们反而愿意与病人站在一起,了解他们的治疗经验,并与病人共同思考如何打造值得活着的人生。[16]而谁知道呢?如果病了几十年的病人愿意积极重建人生,或许她能够容忍某些最少量的体重增加,以便使她更能享受人生。这确实是"恢复"的更广泛定义,如今这已成为精神健康的时代精神,也就是说,恢复并非意味着狭隘的"痊愈",而是更广泛的概念,指的是一趟迈向有意义之人生的旅程、一种适应、一种接纳,以及聚焦于优势,而非局限。

如今,柯尔丝滕跟我说:"我想,找不到方法让体重计的指针移动,一定让你很挫折。但重要的是,无论何时我想见你,你都愿意为我看诊。还有,你清楚地告诉我,我对你很重要。"

我希望柯尔丝滕会在安那里追踪病情,也询问她是否考虑再试一次更积极的治疗,例如在医院进行的恢复进食计划。她花了很长一段时间才回答。我看到她锐利的眼神变得朦胧。她眨了眨眼,忍住即将落下的泪水。"我还是抱着希望,上帝一定对我有所安排,让我可以从这个病中恢复。我还没有把门关上。"

* * *

送柯尔丝滕到门口,跟她道别之后,我有一股查看电子邮件的冲动。尽管再过几分钟,我就要替弗雷德里克和他的妻子科琳看诊,为他本周稍早接受 ECT 的经验进行总结。我辨认出这股冲动是什么——一种回避悲伤和无助感的方法,这种悲伤和无助感是我在达里尔、柯尔丝滕及其他无数病人身上体验到的,我无法帮助他们维持一段显著而持久的缓解期,更别说是痊愈了。

回复电子邮件是戈德布卢姆式的做法。继续做事、保持积极、不沉溺、不为覆水难收的事感到悲伤——全都是有价值的原则,也为我的家人带来许多好处。

但这一次,我让自己停下来。我从投身精神科数十年的经验里学到教训:安静的重要性,等待的重要性,无所事事的重要性,保留时间和空间,把适当的注意力投注于自己与他人感受的重要性。如果没有这么做,我承担的风险便是错过隐藏在日常行为下的重要线索,以及错过隐藏在那些需要注意、需要完成的意识之下的重要线索。这些教训带给我的学习仍然不轻松,那违反了我的性情与天性,但我已经学会更专注于过程、更少聚焦于目标——若我从事的是另一种职业,便无法如此。

我花了一点时间厘清我对柯尔丝滕的困境与达里尔之死的悲伤。潜伏在此状况之下更广泛深沉的情绪,正威胁着要压垮我。尽管我用上了所有的防卫机制,我的内心仍无法克制一个新的念头的浮现,我无法不去想,如果我母亲过世了的可能性——我那风趣、充满能量、无拘无束且慈爱的母亲。片刻之间,我坦承,如果这件事真的发生了,那么对我和我家人而言,这个世界将会变成一个不那么有趣、不那么热闹、不那么有活力的地方。

弗雷德里克和科琳随时会抵达。我把这种感觉标注起来，心思转向这对夫妻会需要从我这里得到什么，并且专注于理解弗雷德里克接受 ECT 的经验，以便支持他们的希望。他们希望多次失败后，这次治疗终于可以减轻症状。我在脑中构思了一个简短而合理的叙述，说明 ECT 应用于像他这样的病人身上的研究基础，以及解释他可能会经历的副作用，通过这些做法，我整顿了我现有的资源。

当他们抵达时，我已经准备好了。他们一起进门，坐在我诊室的圆形会议桌边。

"嗯，目前为止，你这周已经进行过两次 ECT 了，感觉如何？"

"比预期的还要好。"弗雷德里克回道。

"尤其是你原本还以为自己最后会变成笨蛋呢。"科琳微笑地补充。

"ECT 对你有什么副作用吗？"

"进行第一次之后，我的下颚实在很痛，但第二次就不会了。很多时候我都感觉昏昏沉沉的。而且，我忘记我们上周才跟岳父母一起吃过饭，直到科琳提醒我——但接着，这些又全都迅速回到我的脑海中。比我实际上想记得的还多。"

他笑了笑。由于他曾经淹没于深沉的抑郁之中，这个笑容简直是个小小的奇迹。我朝科琳瞥了一眼，确认她有看到他的笑容。此时她倚靠着她先生，并把他的手放在自己的手中，显然她看到了。

我解释，因为某些我们不知道的原因，他描述的下颚疼痛——可能因为癫痫发作时肌肉收缩期牙关紧闭所导致——在第一次治疗时，会比往后几次来得更常见。

"你有注意到什么好的改变吗？"

"其实并没有。我没办法说我比较不抑郁或什么的。"

"我觉得有,"科琳插话,"他第一次治疗之后的隔天,他的行动似乎只是稍微快了一点,对我比较有反应。但是昨天非常明显,我能从他脸上看到变化。今早当我们准备开车来这里,他变得更活泼了,也更主动帮忙。我看到他有几分以前弗雷德里克的样子了。"她说着忍不住哭了起来。弗雷德里克把椅子拉近她,用手臂环绕着她。

"这真是个好消息。在我的经验中,用 ECT 会好转的人,通常很早就会产生反应。但这个反应模式是锯齿状的,几个小时感觉比较好,接着几个小时又再次感到低潮,不过总是会朝向持续缓解抑郁前进着。你身边的人往往会比你先注意到你有进步,因为你沉浸在不愉快的情绪里。所以科琳先发现这些变化很正常,而且听起来,你似乎对 ECT 的耐受度不错。我建议你继续,再做四次治疗后,我们来看看进行的状况。"

他们对于治疗本身的恐惧消散了,速度不快但显著的改变正在浮现,而他们现在能带着一点希望往前迈进了——不是基于我的鼓励,而是基于他们自己的体验,这是最有说服力的证据。

* * *

当我下楼去吃午餐,思绪飘回今早见过的三位病人身上。他们的人生全都因为精神疾病而偏离了常轨——菲利普因为焦虑而功能受损,如果他的焦虑没有获得治疗,可能变成一阵毁灭性的成瘾飓风,吹散他的职业生涯和他残存的人际关系;柯尔丝滕的智慧与工作能力因为进食障碍的蹂躏而受到限制,进食障碍夺走了她的健康,以及她所渴望拥有的下一代;而弗雷德里克的抑郁症,则威胁到他努力打造的快乐成功的生活。

我希望通过与我和乔希的会面，以及我们提供的治疗建议，让菲利普和弗雷德里克都能把生活导回正轨，但是一切还有待观察。柯尔丝滕长期对抗厌食症，也进行了治疗，但她原本可以拥有的人生并没有获得拯救，尽管她有创造并维持关系的能力，也通过志愿者工作和家庭生活对他人做出贡献。

　　在我今天的心理状态下，我无可避免地回想起在我职业生涯中所犯下的错误，以及我希望能帮助乔希避免的错误：错失行动的机会；仓促的判断；为其他医生会诊时不够努力追踪病人，没有多打几通有帮助的电话或提供病人未来复诊的机会；只要更有策略地使用言语进行降级或药物，就能避免的白色代码；没有追踪达里尔对我说的最后几个字："这很难……"我犯过太多错误了。

　　我不停反省自己察觉到的错误，或许我的错误是认为自己在治疗上的无所不能，以为我对病人的决定和结果能造成更多的影响，实际上却不然。另一个错误是傲慢，我以为我能在三十年的执业中不犯错，也没有自责的理由。

　　无论对病人或医生，精神医学都很少有简单的答案。就算病人对药物、ECT 或心理治疗介入立即产生反应，也唯有通过努力持续地进行治疗，才可能维持效果。精神医学所拥有的，是建立于信任之上，将两个人联结在一起的可能，无论这层信任奠基于每回不超过五十分钟的互动，或是经年累月的接触。在最好的情况下，这些人际联结让病人对治疗能够产生良好的反应，减轻精神疾病造成的伤害，例如让他们得以保住工作、住房或人际关系，以及或许最重要的——减轻了他们的孤立与痛苦。

11 公众与私人

星期五下午及晚上

我从停车场跑进一个没有名字的宴会厅，比预定的演讲时间早了十分钟抵达，手里紧握着可能不会派上用场的讲稿。我今天的最后一件工作，是一场对电信工会成员的演讲，他们在市中心的饭店举行年度大会。一众参加者才刚从位于大厅、延迟开始的自助午餐返回，而我在讲台附近一张标有"演讲嘉宾席"的圆桌上找到我的位置。一个顶着刺短发型的迷人女子向我自我介绍，我认为她的年龄跟我差不多（换言之，她可能比我年轻），她是工会代表之一，也是本次活动的组织者。

我们讨论到这次活动的地点，以及她吃到一半的沙拉，接着——正当我认为快找不到话题时——她问："你觉得我的新发型怎么样？"

我吓了一跳，对于初次见面的人来说，这似乎是个奇怪的问题，但或许她只是试着让对话继续下去。尽管如此，我仍然犹豫不决。在我的经验中，很少有比评论女性外表风险更高的雷区。过了一会儿，我说："嗯……感觉有点朋克。"话一出口，我就后悔没有讲出更称赞而非描述性的形容词。

"谢了！"她说，"我之前留着及肩长发，一年前，我被诊断出有乳腺癌。我接受手术，接着是化疗跟放疗。我的头发掉光了——他们跟我说会这样——但现在头发长到这个长度，我还蛮喜欢的。我一走出淋浴间，发型就整理好了！"

"你说得没错，它看起来很棒！"我给出微弱的回应。但现在我比较放得开了，决定来做点什么。"你和我才见面不到两分钟，而你显然能自在地告诉我你的癌症、治疗和副作用。我来这里的演讲，主题是关于精神疾病。你认为你也会这么迅速跟我透露这方面的困扰吗？"

她微微一笑。"不会。过一百万年都不会。而且我了解精神疾病。我先生两年前因抑郁症而住院治疗。当我被诊断出癌症时，我最大的恐惧是他没办法接受。在那些黑暗时刻，我担心如果我死了，他的心理会出问题，没办法照顾我们的孩子。比起我自己会怎样，我更担心我的诊断对他造成的影响。我知道这很疯狂。他一直都很好，比很好还要好。没有他，我不知道怎么应付这一切。"

我请她让我把这个故事的前半段用在演讲上，她答应了——这成了我的又一次脱稿演出。

在会议主持人介绍我之后，我走向讲台。

我用跟刚才那位朋友的对话开场。接着，我要听众跟我一起做一个"大声喊出来"的活动。我唯一要求的道具是一个翻页图版。我要听众把他们的政治正确放一边，大声喊出用来形容精神病患的词语。

刚开始进度很缓慢，只有一个人说"疯子"。我把它写在图版上，接着怂恿听众继续说出一些我没听过的东西。形容词的波浪汹涌起来："怪胎……心理变态……疯癫……危险……怪异……神智不清……神经病！"

不到一分钟的时间，我用尽全力记录，二十个形容词马上填满了版面。我把图版翻过来，要听众想想某个他们认识的癌症患者，并大声喊出能用来描述这个人的形容词。这次就没有迟疑了："勇敢……害怕……生病……有勇气……鼓舞人心……孤独。"

我请听众做的最后一件事是，如果他们曾经认识某个自杀身亡的人，请他们举起手来。房间里有超过两百个人，除了少数几位，几乎全都举起了手。

我对听众说，这就是这场演讲的目的，因为精神疾病影响了加拿大的每个家庭和职场。而我指出一件他们已经察觉到的事——每个他们用来形容癌症患者的形容词，都跟精神病患有关，但人们总不乏诋毁、讽刺，最终用来疏远精神病患的词。

我跟他们说，过多的贬义词，反映出精神病患所面临的最大障碍：污名。我进一步解释，污名是社会学的概念，语源出自古希腊文，用以描述烙印在奴隶或罪犯皮肤上的记号。许多聚焦于精神疾病污名的研究回顾了历史、文化、宗教和种族等因素，发现这些原因导致人们将精神病患视为一种主流社会之外的产物，因而认为精神病患者不像其他公民那样值得尊重与获得权利。一篇2001年刊载于《英国精神医学期刊》的文章收集了大量文献，总结出精神疾病污名所造成的影响有三个面向，那就是社会排挤、经济困难，以及歧视。[1]

现在房间内的情绪严肃了起来，我在想，听众是否想到那些罹患精神疾病的亲人或朋友。但要我在讲台上维持一小时不说笑话是不可能的，所以我的演讲反复交错着准备万全的笑点和我要传达的重点。

"每五个人中就有一人。这是加拿大每年会历经某种形式精神疾病的人数。不只是在你的人生过程中，每五人就有一人，而是每年。而且，这每年五分之一的患病者，还不是相同的那一批人。这些数字可能让人疑惑，就像曼哈顿交通事故的统计数字——每三十二秒就有一个人会被车撞到。有些人会认为，哇，这家伙应该赶快出城去！"

"不像那些人们愿意积极用慢跑或爬高楼来募款的中老年疾病，精神疾病往往在青春期晚期或成年早期就出现，是一个人正要建立自己的个人及专业身份认同的年纪。每年有三千六百名加拿大人不幸死于自杀，年复一年，他们大多患有精神疾病，他们代表了一小部分与精神疾病共存的加拿大人。安大略占了整个加拿大三分之一的人口，在这里，最全面的疾病负担研究——疾病负担的定义及测量方式，是把提早死亡的寿命与失能的寿命加起来——显示，精神疾病与成瘾的疾病负担，是所有癌症的疾病负担总和的一倍半之多。"

我停下来听取听众的提问。

一名看来年约五十的南亚裔女性说："你是说全部癌症的一倍半？这在我听起来很多。"

"对，没错。研究人员检视了安大略省所有成年人的资料，并且只调查了六种精神疾病的疾病负担，包括抑郁症、双相情感障碍、精神分裂症、社交恐惧症、惊恐障碍、广场恐惧症[agoraphobia]，以及三种物质使用疾患，也就是酒精、可卡因，以及处方止痛药的滥用。而当研究人员比较成年人的这些疾病负担与所有癌症汇总的疾病负担之后，得出了一点五倍之多的数据。但如果你看看可用的资源，也就是那些公私部门所提供的支持，精神疾病的资源远远不及癌症。"

"如果这些统计数据很吓人，我认为原因之一，是精神疾病往往受到隐藏。人们并不会以谈论癌症或心脏病的方式去谈论精神疾病,这让我们产生一种错觉,以为精神疾病比实际上发生的更少见。此外,这种情况又回过头来导致病人自觉孤立又怪异,而不像罹患其他疾病的病人——知道他们的许多朋友、邻居及同事都有某些相同的经验。"

我看到听众中有人点头。提问的听众对我的回答表示感谢之后坐了下来,跟邻座交头接耳几句。

"还有,就加拿大的职场而言,据估计,每天都有五十万人因为精神疾病而停止工作,我们知道不管在公部门或私部门,精神疾病是因为失能而要求请假的主因。姑且不论疾病对个人及家庭带来无法计算的人力成本,对于组织和国家而言,其成本是可以估计的:据称,精神疾病一年对加拿大经济造成的损失,是五百一十亿加元的生产力,加上健康照护的成本。"

精神疾病对经济所造成的毁灭性后果,吸引了听众的注意力。我把话锋转向精神疾病对职场带来的影响,进一步讨论具体的研究结果。虽然我主要参考的是加拿大的研究(这是我了解最透彻的资料),但在美国、澳大利亚及欧洲都有同样的情况。除了旷工的明显后果,还有更隐蔽的"假性出勤"(presenteeism)的问题,意思是,生病的员工会尽责地出勤,却往往工作效率低下,而且容易犯错。假性出勤的原因很多——员工可能浑然不觉自己生病了,或者无法寻求治疗,或者有机会治疗却不愿接受,或者因为污名或羞耻感而不愿承认生病。

我跟听众形容某个在职场中患有精神疾病的人,看起来可能是什么样子。他的行为会改变:他可能会在语言和情感上比较没有反应,不那么投入工作,或者犯下平常少见的错误;他可能反常地暴躁,甚至突然情绪失控;他可能显得孤立,找借口逃避过去习惯参加的办公室社交活动;他可能一反常态地对电子邮件和语音信箱置之不理；他可能有不甚明确的健康问题，或者请病假的次数增加了。

我的一位病人告诉我，她老板把她叫进办公室，让她知道同事们注意到她的仪容和卫生越来越差，因此有所抱怨。我的病人承认这点，却无法解释真正的原因：她的抑郁太严重了，以至于每天只能勉强撑着去上班，更不用说设法去洗澡、洗衣服或打理头发。

我继续讨论职场气氛。我问听众，假设你们有一位同事被公交车撞到，住进医院的骨科病房，公司会有什么反应？他们回答说，会有成团的访客带着鲜花、卡片及礼物去探视。如果这位同事可以回家休养，他们会派给他一些在家就能胜任的工作。当他准备好回公司上班，虽然坐着轮椅、腿上打着石膏，同事们也会好心地为他把桌子抬高，或者为他打造一道斜坡，方便他行动。

"那么，如果这个同事出事，是因为跑去让公交车撞，身体逃过一劫，却住进了精神科病房呢？"

沉默。

在一小时演讲剩下的时间里，我回顾了加拿大精神健康委员会对于职场精神健康提出的新方案，这个方案的目的，是要促进职场精神健康与安全。"我们的职业卫生与安全标准似乎有点执着于保护脚趾头和戴上护目镜，但在后现代经济中，我们最大的工作资产，是我们两耳之间的东西。这就是为什么精神健康委员会率先创造了世界上第一套职场精神健康与安全标准。这套标准可以应对许多的面向，从组织文化及领导，到已知与员工良好精神健康有关的因素，以及精神疾病患者所需的资源。"

一位听众请我说详细一点。

"关于健康职场，让我从一些我们已经知道的事开始：健康职场的环境会在解决问题、公平和尊重全体员工等方面支持程序正义,让员工对工作拥有掌控感,并给予员工适当的奖励。至于患有精神疾病的员工所需要的资源,委员会指出他们对员工及家庭帮助计划的需求,这些计划能为员工提供咨询,应对失能所需的适当假期,并且量身打造重返职场的策略。"

我被一阵掌声所打断。当掌声散去,我认为这些掌声并非只是因为我的演讲技术不错,而是包含了听众的情绪反应,这些听众想起了他们自己、家人及同事。

一位女性举手说,有时候她想表达对某位同事的担忧,又担心保密的问题。为了回应这个问题,我跟听众分享某次我在一家大型银行演讲的故事。当我演讲结束时,一位女性站了起来,宣称她过去十年来都患有双相情感障碍。过去十年中,她曾三次因病需要请假。每次她回来上班,从来没有人对她的请假说过什么。"如果有人能简单问一句:'你好吗?发生什么事了?'对我来说会意义重大。这不是保密的问题。我会告诉你的;不管怎样,我想你早就知道了,你已经看到那些迹象了。"她坐了下来,眼泪从脸颊滑落。接着,静悄悄的,其他人一个接一个站起来,透露他们的家庭故事——患有精神分裂症的兄弟、酗酒至死的母亲、厌食症的侄女、抑郁症的儿子。身为同一个群体,他们意识到彼此之间都有未曾说出口的共同经验。

离开这群人时,我希望因为这扇门如今已经打开,不会再次阖上;但我也向今天的听众补充道,如他们所知的,揭露故事的作为虽然充满勇气,却并非总能引发正面的回应。我的病人所历经的困难使我明白,员工要能够在职场上揭露自己的精神疾病,而不用担心隐而不显的后续效应,还有很长一段路要走。

现在已经有工具(诸如决策辅助工具)能帮助人们处理是否要在职场揭露的问题,包括协助评估揭露自身疾患的利弊得失,要跟谁揭露,以及何时揭露;而且有许多证据指出,这类辅助工具能减少做这些困难决定时的不确定性与不满。[2]

我看见排在我之后的演讲者,列在议程上的头衔是集体协商的首席谈判代表,他已经在一旁待命,等着大步走向讲台。我不知道我已经讲了多久,这种情况下,我往往借用我从父母那里偷来的精简笑话——他们都是能言善道的演说家。

"抱歉,我没注意到时间。几分钟前,我看到穿蓝色西装的那位朋友在看手表,现在他已经在查日程了。"这引发了一阵退场的笑声,让我得以从容地离开讲台,朝我的车子走去。

* * *

我刻意绕路回家,这是我最爱做的事之一。我家后面是个布满植物的城市峡谷,这是一条蜿蜒于谷底的单行道。这里几乎没什么行人往来,在忙碌的城市中,这座峡谷带给我一段短暂的宁静。汽车音响正在放送舒曼的钢琴四重奏,它的第三乐章是我听过最美丽动人的简单旋律。舒曼一生遭遇反复的抑郁和躁狂发作,试图自杀,并且在疗养院中不光彩地死亡,他的创造力因为疾病的摧残而备受压抑。

半个世纪前,古尔德与茱莉亚弦乐四重奏团的团员一起录制这张唱片。古尔德在他的音乐与人生中都是独奏者,这是他罕见的室内录音作品之一。古尔德死后,人们对他的心理状态多有猜测。鉴于这种猜测的不准确、先入为主,甚至有不当获利的风险,近年来我对这些论调越来越持保留态度。我让自己回到第三乐章反复出现的大提琴主旋律。我把车开得比平常慢上许多,而车外的世界似乎暂停了。音乐中有一股抑郁,把我的思绪引回达里尔身上。

星期四晚上,达里尔的母亲感谢我为达里尔所做的一切,我相信她是真心的。我的父亲和哥哥都是儿科医生,他们有时也会参加病人的丧礼,而且从未怀疑过家属是否希望他们出席。失去病人的精神科医生却没有这种信心,在出席丧礼之前,我会仔细确保家属是否接受这种代表尊重的惯例。

类似这种情况,让我不得不想起精神科医生仍然属于医学领域的异类。我们这个领域相对缺乏诊断的确定性,加上聚焦于病人身上无形且无法量化的病征和症状,诸如情绪、意识、身份认同、认知,以及现实感,这些因素让我们变得与旁人不同。

缺乏诊断的确定性,为精神科医生与病人带来了几乎相同程度的挫折。我有许多在诊所、医院及私人门诊工作的同事,他们常常讨论到当代的精神医疗界有一条鸿沟,存在于主导学术期刊并充斥于大众媒体的神经科学研究,以及医疗人员对病人日常的希望与失望之间。有同事大声疾呼,精神病患应该获得必要的服务与治疗支持:精神病患需要负担得起的住房,以避免疾病复发与反复住院;健康照护人士与公众对精神病患的负面信念,肯定会对其医疗照护与就业机会造成影响;至于监狱内的病人,需要更多精神健康的服务。

不幸的是,临床医生和研究者的努力往往无法获得社会大众的注意,直到某些惨剧发生——无家可归者的死亡,或者有精神疾患的人攻击了别人。然而,对这些社会事件的专注,远不及《时代》杂志封面报道那样吸引人,杂志封面展示着有如灯泡般发亮的头脑,报道头条则宣称意识的奥秘将会被揭露。

结果是,社会大众对精神医学的看法,充其量只能说是矛盾的。精神医学被视为一门分裂的专业(而这是正确的),无法将其临床、学术与公共关系的行为整合在一起。病人时常对我们的解释感到困惑又失望，因为我们会说，他们罹患的是可能被证实为慢性且可能复发的疾病，并主张他们持续治疗，或者用药。毕竟，如果现代技术已经可以用机器看清你的头脑，并且仔细描述当你看一张照片时，是哪个脑区变得活跃（也许是一个有吸引力的人、一片巧克力蛋糕，或一只僵尸），为什么我们找不到一种治疗方法，能为精神病或抑郁症提供百分之百的解药呢？

我并未将精神医学知识的局限视为一种失败，反而认为这种局限意味着承认人们无法以医学科学的经验语言来认识一切事物。寻求确定性的迷思盛行于精神医学之外的医学领域，虽说在现实中，大多数非传染性疾病的确切原因仍属未知。

精神医学犯下最大的错误，是从业者宣称有能够创造奇迹的新治疗方法，却没有充分检验其假说，或者未能认识到当前知识和工具无法证明某些假说。我脑中浮现的是精神分析的例子——支持者把弗洛伊德原先基于治疗维也纳资产阶级的适用范围，扩展到治疗精神分裂症、双相情感障碍，以及企图自杀的抑郁症患者。额叶切除术也一样，1935年，葡萄牙神经科医生埃加斯·莫尼兹（Egas Moniz）设想将额叶切除术用于治疗强迫症（如今强迫症的治疗仍包含一种侵入性较低的神经外科手术），很快地，这成为一系列精神科疾病的治疗方式，结果在许多案例中导致了灾难性的后果。

我们可以说，精神科医生渴望证明自己是科学家，也渴望证明自己跟其他专科医生一样，在医疗工作中具备有力的证据，这种渴望导致某些精神科医生在毫无确定性之时却肯定其存在。而且，在这些人过度热心的努力下，少数人的作为使得精神医疗容易受到过度且有违伦理的治疗伤害，而这些伤害让整个行业蒙上污点。

精神医学对科学进步所抱持的盲目信念，会带来许多不良的后果，其中较不严重的一种，便是对知识的狭隘取径，这种狭隘破坏了我认为精神医学可能对现代医学做出的独特贡献。神经科学的进展，并不足以减轻与重大精神疾病相关的污名、绝望及痛苦。对于我们理解如何减少精神疾病的负担来说，反而是聚焦于个人心理发展，以及是什么将人类社群联结或分隔的人文与社会科学研究，才是至关重要的。至少在短期内，这可能比我们当前的脑科学发现更能带来好的成果。我很高兴我在加拿大精神健康委员会的工作支持了立即有用的研究，例如"在家"研究计划（At Home/Chez Soi），以及由全国职场精神健康与安全标准所催生的新方案。[3]

如果精神医学能追求多样化的研究路径，从而为病人提供具体的帮助，并为政策制订者指明方向，将可以为其他医学领域的未来提供一个独特而现代化的指引。极度量化且技术性的医疗模式在发达国家中占了主导地位，医生们有迫切的需求要处理这些模式，因为这些国家挣扎于老龄化的病人群体，照护开销正不断地增加，而预算却没有相对的增长。目前，这些国家的模式侧重数字与效率，而非考量对病人产生影响的因素中较不明显的那些，诸如医患关系、临床环境的美学设计，以及社会心理与经济压力源在疾病中所扮演的角色——这些压力源包括失业、贫穷、虐待、种族，以及移民。

近年来，我看过一系列有趣的研究，描述了那些愿意信任医生，而且与医生关系良好的病人，会拥有比较好的糖尿病照护结果。[4]想搞清楚是什么样的生物与心理机制，把看诊时感觉良好跟血糖控制佳联系在一起，我们还有很长的一段路要走，但在我看来，这是一个值得追求的目标。良好的医患关系，或许是目前发现可能的治疗介入措施中最划算的一项。

医生并不喜欢承认自己的偏见，尤其不喜欢在病人面前承认他们不知道出了什么问题，或者不知道如何提供帮助。医生受到的教育是，必须表现出身为理性客观的专业人士，能为所有人类疾病或困境提供解答。然而，经验告诉我，不要把不确定性视为一种失败。事实上，我发现病人对于医生的期待，往往能够容忍比我们想象中更多的谦卑（或许还大于我们自己能接受的程度），只要这种谦卑符合医生的承诺：帮助他们度过任何治疗试验，并且为疾病所需提出建议。

精神医学在智识上的折中主义——在历史上是争议的来源，并被视为一个弱点——使精神医学能提供这种新的医疗典范，强调建立医患关系的重要性（对病人与医生皆然），在这层关系中，科学、技术及人文主义得以汇聚，共同改善精神疾病所带来的痛苦。

＊　＊　＊

转进我家那条死路，我看见小孩子在人行道上嬉闹着奔跑追逐，一如二十年前我们刚搬来这里时，我们的孩子所做的事。我留意要放慢速度。这一周以来，我都想着令人不舒服的事——面对病人的失败、精神科在医学领域中被污名化的状态，以及我的情绪，这些东西通常储藏在我脑海深处，如今已然影响到我的驾驶状态。加上钢琴四重奏的终曲，我不自觉地将车越开越快。

我从母亲那里遗传了对速度感的热衷，她有一长串超速罚单与出席交通法庭的历史，不管是在魁北克或新斯科舍。跟我一样，她也没什么耐心。例如，在我父亲的高尔夫球赛开始之前，要等他再次练习挥杆就让她觉得很懊恼，她更喜欢的是她称为"各就各位准备好的高尔夫"的做法。

当我回到家时，丹尼尔和威尔已经在家等我了。丹尼尔是我的大儿子，今年在市中心的律师事务所工作。由于他忙碌的工作行程以及与女朋友满档的社交生活，我无法如愿常常见到他。今晚能见到他真好。威尔是我的小儿子，今年秋天开始就读于法学院，虽然他不确定这是否符合他投身社会正义并挑战正统观点的承诺，而且，他也犹豫这是否意味着过度顺从戈德布卢姆家族认为职业神圣不可侵犯的世界观。

我的两个儿子，没有一个对行医表示过兴趣，虽然丹尼尔年轻时曾被问及他的未来，他说他想成为"医生或扮演医生的演员"。这句话一直留在我心中。这很有意思，也蕴含着之所以戏剧与医学都很吸引我的真理：我们在充分理解自己的角色之前，就已经在寻求自己的角色，并模仿那些对我们影响最深刻的人。我们的儿子并未追随我们的职业轨迹，南希和我都不会感到惋惜。这对我而言似乎是个好兆头，孩子们都在世界上找到他们自己的路。

南希已经跟两个孩子谈过我母亲的可能诊断（我仍无法对自己说出"很有可能"）。我了解南希，我猜她也跟他们提过，我这周失去了一个病人，以此解释我的心不在焉或冷淡。丹尼尔立刻问我近况如何。诚实的答案是我不知道，但这个回应似乎不是特别有帮助。

"这周并不好过，等待是最艰难的部分。我一直提醒自己，就算是坏消息也不算意外，甚至不算悲剧。你们的奶奶已经八十七岁了，她几乎每分钟都过着健康的生活，不会有更好的生活了。"

我试图安慰他们，而且反复提到我母亲，以及她拥有漫长而丰富的人生。在内心深处，我知道未来几周我会重复这些话许多次。即使我知道这听来有多可笑，因为威尔和丹尼尔关心的并非死亡的发生，而是失去母亲对我造成的情绪冲击。我们的儿子是二十多岁的年轻人，而他们想要安慰我。相较于失去母亲，失去祖母对他们而言,似乎更像是一种自然万物的秩序。

丹尼尔一副上班族的正式打扮,穿西装打领带,这景象有时还是会吓我一跳。他给了我一个拥抱。"的确,爸爸。但这并不代表你不会感到难过。"

我的眼睛突然一阵发热,眼看就要流下泪来。我看到威尔正在看着我。我能感受到他的同情,我努力把自己的情绪控制下来。"我知道,丹尼尔,我知道,我会的。但目前还太早了。我们必须等待磁共振成像的结果。"

南希从厨房走了进来。

"戴维,别忘了给你爸妈打电话。他们稍早来过电话;他们待会儿就要去跟劳拉和吉姆吃晚餐。小伙子们,你们怎么不帮我摆好桌面,准备沙拉酱呢?你们谁能把酒打开?丹尼尔,你帮我点蜡烛?"

我到客厅里拿起话筒,望向峡谷中耸立的冷杉木。我深呼吸了一下,拨通了我父母的电话。是我母亲接的。

"戴维?你好吗,亲爱的?南希说你会准时回家,你会跟孩子们一起吃晚饭。我在法学院的毕业典礼上跟他们共度了一段愉快的时光。他们棒极了。"她描述事情的用语很少低于最高级,就像电视购物节目中那种待售产品和站在一旁的工作人员,"我希望他们今年夏天来小木屋这里度假。你看,你爸和我排了一大堆的行程,实在夸张,还有一大半我们要做的事我还没告诉他呢!你知道,他没有从前那种精力了。他每天下午都得规律地准时小睡一会儿。"她很惊讶某个快九十岁的人需要打瞌睡,而且显然把这视为一种失败,而她要搞定这问题。她几乎没有停下来喘气。当她换气时,我告诉她我很好。她立刻接着说话。

"你爸和我要跟劳拉和吉姆在霍利斯街新开的餐厅吃饭。他们邀请我们过去。你爸问我有没有办法去,我跟他说,别那么夸张啦,我们还有什么事好做? 整个周末坐着不动,担心我脑袋有没有长东西? 我的感觉很好。"

我母亲聊个不停,夹杂着我断断续续的"嗯嗯"。奇怪的是,这让我感到一阵安慰,仿佛什么事都没发生,什么事都不会改变。然后她稍停片刻。"你听起来很累,戴维。我希望你这周末能休息一下。我听南希说你一直疯狂工作。"

说我的声音不像平常那么热情洋溢,这种评论实在不像是我母亲会说的话。更不像的是,她建议我放慢步调。我有个病人在这周自杀了,我知道南希不会告诉她这件事让她担心。我意识到,她对我声音里的疲惫有着不寻常的敏感,这种敏感反映出,我们自从得面对她诊断的可能性那一刻起彼此之间保持的默契。我告诉她,我很高兴这周要结束了,我会听从她的建议。我们互道再见后,她把电话交给我父亲。我跟他简短讨论了下周的安排,届时我会和他在蒙特利尔见面,参加蒙特利尔儿童医院年度的奥尔顿·戈德布卢姆讲座。

他平静地结束对话,并说:"到那个时候,我们应该就知道磁共振成像的结果了。"他不想说更多了,我也是。

我向他说再见,请他替我问候劳拉和吉姆。

晚餐很开心。南希、孩子们和我讨论丹尼尔和同事的工作、威尔夏天的计划,以及政治。我的话比平常少,但似乎没有人介意。两个男孩都投入对话并且了解状况,我为他们感到骄傲,没什么事能比跟他们和南希一起坐在晚餐桌前更令我觉得安慰。

当我们开始吃甜点——为男孩们致敬的无面粉巧克力蛋糕——我可以透过身后的窗户看到太阳正在落下,窗外的光线是带着淡红的蓝色,预告着夏日的夜晚正要降临。我看着南希把冰激凌挖到男孩的盘子上,丹尼尔和威尔一边大口吃着食物,一边讨论他们的朋友圈。我深深感到自己是多么幸运。我很幸运,在我可能即将(且最终必定会)失去母亲时,有这三个人的支持。

我回想起大学时的壁球搭档安德鲁·巴尔科斯,我想知道他发生了什么事,是否依然健在。我想起西尔维娅,今晚她哀悼儿子的死亡时,有亲朋好友陪伴着她;我想起理查德,在阳光消失前,他可能利用好天气来跟朋友打一场傍晚的网球赛;我想起弗雷德里克和科琳,他们对治疗感到恐惧,但已开始看到 ECT 带来的反应,并带着暂时的希望度过周末;我想起乔希,他今天值班,无疑会在看病的空档和急诊团队闲聊并开开玩笑;我想起柯尔丝滕,挣扎着要吃些晚餐来让她先生放心;我想起乔治斯,治疗团队希望周一时能将他从急症监护病房转出到五楼的一般精神科病房,他跟那里的护士和病房助理很熟,他即将住院,直到准备好出院回到膳宿公寓为止;我也想起每个星期三那些我放回家的急诊病人,他们回到了自己的亲友身边。我想知道他们每个人调适得如何。我们的生命曾一度交会,接着发散至十几个不同的方向。

这是漫长的一周;这周发生的事在我脑中一团混乱,充满了人、人际关系、疾病、调查、诊断,以及希望能拥有的治疗。我出身医生世家,我比多数人都明白,现代医学大部分仍笼罩于黑暗之中。如果我母亲的癌症确实漫延至她的脑中,没有治疗能够逆转这个进程,也无法减缓她的衰老。

在所有医学专科之中,我这一科仍然是最黑暗的一科,复杂且充斥着残存的未解之谜。要这么想并不容易,但这是实情。几乎在同一时间,我脑中出现一个真切的想法,让我和我的病人(除了一位之外)能够共同度过这一周,那就是人际关系及彼此相处所带来的支持,是一种最好的医疗。我希望我这周对我的病人有所帮助,甚至是——尤其是——达里尔。

结　语

　　我快速走向餐厅,后悔没多带一件夹克在身上。九月的阳光虽然明媚,却没有多少温度,微风轻轻吹拂着。皮尔在我之后抵达,她坐在我们常坐的那张桌子旁,给了我一个拥抱。

　　"很高兴见到你。"

　　我们闲聊着夏天的假日、我们的孩子、相对忙碌的工作,还有最近的天气变化。在点完食物后,我感到有些惊讶。"真不敢相信,我妈妈的丧礼已经过了一年。"

　　皮尔在回应之前,几乎无法察觉地停顿了一下。对于我自己提起这件事,她跟我一样惊讶。

　　"确实是。我忘了丧礼是在八月底,我希望当时能参加。我记得你说丧礼上挤满了人。半个哈利法克斯的人都参加了……你还好吗?周年纪念日可能不太好受。"

　　"我想还可以。我当然怀念她。不过昨晚我做了一件有趣的事,我重读了纪念活动上的悼词。回顾往事不像我的作风,但因为某种原因,我想记住那一天。我那时没拿给你看。在这里,我带来一份复印件。"

　　我把复印件从长裤口袋拿出来递给她。这份悼词始于我写给母亲的一封信,当时我们都知道她即将死去。信上列出十个她给我的礼物及人生教训,并按年份记载了与她有关的事——主要都是一些趣事,但很有意义——这些是我最怀念的事。她很高兴地一遍又一遍读着内容。她告诉我,她希望我在她的丧礼上读这封信,而我照办了。

当我看着皮尔读这份悼词,回想起过去十八个月来几件让我印象深刻的事:在蒙特利尔一个为了纪念我祖父而举办的讲座中,我父亲告诉我,我母亲的磁共振成像确认了癌症的脑转移,他说这是"疾病复发,绝对是复发";那个在我父母的小木屋度过的夏日周末,是我数十年来第一次和母亲一起哭泣,她说,我从小到大都"很好养";我参加的两次葬礼,我母亲的,以及达里尔的,场面充满幽默温暖的气氛;还有我和皮尔每个月的碰面,检视我们在这本书上的进展。

苍白的秋阳照亮了身边的窗。当皮尔在读悼词时,我意识到通过写作,我对于自己看待精神医学的观点在职业生涯中产生了多大的转变,有了一种新的体悟。从前那个急躁、幸运又过分自信的二十六岁青年选择了精神科,雄心壮志地希望投身于能治好严重精神疾病的生物学疗法,并且能在临床工作中靠一己之力,将病人从疯狂边缘带回来,让他们找回自我。

但随着一步步的成长,我的训练、临床经验及生命中的重要关系,却把我带往不同的方向。我学到"信任"在人际关系中至关重要的价值,包括医生与病人之间、医生与病人家属之间,以及必须彼此支持合作来为病人提供最佳照护的同事之间,都缺不了信任。当然,我也理解了关于精神医学领域的其他事情,我想如果我在二十六岁就知道这些,很可能不会选择精神科。在我妻子的帮助下——她是精神科医生的女儿——我也学到如何理解并表达感受,因此如今我能为别人提供安慰的同时,自己也获得慰藉。

写作迫使我认清关于我所选择领域的惨痛教训。尽管精神医学有许多治疗上的进展，也致力于更多的公众教育，但罹患精神疾病者眼前所面对的，仍然是一条艰辛的路。在这条路途的旅人们需要建立一个社群，其视野超越疯狂的怪异，而专注于社群成员共享的一切：需要缓解症状，需要建立关系，需要庇护，需要就业，需要尊重，也需要我们能信任的照顾者。身为精神医学领域的医护人员，我们有时提供这些之中的某些事项，但往往并不充足，也无法始终如一。

到了六十岁的年纪，我还没完成在精神医学路上的任务。我将继续谈论并书写关于精神医学的事，去除关于我们这一行的迷思，并且致力于去污名化。我希望借着这些作为，可以让精神科医生的工作更加透明化，如此一来，那些苦于精神疾病的患者及其家属在寻求帮助，并相信我们能带领他们找到最佳（虽然并不完美）治疗的层面上，面临的障碍或许就能少一点。

我也会将我的所学和经验传承给精神科的新进人员，直到力不从心为止。我会教导后辈，通过尊重病人并提供照护，我们才能证明自己值得病人信任；通过追求认识自我，我们才不会因为盲点、偏见、傲慢或贪婪而伤害病人；通过艰苦地累积并探求最佳的证据，我们才能确保什么治疗有效、什么治疗无效。而始终如一的是，我们必须清楚意识到，我们对于那些受困于疯狂黑暗中的人们负有责任，因为他们不仅是我们的病人，也是我们的朋友、我们的家人，以及我们自己。

作者说明

　　对于医生作家而言，其笔下所撰写的内容一旦涉及病人，就会产生严重的信任问题。我们两位作者都不敢或忘汤姆·莎士比亚（Tom Shakespeare）对已故神经科医生作家奥利弗·萨克斯（Oliver Sacks）所提出的批判。汤姆·莎士比亚是遗传学家兼残疾人活动家，萨克斯在书中对神经功能缺损者的描绘，使他感觉深受冒犯，他嘲讽地将萨克斯形容为"错把病人当文学生涯的人"①。[1]

　　关于医生在创作中牵涉到与病人有关的书写，许多地方都建立了所谓的伦理规范，这说明了一件事：当医生将在工作过程中所取得的特殊信息使用于文学创作的目的，会让医患双方都感到不安。

　　由于随着"精神病患"这个概念而来的污名化，以及备受误解的特性，在这个伦理议题上，精神科医生与我们的病人可说承担着最巨大的伦理风险。在这本书中，我们只有在获得明确许可的情况下，才会出现真正的病人和事件，其余的角色和事件纯属虚构，只代表着我们数十年来见过几千名病人的经验总和。此外，我们非常尊重我们所处的工作环境，也只有在取得同意的情况下，书里

---

　　① 借奥立弗·萨克斯名著的书名《错把太太当帽子的人》（*The Man Who Mistook His Wife for a Hat*），对作者的行为加以反讽。——译者注

的同事才真的确有其人。我们很感谢那些以自身经验和观点提供反馈意见的人，而至于其他的虚构角色，同样是根据我们过往的经验所创造出来的形象。

举凡那些拥有与精神疾病相处的经验，以及接受过治疗的人，包括病患本人或其家人、挚友，无疑都能为精神医学领域的公众论述带来至关重要的理解与观点。

另一方面，我们多年照顾病人的经验（这时常发生在他们疾病的最急性期），以及精神健康体系固有的破碎且难以进入的特点，赋予了我们独特的眼界，让我们不只看到病人在精神健康体系内外接受治疗所面临的障碍，也看到更大的社会困境，这些关卡使得那些具有迫切需求的精神健康研究及治疗，无法获得所需的资金和关注。

虽然我们试图以国际视野来书写精神医学这门专科，但我们在加拿大以医生身份工作的经验，必然会影响我们的描述。为了避免写出一本延伸为六大册内容的厚重书籍，我们精简了大量爬梳的精神医学史和科学发现，也只针对关于社会如何看待精神疾病的社会学与哲学批判提出有限的论述。因此，我们为某些希望对书中主题有进一步理解的读者，提供了延伸阅读的书目。

要特别说明的是，这本书的内容，实际上是将几个月来发生的特定病人事件，压缩在一周的时空之中——虽然戴维在一周的工作过程中所投入的各种专业活动，都是真实的。这样的写法，除了尽可能不令读者感到乏味，同时也能凸显戴维的临床工作与个人生活的交集。

当然，任何错误、不精确或无法避免的缺漏都是我们的疏忽，包括那些无意间写下不够敏感、傲慢或过度简化的段落，我们在此表示歉意。

许多人的协助对于本书的完成，都有不可或缺的重要性，我们在此一并表达感谢。首先是 Malcolm Lester，他投入并鼓励我们写一本与本书在概念上大不相同的书，尽管如此，他的建议方向仍然成为本书诞生的种子。

再者，感谢我的同事 Vivian Rakoff 医生、希蒂伊·卡普尔医生及 Patricia Cavanagh 医生，他们耐心地接受我们的采访，阐述关于职业生涯及精神医学的想法，这同样是原本要放进书中，但终究未收入的计划。

感谢我们的作家经纪人 Michael Levine，他不遗余力地向出版社推荐这部作品，强调它的重要性，并认为尽管内容严肃，但这绝对是一本能够找到读者群的书。

感谢 Kevin Hanson、Alison Clarke、Phyllis Bruce、Patricia Ocampo，以及西蒙-舒斯特（Simon & Schuster）的团队，谢谢你们相信我们能完成此书，在我们提交初稿时，也不吝给予我们肯定。

感谢文学编辑 Jennifer Glossop，她耐心、善意、严谨地指导我们写出一本高可读性的书——没有她的慧眼、她对清晰易懂和非技术性语言的坚持，以及对一本书如何引人入胜的非凡理解，我们无法完成这本书。

感谢 Judith Kwok 在研究精神医学史与科学的参考书目上，提供了宝贵的建议。

此外，皮尔感谢她在病童医院精神科的同事，支持她于兼职休假研究期间撰写本书，并在那段时间代班值勤。她也对多伦多大学本科医学专业项目的同事表达感谢，他们在这段时间提供帮助，试图减少她的工作量。

戴维希望对成瘾与精神健康中心提供的机会表示感激，让他能够担任临床医生、教师、研究者，以及一名作家。

我们都很感谢我们的家人,他们忍受我们永无止境的电话讨论、周末会议、屋里到处散布的文件,并在本书撰写期间放弃了绝大部分的家庭生活。

谢谢你们,南希、丹尼尔和威尔。

谢谢你们,Micheil、Diana、Callum 和 Euan。

最后,我们要感谢同事及病人,包括同意在本书现身的人,以及那些启发我们,让我们成功创造出虚构病人、住院医师及同事角色的人。我们的同事分享了他们的工作与挑战,在资源有限且不完美的情况下,为病人提供了最佳照护。我们的医学生和住院医师带着全新眼光踏入精神医学领域,并质疑我们为什么不能为病人做得更多,要求我们对问题提出实际且具有愿景的回应,而非感到厌倦或对现状妥协。

我们的病人每天都提醒我们,他们是如何挣扎于精神疾病之中,也让我们看到他们在信任精神健康专业人士时所面临的挑战。毕竟精神疾病患者生病时,往往会经历医护人员不当的拒绝、缺乏合作,以及无法理解疾病对他们生活所有层面造成的严重破坏。感谢我们的病人愿意慷慨分享这些心情,让我们有机会做得更好,更能尽己所能地提供帮助。

特别感谢柯尔丝滕·哈尔平、理查德·布劳多和西尔维娅·奥泽(达里尔的母亲),他们通过分享自己的故事所展现出来的勇气和诚实,以及与精神疾病相关污名战斗的决心,非常激励人心。

写作本书是我们的荣幸。我们希望这本书能让精神医学与精神科医生在大众眼中变得不那么可怕,因为只要精神疾病存在,我们就必须互相帮助,确保安全。

注　释

引言　"他们"就是"我们"

1. Graham Thornicroft, Diana Rose, and Aliya Kassam, "Discrimination in Health Care against People with Mental Illness," *International Review of Psychiatry* 19 (Jan. 2007): 113–122, doi: 10.1080/09540260701278937; C. Lauber, C. Nordt, C. Braunschweig, and W. Rössler, "Do Mental Health Professionals Stigmatize Their Patients?" *Acta Psychiatrica Scandinavica* 113 (Jan. 2006): 51–59, doi: 10.1111/j.1600–0447.2005. 00718.x.

01　家庭医学: 星期日

1. Ian F. Brockington and David B. Mumford, "Recruitment into Psychiatry," *British Journal of Psychiatry* 180 (2002): 307–312, doi: 10.1192/bjp.180. 4.307.

2. Ivan W. Miller, Christine E. Ryan, Gabor I. Keitner, Duane S. Bishop, and Nathan B. Epstein, "The McMaster Approach to Families: Theory, Assessment, Treatment, and Research," *Journal of Family Therapy* 22 (2000): 168–189, see also Christine E. Ryan, Nathan B. Epstein, Gabor I. Keitner, Ivan W. Miller, and Duane S. Bishop, *Evaluating and Treating Families: The McMaster Approach* (New York, Routledge, 2005).

3. Edward Shorter, *A History of Psychiatry: From the Era of the Asylum to the Age of Prozac* (New York: John Wiley, 1997), 26.

4. Leon Eisenberg, "Mindlessness and Brainlessness in Psychiatry," *British*

Journal of Psychiatry 148 (1986): 497 - 508, doi: 10.1192/bjp.14.5.497.

02 听取诊断：星期一上午

1. www. cambridgeshire. gov. uk/NR/.../O/AHistoryofCounty Asylums. pdf. "A History of County Asylums," https://web. archive. org/web/20140414130409/http://www. cambridgeshire. gov. uk/NR/rdonlyres/DEF85AEC - CCCB - 429D - 8328 - BB802A2E77EC/O/AHistoryofCountyAsylums. pdf.

2. "Mental Health Services," *Te Ara - The Encyclopedia of New Zealand*, www. teara. govt. nz/en/mental-health-services/page - 2.

3. Susan Piddock, "Convicts and the Free: Nineteenth-Century Lunatic Asylums in South Australia and Tasmania (1830 - 1883)," *Australasian Historical Archaeology* 19 (2001): 84 - 96.

4. Stefan Priebe, Claudia Palumbo, Sajjad Ahmed, Nadia Strappelli, Jelena Gavrilovic, and Stephen Bremner, "How Psychiatrists Should Introduce Themselves in the First Consultation: An Experimental Study," *British Journal of Psychiatry* 202 (June 2013): 459 - 462, doi: 10.1192/bjp.bp. 112.123877.

5. Canadian Institute for Health Information, report, November 18, 2014.

6. Robert Lindner, *The Fifty-Minute Hour: A Collection of True Psychoanalytic Tales* (New York: Rinehart, 1955).

7. Abraham M. Nussbaum, *The Pocket Guide to the DSM - 5 Diagnostic Exam* (Arlington, VA: American Psychiatric Publishing, 2013).

8. David S. Goldbloom, "General Principles of Interviewing," in Goldbloom, ed., *Psychiatric Clinical Skills*, rev. 1st ed. (Toronto: Centre for Addiction and Mental Health, 2010), 6.

9. American Psychiatric Association, *Diagnostic and Statistical Manual of Mental Disorders*, 5th ed. (Arlington, VA: American Psychiatric Publishing, 2013).

10. American Psychiatric Association, "Homosexuality and Sexual Orientation Disturbance: Proposed Change in DSM-II, 6th Printing, Page 44," APA Document Reference No. 730008 (Arlington, VA: American Psychiatric Publishing, 1973).

11. Allen Frances, *Saving Normal: An Insider's Revolt Against Out-of-*

Control Psychiatric Diagnosis, *DSM* – 5, *Big Pharma*, *and the Medicalization of Ordinary Life* (New York: William Morrow, 2013).

12. British Psychological Society, "British Psychological Society Statement on the Open Letter to the DSM – 5 Taskforce," http://www. bps. org. uk/ sites/default/files/documents/pr1923_attachment_-_final_bps_statement_on_ dsm – 5_12 – 12 – 2011.pdf.

13. Heinz E. Lehmann, "Clinical Evaluation and Natural Course of Depression," *Journal of Clinical Psychiatry* 44, sect. 2 (May 1983): 5 – 10.

14. Ronald C. Kessler, Katherine A. McGonagle, Shanyang Zhao, Christopher B. Nelson, Michael Hughes, Suzann Eshleman, Hans-Ulrich Wittchen, and Kenneth S. Kendler, "Lifetime and 12-Month Prevalence of DSM-III-R Psychiatric Disorders in the United States. Results from the National Comorbidity Survey," *Archives of General Psychiatry* 51 (Jan. 1994): 8 – 19, doi: 0.1001/arch psyc.1994.03950010008002.

15. Ellen Frank, Barbara Anderson, Charles F. Reynolds III, Angela Ritenour, and David J. Kupfer, "Life Events and the Research Diagnostic Criteria Endogenous Subtype: A Confirmation of the Distinction Using the Bedford College Methods," *Archives of General Psychiatry* 51 (July 1994): 519 – 524, doi: 10.1001/arch psyc.1994.03950070011005.

16. American Psychiatric Association, *Desk Reference to the Diagnostic Criteria from DSM* – 5 (Arlington, VA: American Psychiatric Publishing, 2013).

17. Karen Amner, "The Effect of DBT Provision in Reducing the Cost of Adults Displaying the Symptoms of BPD," *British Journal of Psychotherapy* 28 (Aug. 2012): 336 – 352, doi: 10.1111/j.1752 – 0118.2012.01286.x.

18. Goldbloom, "General Principles of Interviewing," 9.

19. Richard B. Goldbloom, "Interviewing: The Most Sophisticated of Diagnostic Technologies," *Annals of the Royal College of Physicians and Surgeons of Canada* 26 (1993): 224 – 228.

20. Eric Kandel, *The Age of Insight: The Quest to Understand the Unconscious in Art, Mind, and Brain, from Vienna 1900 to the Present* (New York: Random House, 2012).

03 处理，而非痊愈：星期一下午

1. Joanna S. Bromley and Sara J. Cunningham, "'You Don't Bring Me Flowers Any More': An Investigation into the Experience of Stigma by Psychiatric In-Patients," *The Psychiatrist* 28 (Sept. 2004): 371 – 374, doi: 10.1192/pb.28.10.371.

2. Michael Serby, "Psychiatric Resident Conceptualizations of Mood and Affect Within the Mental Status Examination," *American Journal of Psychiatry* 160 (Aug. 2003): 1527 – 1529, doi: 10.1176/appi.ajp.160.8.1527.

3. Joel Paris, *The Bipolar Spectrum: Diagnosis or Fad?* (New York: Routledge, 2012).

4. Kay Redfield Jamison, *An Unquiet Mind: A Memoir of Moods and Madness* (New York: Alfred A. Knopf, 1995).

5. Kenneth I. Shulman and Ivan L. Silver, "Assessment of Older Adults," in Goldbloom, *Psychiatric Clinical Skills*.

6. World Health Organization, *Adherence to Long-Term Therapies: Evidence for Action* (Geneva: World Health Organization, 2003).

7. American Psychiatric Association, *Diagnostic and Statistical Manual of Mental Disorders*, 4th ed., Text Revision (Arlington, VA: American Psychiatric Publishing, 2000).

8. American Psychiatric Association, *DSM – 5*.

9. Cited in Roy Porter, "Mood Disorders: Social Section," in German Berrios and Roy Porter, eds., *A History of Clinical Psychiatry: The Origin and History of Psychiatric Disorders* (New York: NYU Press, 1995).

10. Philip B. Mitchell and Dusan Hadzi-Pavlovic, "Lithium Treatment for Bipolar Disorder," *Bulletin of the World Health Organization* 78 (2000): 515 – 517.

11. Andrea Cipriani, Keith Hawton, Sarah Stockton, and John R. Geddes, "Lithium in the Prevention of Suicide in Mood Disorders: Updated Systematic Review and Meta-Analysis," *BMJ* 346 (June 2013): 136 – 146, doi: 10.1136/bmj.f3646.

12. Martin Zinkler and Stefan Priebe, "Detention of the Mentally Ill in

Europe – A Review," *Acta Psychiatrica Scandinavica* 106 (July 2002): 3 – 8, doi: 10.1034/j.1600 – 0447.2002.02268.x.

04 电击：星期二上午

1. David S. Goldbloom and Dennis J. Kussin, "Electroconvulsive Therapy Training in Canada: A Survey of Senior Residents in Psychiatry," *Canadian Journal of Psychiatry* 36 (March 1991): 126 – 128; Edward Yuzda, Kathryn Parker, Vivien Parker, Justin Geagea, and David Goldbloom, "Electroconvulsive Therapy Training in Canada: A Call for Greater Regulation," *Canadian Journal of Psychiatry* 47 (Dec. 2002): 938 – 944.

2. Maurizio Pompili, David Lester, Giovanni Dominici, Lucia Longo, Giulia Marconi, Alberto Forte, Gianluca Serrafini, Mario Amore, and Paolo Girardi, "Indications for Electroconvulsive Treatment in Schizophrenia: A Systematic Review," *Schizophrenia Research* 146 (2013): 1 – 9, doi: 10.1016/j.schres.2013.02.005.

3. Cynthia J. Tsay, "Julius Wagner-Jauregg and the Legacy of Malarial Therapy for the Treatment of General Paresis of the Insane," *Yale Journal of Biological Medicine* 86 (June 2013): 245 – 254, doi: 10.1176/appi.ajp.2014.13060787.

4. Edward M. Brown, "Why Wagner-Jauregg Won the Nobel Prize for Discovering Malaria Therapy for General Paresis of the Insane," *History of Psychiatry* xi (October 2000): 371 – 382.

5. "Notes and Comment," *American Journal of Psychiatry* 79 (April 1923): 721 – 723.

6. Joel T. Braslow, "Effect of Therapeutic Innovation on Perception of Disease and the Doctor-Patient Relationship: A History of General Paralysis of the Insane and Malaria Fever Therapy, 1910 – 1950," *American Journal of Psychiatry* 152 (May 1995): 660 – 665, doi: 10.1176/ajp.152.5.660; Tsay, "Julius Wagner-Jauregg," 251.

7. Edward Shorter and David Healy, *Shock Therapy: A History of Electroconvulsive Treatment in Mental Illness* (New Brunswick, NJ: Rutgers University Press, 2007), 9 – 10.

8. Jean Michel Barbier, Gérard Serra, and Gwenolé Loas, "Constance Pascal: Pioneer of French Psychiatry," *History of Psychiatry* 10 (1999): 425 – 437, doi: 10.1177/0957154X9901004002.

9. Shorter and Healy, *Shock Therapy*, 11.

10. "Insulin Coma Therapy," *The American Experience*, PBS, www.pbs.org/wgbh/amex/nash/filmmore/ps_ict.html.

11. Robert M. Kaplan, "A History of Insulin Coma Therapy in Australia," *Australasian Psychiatry* 21 (Dec. 2013): 587 – 591, doi: 10.1177/1039856213500361; Joan Acocella, "Secrets of Nijinsky," *New York Review of Books*, January 14, 1999, www.nybooks.com/articles/archives/1999/jan/14/secrets-of-nijinsky/.

12. Shorter and Healy, *Shock Therapy*, 11 – 13.

13. Shorter, *A History of Psychiatry*, 215.

14. Richard Abrams, *Electroconvulsive Therapy*, 4th ed. (New York: Oxford University Press, 2002), 526 – 527.

15. Ferdinando Accornero, "An Eyewitness Account of the Discovery of Electroshock," *Convulsive Therapies* 4 (1988): 47.

16. Shorter and Healy, *Shock Therapy*, 43.

17. Jennifer S. Perrin, Susanne Merz, Daniel M. Bennett, James Currie, Douglas J. Steele, Ian C. Reid, and Christian Schwarzbauer, "Electroconvulsive Therapy Reduces Frontal Cortical Connectivity in Severe Depressive Disorder," *Proceedings of the National Academies of Sciences* 109 (April 2012): 5464 – 5468, doi: 10.1073/pnas.1117206109.

18. Ion Anghelescu, Christoph Jürgen Klawe, Peter Bartenstein, and Armin Szegedi, "Normal PET After Long-Term ECT," *American Journal of Psychiatry* 158 (Sept. 2001): 1527, doi: 10.1176/appi.ajp.158.9.1527.

19. Jennifer Hughes, B. M. Barraclough, and W. Reeve, "Are Patients Shocked by ECT?" *Journal of the Royal Society of Medicine* 74 (April 1981): 283 – 285.

20. Kitty Dukakis and Larry Tye, *Shock: The Healing Power of Electroconvulsive Therapy* (New York: Penguin, 2006); Sherwin Nuland, "How Electroshock Therapy Changed Me," lecture, TED Talks, February 2001, www.ted.com/talks/sherwin_nuland_on_electroshock_therapy.html; André Picard, "In Praise of 'Electroshock,'" *The Globe and Mail*, October

16，2009，www. theglobeandmail. com / life / health-and-fitness / health / conditions/in-praise-of-electroshock/article597040/.

21. Nuland，"How Electroshock Therapy Changed Me."

22. 理查德最后一次进行 ECT 疗程是在 2009 年。他最后一次需要住院治疗的抑郁发作在 2011 年秋天。这四十年中，他学习如何与双相 II 型情感障碍共处，并一次又一次地成长，其中包括五十五次抑郁（1972 至 2011 年），终于有一种精神药物疗法获得证实，是第一批能让理查德抑郁缓解的药物，而且不会引发轻躁狂。这种以平常剂量的三十毫克反苯环丙胺（从 1950 年代起就用作抑郁症的治疗药物），加上剂量低于一般的二毫克的阿立哌唑（Aripiprazole，一种第二代抗精神病药物）的组合，证实不仅能使他的抑郁缓解，还能避免严重的疾病复发，也不再需要 ECT 或住院治疗。从 2012 年 1 月开始，理查德有足够稳定的健康，使他得以维持有生产力的法律工作，包括企业/商业交易与诉讼，遗嘱与遗产，家庭、精神健康，以及刑事业务。他以在精神卫生法上独到的专业知识与不懈的热情，为委托人提供意见，建议他们如何以最佳方式解决与精神疾病相关的民事或刑事法律问题。自从 2012 年 1 月以来，理查德的健康状况空前稳定，促成了他与潘恩在 2014 年春天的幸福婚姻及养儿育女的喜悦，他们的女儿在 2015 年 6 月出生。

05 连接远方：星期二下午

1. World Health Organization，Telemedicine：Opportunities and Developments in Member States（Geneva：World Health Organization，2010），www.who.int/goe/publications/goe_telemedicine_2010.pdf.

2. Azhar Rafiq，James A. Moore，Xiaoming Zhao，Charles R. Doarn，and Ronald C. Merrrell，"Digital Video Capture and Synchronous Consultation in Open Surgery," *Annals of Surgery* 239（April 2004）：567－573，doi：10.1097/01.sla.0000118749.24645.45.

3. Liron Pantanowitz，Clayton Wiley，Anthony Demetris，Andrew Lesniak，Ishtiaque Ahmed，William Cable，Lydia Contis，and Anil V. Parwani，"Experience with Multimodality Telepathology at the University of Pittsburgh Medical Center," *Journal of Pathology Informatics* 3（2012）：45－53，doi：10.4103/2153－3539.104907.

4. Christopher Lau，Sean Churchill，Janice Kim，Frederick A. Matsen III，

and Yongmin Kim, "Asynchronous Web-Based Patient-Centered Home Telemedicine System," *IEEE Transactions on Biomedical Engineering* 49 (Dec. 2002): 1452-1462, doi: 10.1109/TBME.2002.805456.

5. Sally Gainsbury and Alex Blaszczynski, "A Systematic Review of Internet-Based Therapy for the Treatment of Addictions," *Clinical Psychology Review* 31 (April 2011): 490-498, doi: 10.1016/j.cpr.2010. 11.007.

6. Evan Osnos, "Meet Dr. Freud: Does Psychoanalysis Have a Future in an Authoritarian State?," *The New Yorker*, January 10, 2011, www. newyorker.com/magazine/2011/01/10/meet-dr-freud.

7. Laura Eggertson, "High Rates of Childhood Abuse, Depression in Inuit Suicides," *Canadian Medical Association Journal* 185 (July 2013): E433- E434, doi: 10.1503/cmaj.109-4518.

8. Slavash Jafari, Ray Copes, Souzan Baharlou, Mahyar Etminan, and Jane Buxton, "Tattooing and the Risk of Transmission of Hepatitis C: A Systematic Review and Meta-Analysis," *International Journal of Infectious Diseases* 14 (Nov.2010): e928-e940, doi: 10.1016/j.ijid.2010.03.019.

9. National Institute of Neurological Disorders and Stroke, "Asperger Syndrome Fact Sheet," www. ninds. nih. gov/disorders/asperger/detail_ asperger.htm.

10. J.M.S. Pearce, "Kanner's Infantile Autism and Asperger's Syndrome," *Journal of Neurology, Neurosurgery & Psychiatry* 76 (2005): 205, doi: 10.1136/jnnp.2004.042820.

11. Steve Silberman, *Neuro Tribes: The Legacy of Autism and the Future of Neurodiversity* (New York: Avery, 2015).

12. Ami Klin and Fred R. Volkmar, "History of Asperger's Disorder," psychcentral.com/lib/history-of-aspergers-disorder/000879.

13. Giulia Rhodes, "Autism: A Mother's Labour of Love," *The Guardian*, May 24, 2011, www.theguardian.com/lifeandstyle/2011/may/24/autistic-spectrum-disorder-lorna-wing.

14. "Asperger Syndrome Fact Sheet."

15. Hilary Stace, "Mother Blaming: or Autism, Gender and Science," *Women's Studies Journal* 24 (Dec. 2010): 66-70.

06 急诊(一)：星期三上午

1. Craig Morgan, Rosemarie Mallett, Gerard Hutchinson, Hemant Bagalkote, Kevin Morgan, Paul Fearon, Paola Dazzan, Jane Boydell, Kwame Mckenzie, Glynn Harrison, Robin Murray, Peter Jones, Tom Craig, and Julian Leff, "Pathways to Care and Ethnicity: 1. Sample Characteristics and Compulsory Admission," *British Journal of Psychiatry* 186 (2005): 281-289, doi: 10.1192/bjp.186.4.281.

2. 自从这次临床经历之后，急诊室已经完全翻新成原有面积的两倍大，于 2015 年对外开放并以捐款人的姓名命名。这个环境变得更加安全、更尊重病人及家属的需求，也更有希望。名人愿意捐钱，也愿意具名赞助，这预示精神疾病及其治疗的污名将有令人欣喜的转变。

3. Malcolm Gladwell, *Blink: The Power of Thinking Without Thinking* (New York: Little, Brown, 2005).

4. M. Alvarez-Jimenez, J. F. Gleeson, L. P. Henry, S. M. Harrigan, M. G. Harris, G. P. Amminger, E. Killackey, A. R. Yung, H. Herrman, H. J. Jackson, and P. D. McGorry, "Prediction of a Single Psychotic Episode: A 7.5-Year, Prospective Study in First-Episode Psychosis," *Schizophrenia Research* 125 (Feb. 2011): 236-246, doi: 10.1016/j.schres.2010.10.020.

5. Emil Kraepelin, *Lebenserinnerungen*, cited in Shorter, *A History of Psychiatry*, 66-67.

6. Roy Porter, *Madness: A Brief History* (New York: Oxford University Press, 2005), 184.

7. Eric J. Engstrom, "Kraepelin: Social Section," in Berrios and Porter, *A History of Clinical Psychiatry*, chap.10.

8. Shorter, *A History of Psychiatry*, 102.

9. Ibid., 107-108.

10. Shitij Kapur, "Psychosis as a State of Aberrant Salience: A Framework Linking Biology, Phenomenology, and Pharmacology in Schizophrenia," *American Journal of Psychiatry* 160 (Jan. 2003): 15.

11. Harvey A. Whiteford, Louisa Degenhardt, Jürgen Rehm, Amanda J. Baxter, Alize J. Ferrari, Holly E. Erskine, Fiona J. Charlson, Rosana E. Norman, Abraham D. Flaxman, Nicole Johns, Roy Burstein, Christopher J. L. Murray, and Theo Vos, "Global Burden of Disease

Attributable to Mental and Substance Use Disorders: Findings from the Global Burden of Disease Study 2010," *Lancet* 382 (Nov. 2013): 1575 – 1586, doi: 10.1016/S0140 – 6736(13) 61611 – 6.

12. Kapur, "Psychosis as a State of Aberrant Salience," 13 – 23.

13. Bernard A. Fischer and Robert W. Buchanan, "Schizophrenia: Epidemiology and Pathogenesis," UpToDate, updated October 9, 2015, http://www. uptodate.com/contents/schizophrenia-epidemiology-and-pathogenesis.

14. World Health Organization, *Mental Health Atlas* 2011 (Geneva: World Health Organization, 2011), p. 22, hwhqlibdoc. who. int/publications/ 2011/9799241564359_eng.pdf.

07 急诊(二): 星期三下午

1. Herbert Y. Meltzer, Larry Alphs, Alan I. Green, A. Carlo Altamura, Ravi Anand, Alberto Bertoldi, Marc Bourgeois, Guy Chouinard, M. Zahur Islam, John Kane, Ranga Krishnan, J.-P. Lindenmayer, and Steve Potkin, "Clozapine Treatment for Suicidality in Schizophrenia International Suicide Prevention Trial (InterSePT)," *Archives of General Psychiatry* 60 (2003): 82 – 91, doi: 10.1001/archpsyc.60.1.82.

2. Cornelius L. Mulder, Gerrit T. Koopmans, and Jean-Paul Selten, "Emergency Psychiatry, Compulsory Admissions and the Clinical Presentation Among Immigrants to The Netherlands," *British Journal of Psychiatry* 188 (April 2006): 386 – 391, doi: 10.1192/bjp.188.4.386.

3. Ibid.

4. Peter P. Roy-Byrne, "Postpartum Blues and Unipolar Depression: Epidemiology, Clinical Features, Assessment, and Diagnosis," UpToDate, updated November 24, 2014, http://www. uptodate. com/contents/ postpartum-blues-and-unipolar-depression-epidemiology-clinical-features-assessment-and-diagnosis.

5. Meir Steiner, "Postpartum Psychiatric Disorders," *Canadian Journal of Psychiatry* 35 (1990): 89.

6. Michael W. O'Hara and Annette M. Swain, "Rates and Risk of Postpartum Depression – A Meta-Analysis," *International Review of Psychiatry* 8 (1996): 37 – 54, doi: 10.3109/09540269609037816.

7. Postpartum Support International, "Postpartum Psychosis," www. postpartum.net/learn-more/postpartum-psychosis.

8. James F. Paulson and Sharnail D. Bazemore, "Prenatal and Postpartum Depression in Fathers and Its Association with Maternal Depression: A Meta-Analysis," *JAMA* 303 (2010): 1961, doi: 10.1001/jama.2010.605.

08 约束：星期四上午

1. Thomas Bewley, *Madness to Mental Illness: A History of the Royal College of Psychiatrists* (London: RCPsych Publications, 2008), chap. 1.

2. Shorter, *A History of Psychiatry*.

3. Ibid., 3.

4. Ibid., 4.

5. Ibid.

6. Richard Warner, "The Roots of Hospital Alternative Care," *British Journal of Psychiatry* 197, supp. 53 (Aug. 2010): s4 – s5, doi: 10.1192/bjp. bp.110.080036.

7. Philippe Pinel, *A Treatise on Insanity*, trans. D. D. Davis (New York: Hafner, 1962), 63 – 64, 67.

8. Ibid., 67.

9. Bridget M. Kuehn, "Criminal Justice Becomes Front Line for Mental Health Care," *JAMA* 311 (May 2014): 1953 – 1954, doi: 10.1001/jama. 2014.4578.

10. World Health Organization, *Mental Health Legislation & Human Rights* (Geneva: World Health Organization, 2003), www.who.int/mental_health/ resources/en/Legislation.pdf.

11. Mark Moran, "New Law to Transform MH Services in China," *Psychiatric News*, June 7, 2013, psychnews.psychiatryonline.org/doi/ full/10.1176% Fappi.pn.2013.6a9.

12. Janet S. Richmond, Jon S. Berlin, Avrim B. Fishkind, Garland H. Holloman Jr., Scott L. Zeller, Michael P. Wilson, Muhamad Aly Rifal, and Anthony T. Ng, "Verbal De-escalation of the Agitated Patient: Consensus Statement of the American Association for Emergency

Psychiatry Project BETA De-escalation Workgroup," *Western Journal of Emergency Medicine* 13 (2012): 17 – 25, doi: 10.5811/westjem.2011. 9.6864.

13. Paula Goering, George Tolomiczenko, Tess Sheldon, Katherine Boydell, and Donald Wasylenki, "Characteristics of Persons Who Are Homeless for the First Time," *Psychiatric Services* 53 (2002): 1472 – 1474, doi: 10.1176/appi.ps.53.11.1472.

14. Paula Goering, Scott Veldhuizen, Aimee Watson, Carol Adair, Brianna Kopp, Eric Latimer, Tim Aubry, Geoff Nelson, Eric MacNaughton, David Streiner, Daniel Rabouin, Angela Ly, and Guido Powell, *National at Home/Chez Soi Final Report* (Calgary, Alberta: Mental Health Commission of Canada, 2014), mhcc _at_home_report_national_cross-site_eng_2. pdf.

09 偏离原轨：星期四下午

1. Inge Bretherton, "The Origins of Attachment Theory: John Bowlby and Mary Ainsworth," *Developmental Psychology* 28 (1992): 759 – 775.

2. Kathryn M. Bigelow and Edward K. Morris, "John B. Watson's Advice on Child Rearing," *Behavioral Development Bulletin* 1 (Fall 2001): 26 – 30, doi: 10.1037/h0100479.

3. Ann Hulbert, "He Was an Author Only a Mother Could Love," *Los Angeles Times*, May 11, 2003, http://articles. latimes. com/2003/may/11/opinion/oe-hulbert11.

4. Bretherton, "Origins of Attachment Theory," 762.

5. Harriet P. Lefley, review of Stella Chess and Alexander Thomas, Temperament: Theory and Practice, *American Journal of Psychiatry* 155 (1998): 144.

6. Michael Rutter, Anthony Cox, Celia Tupling, Michael Berger, and William Yule, "Attainment and Adjustment in Two Geographical Areas I – The Prevalence of Psychiatric Disorder," *British Journal of Psychiatry* 126 (June 1975): 493 – 509, doi: 10.1192/bjp.126.6.493.

7. Michael Rutter, Jack Tizard, William Yule, Philip Graham, and Kingsley Whitmore, "Research Report: Isle of Wight Studies, 1944 – 1974,"

Psychological Medicine 6 (May 1976): 313 – 332, doi: 10. 1017/ S003329170001388X.

8. Centers for Disease Control, Injury Prevention &- Control: Division of Violence Prevention, ACE Study, www. cdc. gov/violenceprevention/ acestudy/.

9. Cathérine Dupont, D. Randall Armant, and Carol A. Brenner, "Epigenetics: Definition, Mechanisms, and Clinical Perspective," *Seminars in Reproductive Medicine* 27 (Sept. 2009): 351 – 357, doi: 10.1055/s – 0029 – 1237423.

10. Nessa Carey, *The Epigenetics Revolution: How Modern Biology Is Rewriting Our Understanding of Genetics, Disease, and Inheritance* (New York: Columbia University Press, 2012), 6.

11. Michelle S. Horner, "Epigenetics and Child and Adolescent Psychiatry," *Journal of the American Academy of Child &- Adolescent Psychiatry* 48 (Nov.2009): 1048, doi: http://dx.doi.org/10.1097/CHI.0b013e3181bb8d56.

12. Janet Wozniak, Joseph Biederman, Kathleen Kiely, J. Stuart Ablon, Stephen V. Faraone, Elizabeth Mundy, and Douglas Mennin, "Mania-Like Symptoms Suggestive of Childhood-Onset Bipolar Disorder in Clinically Referred Children," *Journal of the American Academy of Adolescent Psychiatry* 34 (July 1995): 867 – 876.

13. Scott Allen, "Backlash on Bipolar Diagnoses in Children," *Boston Globe*, June 17, 2007, www.boston.com/yourlife/health/diseases/articles/2007/ 06/17/backlash_on_bipolar_diagnoses_in_children/; Gardiner Harris and Benedict Carey, "Researchers Fail to Reveal Full Drug Pay," *New York Times*, June 8, 2008, www. nytimes. com/2008/06/08/us/08conflict. html? _r=0; Alan Schwarz, "The Selling of Attention Deficit Disorder," *New York Times*, December 14, 2013, www.nytimes.com/2013/12/15/ health/the-selling-of-attention-deficit-disorder.html.

14. Daniel Offer, Eric Ostrov, and Kenneth I. Howard, "The Mental Health Professional's Concept of the Normal Adolescent," *Archives of General Psychiatry* 38 (Feb. 1981): 149 – 152, doi: 10. 1001/archpsyc. 1981. 01780270035003; Angela Boak, Hayley A. Hamilton, Edward M. Adlaf, Joe Beitchman, David Wolfe, and Robert E. Mann, "The Mental Health and Well-Being of Ontario Students, 1991 – 2013," OSDUHS highlights (Toronto, ON: Centre for Addiction and Mental Health, 2014); Rutter,

"Research Report: Isle of Wight Studies."

15. Thomas E. Ellis, Thomas O. Dickey, and Eric C. Jones, "Patient Suicide in Psychiatry Residency Programs: A National Survey of Training and Postvention Practices," *Academic Psychiatry* 22 (September 1998): 181–188, doi: 10.1007/BF03341922.

10 怀疑: 星期五上午

1. Veterans Affairs Canada, "Understanding Mental Health," www. veterans.gc.ca/eng/mental-health/osi.

2. College of Physicians and Surgeons of Ontario, "Mandatory and Permissive Reporting," policy statement 6 – 12, 2012, www.cpso.on.ca/uploadedFiles/policies/policies/policyitems/mandatoryreporting.pdf.

3. American Psychiatric Association, *DSM – 5*.

4. Jules R. Bemporad, "Self-Starvation Through the Ages: Reflections on the Pre-History of Anorexia Nervosa," *International Journal of Eating Disorders* 19 (April 1996): 217 – 237, doi: 10.1002/(SICI) 1098 – 108X (199604) 19: 3<217:: AID-EAT1>3.0. CO; 2 – P.

5. Joseph A. Silverman, "Richard Morton's Second Case of Anorexia Nervosa: Reverend Minister Steele and His Son – An Historical Vignette," *International Journal of Eating Disorders* 7 (May 1988): 439 – 441, doi: 10.1002/1098 – 108X(198805) 7: 3<439:: AID-EAT2260070319>3.0. CO; 2 – N.

6. Bemporad, "Self-Starvation Through the Ages," 228.

7. William Withey Gull, "Anorexia Nervosa (Apepsia Hysterica, Anorexia Hysterica)," October 24, 1873, *Obesity Research* 5 (Sept. 1997): 498 – 502, doi: 10.1002/j. 1550 – 8528.1997.tb00677. x.

8. Walter Vandereycken and Ron van Deth, "A Tribute to Lasègue's Description of Anorexia Nervosa (1873), with Completion of Its English Translation," *British Journal of Psychiatry* 157 (Dec. 1990): 902 – 908, doi: 10.1192/bjp.157.6.902.

9. Eugene L. Bliss and Charles Henry Hardin Branch, "The Biology of Anorexia Nervosa," in *Anorexia Nervosa: Its History, Psychology, and Biology* (New York: Paul B. Hoeber, 1960), 74 – 105.

10. Joss Bray, "Is Anorexia Nervosa a Psychotic Illness?" letter to the editor, *BMJ* 334 (May 7, 2007): 894, doi: 0.1136/bmj.39171.616840.BE.

11. J. Harbottle, C. L. Birmingham, and F. Sayani, "Anorexia Nervosa: A Survival Analysis," *Journal of Eating and Weight Disorders* 13 (June 2008): e32 - e34.

12. Jon Arcelus, Alex J. Mitchell, Jackie Wales, and Søren Nielsen, "Mortality Rates in Patients with Anorexia Nervosa and Other Eating Disorders: A Meta-Analysis of 36 Studies," *Archives of General Psychiatry* 68 (July 2011): 724 - 731, doi: 10.1001/archgenpsychiatry. 2011.74.

13. B. Timothy Walsh, Allan S. Kaplan, Evelyn Attia, Marion Olmsted, Michael Parides, Jacqueline C. Carter, Kathleen M. Pike, Michael J. Devlin, Blake Woodside, Christina A. Roberto, and Wendi Rockert, "Fluoxetine After Weight Restoration in Anorexia Nervosa: A Randomized Control Trial," *JAMA* 295 (June 14, 2006): 2605 - 2612, doi: 10.1001/jama.295.22.2605.

14. Seena S. K. Grewal, "A Comparison of the Presentation and Outcome of Anorexia Nervosa in Early and Late Adolescence" (master's thesis, Graduate Department of Medical Science, University of Toronto, 2011).

15. Malgorzata Starzomska, "Controversial Issues Concerning the Concept of Palliative Care of Anorexic Patients," *Archives of Psychiatry and Psychotherapy* 4 (2010): 49 - 59.

16. Michael Strober, "Managing the Chronic, Treatment-Resistant Patient with Anorexia Nervosa," *International Journal of Eating Disorders* 36 (Nov. 2004): 245 - 255, doi: 10.1002/eat. 20054; Josie Geller, Kim D. Williams, and Suja Srikameswaran, "Clinician Stance in the Treatment of Chronic Eating Disorders," *European Eating Disorders Review* 9 (Nov./ Dec. 2001): 365 - 373, doi: 10.1002/erv.443.

11 公众与私人：星期五下午及晚上

1. Peter Byrne, "Psychiatric Stigma," *British Journal of Psychiatry* 178 (March 2001): 281 - 284, doi: 10.1192/bjp.178.3.281.

2. Claire Henderson, Elaine Brohan, Sarah Clement, Paul Williams,

Francesca Lassman, Oliver Schauman, Lisa Dockery, Simone Farrelly, Joanna Murray, Caroline Murphy, Mike Slade, and Graham Thornicroft, "Decision Aid on Disclosure of Mental Health Status to an Employer: Feasibility and Outcomes of a Randomized Controlled Trial," *British Journal of Psychiatry* 203 (Nov. 2013): 350 - 357, doi: 10.1192/bjp.bp. 113.128470.

3. Goering, et al. *National at Home/Chez Soi Final Report.*
4. Yin-Yang Lee and Julia L. Lin, "The Effects of Trust in Physician on Self-Efficacy, Adherence and Diabetes Outcomes," *Social Science & Medicine* 68 (March 2006): 1060 - 1068, doi: 10. 1016/j. socscimed. 2008.12.033.

作者说明

1. Tom Shakespeare, review of Oliver Sacks, *An Anthropologist on Mars*, *Disability and Society* 11 (March 1996): 137 - 139.

延伸阅读

在筛选这份书单时,我们试图融合精神疾病患者、其家属的声音,以及作家(包括精神健康专业人士、科学家,以及纯粹的好奇者)的创作,这些作品提供了建议、策略、资讯和希望。这份清单绝非毫无疏漏,但以下列出的书籍,都是作者仔细阅读过的内容。

精神医学史与当前的议题

- Appignanesi, Lisa. *Mad, Bad, and Sad: Women and the Mind Doctors.* New York: W. W. Norton, 2008.
- Bolton, Derek. *What Is Mental Disorder? An Essay in Philosophy, Science, and Values.* New York: Oxford University Press, 2008.
- [法] 米歇尔·福柯著,刘北成等译,《疯癫与文明》,生活·读书·新知三联书店,2019 年。
- Gabbard, Glen O., Laura Weiss Roberts, Holly Crisp-Han, Valdesha Ball, Gabrielle Hobday, and Funmilayo Rachal. *Professionalism in Psychiatry.* Arlington, VA: American Psychiatric Publishing, 2012.
- Kallert, Thomas W., Juan E. Mezzich, and John Monahan, eds. *Coercive Treatment in Psychiatry: Clinical, Legal and Ethical Aspects.* Chichester, UK: Wiley-Blackwell, 2011.
- Luhrmann, T. M. *Of Two Minds: The Growing Disorder in American Psychiatry.* New York: Alfred A. Knopf, 2000.
- [英] 罗伊·波特著,巫毓荃译,《疯狂简史》,湖南科学技术出版社,2014 年。

- Sadler, John Z. *Values and Psychiatric Diagnosis*. New York: Oxford University Press, 2005.
- [美] 爱德华·肖特著, 韩健平等译,《精神病学史》, 上海科技教育出版社, 2017 年。
- [美] 伊森·沃特斯著, 黄晓楠译,《像我们一样疯狂》, 北京师范大学出版社, 2016 年。
- Weissman, Sidney, Melvin Sabshin, and Harold Eist, eds. *Psychiatry in the New Millennium*. Washington, D.C.: American Psychiatric Press, 1999.

成瘾

- Carr, David. *The Night of the Gun: A Reporter Investigates the Darkest Story of His Life, His Own*. New York: Simon & Schuster, 2008.
- Carroll, Jim. *The Basketball Diaries*. New York: Penguin, 1987.
- Johnston, Ann Dowsett. *Drink: The Intimate Relationship Between Women and Alcohol*. New York: Harper, 2013.
- Knapp, Caroline. *Drinking: A Love Story*. New York: Dial Press, 1996.

焦虑

- [美] 艾德蒙·伯恩著, 邹枝玲等译,《焦虑症与恐惧症手册》, 重庆大学出版社, 2018 年。
- Pearson, Patricia. *A Brief History of Anxiety - Yours and Mine*. New York: Bloomsbury, 2008.
- Smith, Daniel B. *Monkey Mind: A Memoir of Anxiety*. New York: Simon & Schuster, 2012.

双相情感障碍

- Berger, Diane, and Lisa Berger. *We Heard the Angels of Madness: A Family Guide to Coping with Manic Depression*. New York: Harper, 1992.
- [美] 凯·雷德菲尔德·杰米森著, 聂晶等译,《躁郁之心》, 浙江人民出版社, 2013/2018 年。

- Vonnegut，Mark. *Just Like Someone Without a Mental Illness Only More So*. New York：Delacorte，2010.

边缘型人格障碍

- ［美］苏珊娜・凯森著，黄渭然译，《冰箱里的灯》，南海出版公司，2016 年。
- ［美］林内翰著，吴波译，《边缘性人格障碍治疗手册》，中国轻工业出版社，2009 年。
- ［美］保罗・梅森、兰迪・克雷格著，葛缨译，《亲密的陌生人》，浙江人民出版社，2014 年。

儿童精神医学

- ［美］Robert Karen 著，赵晖译，《依恋的形成》，中国轻工业出版社，2017 年。
- ［瑞士］斯腾著，张庆译，《婴幼儿的人际世界》，华东师范大学出版社，2017 年。
- Warner，Judith. *We've Got Issues: Children and Parents in the Age of Medication*. New York：Riverhead Books，2010.

认知行为疗法

- ［美］Judith S. Beck 著，张怡等译，《认知疗法》，中国轻工业出版社，2013 年。
- ［美］戴维・伯恩斯著，李亚萍译，《伯恩斯新情绪疗法Ⅱ》，科学技术文献出版社，2017 年。
- ［美］Dennis Greenberger & Christine A. Padesky 著，宋一辰等译，《理智胜过情感》，中国轻工业出版社，2018 年。

抑郁症

- Manning，Martha. *Undercurrents: A Therapist's Reckoning with Her Own Depression*. New York：Harper，1994.
- ［英］安德鲁・所罗门著，屠彬等译，《正午之魔》，上海三联书店，2020 年。
- ［美］威廉・斯泰隆著，马韧译，《看得见的黑暗》，湖南文艺出版社，2022 年。

进食障碍

- de Rossi，Portia. *Unbearable Lightness: A Story of Loss and Gain*. New York：Atria Books，2010.
- Fairburn，Christopher G.，and Kelly D. Brownell，eds. *Eating Disorders and Obesity: A Comprehensive Handbook*. New York：Guilford Press，2002.
- Hornbacher，Marya. *Wasted: A Memoir of Anorexia and Bulimia*. New York：Harper，1998.
- Orbach，Susie. *Hunger Strike: The Anorectic's Struggle as a Metaphor for Our Age*. New York：W. W. Norton，1986.

电痉挛疗法

- Dukakis，Kitty，and Larry Tye. *Shock: The Healing Power of Electroconvulsive Therapy*. New York：Avery，2006.
- Fink，Max. *Electroconvulsive Therapy: A Guide for Professionals and Their Patients*. New York：Oxford University Press，2009.

表观遗传学

- ［英］内莎·凯里著，贾乙等译，《遗传的革命》，重庆出版社，2015 年。

正念

- ［美］乔恩·卡巴金著，童慧琦等译，《多舛的生命》，机械工业出版社，2018 年。
- Teasdale，John，Mark Williams，and Zindel Segal. *The Mindful Way Workbook: An 8 - Week Program to Free Yourself from Depression and Emotional Distress*. New York：Guilford Press，2014.

心理治疗

- ［美］斯蒂芬·格罗斯著，高雯译，《咨询室的秘密》，电子工业出版社，2014 年。

● ［美］欧文・D.亚隆著，《爱情刽子手》，胡彬钰等译，机械工业出版社，2021年。

精神药理学及精神医学与药厂的关系

● ［美］玛西娅・安吉尔著，续芹译，《制药业的黑幕》，北京师范大学出版社，2006年。
● Carlat，Daniel. *Unhinged: The Trouble with Psychiatry - A Doctor's Revelations About a Profession in Crisis.* New York：Free Press，2010.

创伤后应激障碍

● ［英］派特・巴克著，宋瑛堂译，《重生三部曲》，上海人民出版社，2019年。
● Feinstein，Anthony. *Journalists Under Fire: The Psychological Hazards of Covering War.* Baltimore：Johns Hopkins University Press，2006.
● ［美］艾丽斯・西伯德著，杨懿晶译，《他们说，我是幸运的》，北京联合出版公司，2016年。

精神分裂症

● Cockburn，Patrick，and Henry Cockburn. *Henry's Demons: Living with Schizophrenia，A Father and Son's Story.* New York：Scribner，2011.
● ［美］萨克斯著，李慧君等译，《我穿越疯狂的旅程》，中国轻工业出版社，2013年。
● ［美］富勒・托里著，陈建译，《精神分裂症》，重庆大学出版社，2018年。

自杀

● Colt，George Howe. *November of the Soul: The Enigma of Suicide.* New York：Scribner，2006.
● ［法］埃米尔・迪尔凯姆，冯韵文译，《自杀论》，商务印书馆，1996年。
● Jamison，Kay Redfield. *Night Falls Fast: Understanding Suicide.* New York：Alfred A. Knopf，1999.